国家卫生和计划生育委员会“十三五”规划教材
全国高等中医药教育教材

供中西医临床医学、中医学、康复治疗学等专业用

社区康复

第2版

主　编　朱天民

副主编　蔡恩丽　张　立　许伟岚

编　委（按姓氏笔画为序）

代　宇（成都市温江区柳城社区卫生服务中心）
朱天民（成都中医药大学）
汤继芹（山东中医药大学）
许伟岚（齐齐哈尔医学院）
余　阳（成都中医药大学）
张　立（黑龙江中医药大学）
张　铭（河南中医药大学）
张昊旻（长春中医药大学）
庞日朝（西南交通大学医学院）
郭　洪（上海中医药大学）
章　莹（江西中医药大学）
蔡恩丽（云南中医药大学）

秘　书（兼）　余　阳

人民卫生出版社

图书在版编目（CIP）数据

社区康复/朱天民主编.—2版.—北京：人民卫生出版社，2018

ISBN 978-7-117-26965-0

Ⅰ.①社… Ⅱ.①朱… Ⅲ.①社区-康复医学 Ⅳ.①R492

中国版本图书馆CIP数据核字(2018)第128608号

社 区 康 复

第2版

主　　编：朱天民
出版发行：人民卫生出版社(中继线 010-59780011)
地　　址：北京市朝阳区潘家园南里19号
邮　　编：100021
E - mail：pmph @ pmph. com
购书热线：010-59787592　010-59787584　010-65264830
印　　刷：北京市艺辉印刷有限公司
经　　销：新华书店
开　　本：787×1092　1/16　**印张：**19
字　　数：438千字
版　　次：2012年6月第1版　2018年4月第2版
2018年4月第2版第1次印刷(总第2次印刷)
标准书号：ISBN 978-7-117-26965-0
定　　价：50.00元

《社区康复》网络增值服务编委会

主　编　朱天民

副主编　蔡恩丽　张　立　许伟岚

编　委（按姓氏笔画为序）

代　宇　（成都市温江区柳城社区卫生服务中心）
朱天民　（成都中医药大学）
汤继芹　（山东中医药大学）
许伟岚　（齐齐哈尔医学院）
余　阳　（成都中医药大学）
张　立　（黑龙江中医药大学）
张　铭　（河南中医药大学）
张昊旻　（长春中医药大学）
庞日朝　（西南交通大学医学院）
郭　洪　（上海中医药大学）
章　莹　（江西中医药大学）
蔡恩丽　（云南中医药大学）

秘　书（兼）　余　阳

修订说明

为了更好地贯彻落实《国家中长期教育改革和发展规划纲要(2010-2020)》《医药卫生中长期人才发展规划(2011-2020)》《中医药发展战略规划纲要(2016-2030年)》和《国务院办公厅关于深化高等学校创新创业教育改革的实施意见》精神,做好新一轮全国高等中医药教育教材建设工作,人民卫生出版社在教育部、国家卫生和计划生育委员会、国家中医药管理局的领导下,在上一轮教材建设的基础上,组织和规划了全国高等中医药教育本科国家卫生和计划生育委员会"十三五"规划教材的编写和修订工作。

为做好新一轮教材的出版工作,人民卫生出版社在教育部高等中医学本科教学指导委员会和第二届全国高等中医药教育教材建设指导委员会的大力支持下,先后成立了第三届全国高等中医药教育教材建设指导委员会、首届全国高等中医药教育数字教材建设指导委员会和相应的教材评审委员会,以指导和组织教材的遴选、评审和修订工作,确保教材编写质量。

根据"十三五"期间高等中医药教育教学改革和高等中医药人才培养目标,在上述工作的基础上,人民卫生出版社规划、确定了中医学、针灸推拿学、中药学、中西医临床医学、护理学、康复治疗学6个专业139种国家卫生和计划生育委员会"十三五"规划教材。教材主编、副主编和编委的遴选按照公开、公平、公正的原则,在全国近50所高等院校4000余位专家和学者申报的基础上,近3000位申报者经教材建设指导委员会、教材评审委员会审定批准,聘任为主审、主编、副主编、编委。

本套教材的主要特色如下:

1. 定位准确,面向实际 教材的深度和广度符合各专业教学大纲的要求和特定学制、特定对象、特定层次的培养目标,紧扣教学活动和知识结构,以解决目前各院校教材使用中的突出问题为出发点和落脚点,对人才培养体系、课程体系、教材体系进行充分调研和论证,使之更加符合教改实际、适应中医药人才培养要求和市场需求。

2. 夯实基础,整体优化 以培养高素质、复合型、创新型中医药人才为宗旨,以体现中医药基本理论、基本知识、基本思维、基本技能为指导,对课程体系进行充分调研和认真分析,以科学严谨的治学态度,对教材体系进行科学设计、整体优化,教材编写综合考虑学科的分化、交叉,既要充分体现不同学科自身特点,又注意各学科之间有机衔接;确保理论体系完善,知识点结合完备,内容精练、完整,概念准确,切合教学实际。

3. 注重衔接,详略得当 严格界定本科教材与职业教育教材、研究生教材、毕业后教育教材的知识范畴,认真总结、详细讨论现阶段中医药本科各课程的知识和理论框架,使其在教材中得以凸显,既要相互联系,又要在编写思路、框架设计、内容取舍等方面有一定的区分度。

4. 注重传承,突出特色 本套教材是培养复合型、创新型中医药人才的重要工具,是中医药文明传承的重要载体，传统的中医药文化是国家软实力的重要体现。因此，教材既要反映原汁原味的中医药知识，培养学生的中医思维，又要使学生中西医学融会贯通，既要传承经典，又要创新发挥，体现本版教材“重传承、厚基础、强人文、宽应用”的特点。

5. 纸质数字，融合发展 教材编写充分体现与时代融合、与现代科技融合、与现代医学融合的特色和理念，适度增加新进展、新技术、新方法，充分培养学生的探索精神、创新精神；同时，将移动互联、网络增值、慕课、翻转课堂等新的教学理念和教学技术、学习方式融入教材建设之中，开发多媒体教材、数字教材等新媒体形式教材。

6. 创新形式，提高效用 教材仍将传承上版模块化编写的设计思路，同时图文并茂、版式精美；内容方面注重提高效用，将大量应用问题导入、案例教学、探究教学等教材编写理念，以提高学生的学习兴趣和学习效果。

7. 突出实用，注重技能 增设技能教材、实验实训内容及相关栏目，适当增加实践教学学时数，增强学生综合运用所学知识的能力和动手能力，体现医学生早临床、多临床、反复临床的特点，使教师好教、学生好学、临床好用。

8. 立足精品，树立标准 始终坚持中国特色的教材建设的机制和模式；编委会精心编写，出版社精心审校，全程全员坚持质量控制体系，把打造精品教材作为崇高的历史使命，严把各个环节质量关，力保教材的精品属性，通过教材建设推动和深化高等中医药教育教学改革，力争打造国内外高等中医药教育标准化教材。

9. 三点兼顾，有机结合 以基本知识点作为主体内容，适度增加新进展、新技术、新方法，并与劳动部门颁发的职业资格证书或技能鉴定标准和国家医师资格考试有效衔接，使知识点、创新点、执业点三点结合；紧密联系临床和科研实际情况，避免理论与实践脱节、教学与临床脱节。

本轮教材的修订编写，教育部、国家卫生和计划生育委员会、国家中医药管理局有关领导和教育部全国高等学校本科中医学教学指导委员会、中药学教学指导委员会等相关专家给予了大力支持和指导，得到了全国各医药卫生院校和部分医院、科研机构领导、专家和教师的积极支持和参与，在此，对有关单位和个人表示衷心的感谢！希望各院校在教学使用中以及在探索课程体系、课程标准和教材建设与改革的进程中，及时提出宝贵意见或建议，以便不断修订和完善，为下一轮教材的修订工作奠定坚实的基础。

人民卫生出版社有限公司

2017年3月

全国高等中医药教育本科
国家卫生和计划生育委员会“十三五”规划教材
教材目录

中医学等专业

序号	教材名称	主编
1	中国传统文化(第2版)	臧守虎
2	大学语文(第3版)	李亚军、赵鸿君
3	中国医学史(第2版)	梁永宣
4	中国古代哲学(第2版)	崔瑞兰
5	中医文化学	张其成
6	医古文(第3版)	王兴伊、傅海燕
7	中医学导论(第2版)	石作荣
8	中医各家学说(第2版)	刘桂荣
9	*中医基础理论(第3版)	高思华　王　键
10	中医诊断学(第3版)	陈家旭　邹小娟
11	中药学(第3版)	唐德才　吴庆光
12	方剂学(第3版)	谢　鸣
13	*内经讲义(第3版)	贺　娟　苏　颖
14	*伤寒论讲义(第3版)	李赛美　李宇航
15	金匮要略讲义(第3版)	张　琦　林昌松
16	温病学(第3版)	谷晓红　冯全生
17	*针灸学(第3版)	赵吉平　李　瑛
18	*推拿学(第3版)	刘明军　孙武权
19	中医临床经典概要(第2版)	周春祥　蒋　健
20	*中医内科学(第3版)	薛博瑜　吴　伟
21	*中医外科学(第3版)	何清湖　秦国政
22	*中医妇科学(第3版)	罗颂平　刘燕峰
23	*中医儿科学(第3版)	韩新民　熊　磊
24	*中医眼科学(第2版)	段俊国
25	中医骨伤科学(第2版)	詹红生　何　伟
26	中医耳鼻咽喉科学(第2版)	阮　岩
27	中医急重症学(第2版)	刘清泉
28	中医养生康复学(第2版)	章文春　郭海英
29	中医英语	吴　青
30	医学统计学(第2版)	史周华
31	医学生物学(第2版)	高碧珍
32	生物化学(第3版)	郑晓珂
33	医用化学(第2版)	杨怀霞

34	正常人体解剖学(第2版)	申国明
35	生理学(第3版)	郭　健　杜　联
36	神经生理学(第2版)	赵铁建　郭　健
37	病理学(第2版)	马跃荣　苏　宁
38	组织学与胚胎学(第3版)	刘黎青
39	免疫学基础与病原生物学(第2版)	罗　晶　郝　钰
40	药理学(第3版)	廖端芳　周玖瑶
41	医学伦理学(第2版)	刘东梅
42	医学心理学(第2版)	孔军辉
43	诊断学基础(第2版)	成战鹰　王肖龙
44	影像学(第2版)	王芳军
45	循证医学(第2版)	刘建平
46	西医内科学(第2版)	钟　森　倪　伟
47	西医外科学(第2版)	王　广
48	医患沟通学(第2版)	余小萍
49	历代名医医案选读	胡方林　李成文
50	医学文献检索(第2版)	高巧林　章新友
51	科技论文写作(第2版)	李成文
52	中医药科研思路与方法(第2版)	胡鸿毅

中药学、中药资源与开发、中药制药等专业

序号	教材名称	主编姓名
53	高等数学(第2版)	杨　洁
54	解剖生理学(第2版)	邵水金　朱大诚
55	中医学基础(第2版)	何建成
56	无机化学(第2版)	刘幸平　吴巧凤
57	分析化学(第2版)	张　梅
58	仪器分析(第2版)	尹　华　王新宏
59	物理化学(第2版)	张小华　张师愚
60	有机化学(第2版)	赵　骏　康　威
61	医药数理统计(第2版)	李秀昌
62	中药文献检索(第2版)	章新友
63	医药拉丁语(第2版)	李　峰　巢建国
64	药用植物学(第2版)	熊耀康　严铸云
65	中药药理学(第2版)	陆　茵　马越鸣
66	中药化学(第2版)	石任兵　邱　峰
67	中药药剂学(第2版)	李范珠　李永吉
68	中药炮制学(第2版)	吴　皓　李　飞
69	中药鉴定学(第2版)	王喜军
70	中药分析学(第2版)	贡济宇　张　丽
71	制药工程(第2版)	王　沛
72	医药国际贸易实务	徐爱军
73	药事管理与法规(第2版)	谢　明　田　侃
74	中成药学(第2版)	杜守颖　崔　瑛
75	中药商品学(第3版)	张贵君
76	临床中药学(第2版)	王　建　张　冰
77	临床中药学理论与实践	张　冰

78	药品市场营销学(第2版)	汤少梁
79	中西药物配伍与合理应用	王 伟 朱全刚
80	中药资源学	裴 瑾
81	保健食品研究与开发	张 艺 贡济宇
82	波谱解析(第2版)	冯卫生

针灸推拿学等专业

序号	教材名称	主编姓名
83	*针灸医籍选读(第2版)	高希言
84	经络腧穴学(第2版)	许能贵 胡 玲
85	神经病学(第2版)	孙忠人 杨文明
86	实验针灸学(第2版)	余曙光 徐 斌
87	推拿手法学(第3版)	王之虹
88	*刺法灸法学(第2版)	方剑乔 吴焕淦
89	推拿功法学(第2版)	吕 明 顾一煌
90	针灸治疗学(第2版)	杜元灏 董 勤
91	*推拿治疗学(第3版)	宋柏林 于天源
92	小儿推拿学(第2版)	廖品东
93	针刀刀法手法学	郭长青
94	针刀医学	张天民

中西医临床医学等专业

序号	教材名称	主编姓名
95	预防医学(第2版)	王泓午 魏高文
96	急救医学(第2版)	方邦江
97	中西医结合临床医学导论(第2版)	战丽彬 洪铭范
98	中西医全科医学导论(第2版)	郝微微 郭 栋
99	中西医结合内科学(第2版)	郭 姣
100	中西医结合外科学(第2版)	谭志健
101	中西医结合妇产科学(第2版)	连 方 吴效科
102	中西医结合儿科学(第2版)	肖 臻 常 克
103	中西医结合传染病学(第2版)	黄象安 高月求
104	健康管理(第2版)	张晓天
105	社区康复(第2版)	朱天民

护理学等专业

序号	教材名称	主编姓名
106	正常人体学(第2版)	孙红梅 包怡敏
107	医用化学与生物化学(第2版)	柯尊记
108	疾病学基础(第2版)	王 易
109	护理学导论(第2版)	杨巧菊
110	护理学基础(第2版)	马小琴
111	健康评估(第2版)	张雅丽
112	护理人文修养与沟通技术(第2版)	张翠娣
113	护理心理学(第2版)	李丽萍
114	中医护理学基础	孙秋华 陈莉军

115	中医临床护理学	胡 慧
116	内科护理学(第 2 版)	沈翠珍 高 静
117	外科护理学(第 2 版)	彭晓玲
118	妇产科护理学(第 2 版)	单伟颖
119	儿科护理学(第 2 版)	段红梅
120	*急救护理学(第 2 版)	许 虹
121	传染病护理学(第 2 版)	陈 璇
122	精神科护理学(第 2 版)	余雨枫
123	护理管理学(第 2 版)	胡艳宁
124	社区护理学(第 2 版)	张先庚
125	康复护理学(第 2 版)	陈锦秀
126	老年护理学	徐桂华
127	护理综合技能	陈 燕

康复治疗学等专业

序号	教材名称	主编姓名
128	局部解剖学(第 2 版)	张跃明 武煜明
129	运动医学(第 2 版)	王拥军 潘华山
130	神经定位诊断学(第 2 版)	张云云
131	中国传统康复技能(第 2 版)	李 丽 章文春
132	康复医学概论(第 2 版)	陈立典
133	康复评定学(第 2 版)	王 艳
134	物理治疗学(第 2 版)	张 宏 姜贵云
135	作业治疗学(第 2 版)	胡 军
136	言语治疗学(第 2 版)	万 萍
137	临床康复学(第 2 版)	张安仁 冯晓东
138	康复疗法学(第 2 版)	陈红霞
139	康复工程学(第 2 版)	刘夕东

注:①本套教材均配网络增值服务;②教材名称左上角标有 * 号者为“十二五”普通高等教育本科国家级规划教材。

第三届全国高等中医药教育教材建设指导委员会名单

顾　　问　王永炎　陈可冀　石学敏　沈自尹　陈凯先　石鹏建　王启明
秦怀金　王志勇　卢国慧　邓铁涛　张灿玾　张学文　张　琪
周仲瑛　路志正　颜德馨　颜正华　严世芸　李今庸　施　杞
晁恩祥　张炳厚　栗德林　高学敏　鲁兆麟　王　琦　孙树椿
王和鸣　韩丽沙

主任委员　张伯礼

副主任委员　徐安龙　徐建光　胡　刚　王省良　梁繁荣　匡海学　武继彪
王　键

常务委员（按姓氏笔画为序）
马存根　方剑乔　孔祥骊　吕文亮　刘旭光　许能贵　孙秋华
李金田　杨　柱　杨关林　谷晓红　宋柏林　陈立典　陈明人
周永学　周桂桐　郑玉玲　胡鸿毅　高树中　郭　姣　唐　农
黄桂成　廖端芳　熊　磊

委　　员（按姓氏笔画为序）
王彦晖　车念聪　牛　阳　文绍敦　孔令义　田宜春　吕志平
安冬青　李永民　杨世忠　杨光华　杨思进　吴范武　陈利国
陈锦秀　徐桂华　殷　军　曹文富　董秋红

秘 书 长　周桂桐（兼）　王　飞

秘　　书　唐德才　梁沛华　闫永红　何文忠　储全根

全国高等中医药教育本科
中西医临床医学专业教材评审委员会名单

顾　　问　陈可冀　沈自尹　颜德馨

主任委员　杨关林

副主任委员　郭　姣　傅克刚　何清湖

委　　员　方邦江　卢传坚　申国明　杜惠兰　杨光华　战丽彬

秘　　书　关洪全

前　言

康复医学作为一门新兴的医学学科，旨在通过综合、协调地应用各种措施，消除或减轻病、伤、残者身心、社会功能障碍，达到或保持生理、感官、智力精神和(或)社会功能上的最佳水平，改变其生活，增强其自立能力，使病、伤、残者能重返社会，提高生存质量。随着现代社会的迅猛发展，我国功能障碍者、老年人、慢性病者等康复对象的比例也相应提高，康复需求也随着提高。但与之相对的是，我国目前专业的康复机构紧缺，无法满足需求。同时，由于专业机构康复受限于患者经济能力和环境等，使得连续康复、综合康复、全面康复的理念都难以实现。因此，开展社区康复已经成为现在康复医学中不可或缺的途径。社区康复具有就地就近、服务连续、覆盖面广的特点，非常适合我国的康复现状。

本教材在上版教材的基础上，在各章节进行了一定程度的完善和修订。在全面介绍社区康复的内容的基础上，本版教材增加了常见功能障碍的社区健康宣教和社区环境改造的内容。同时紧跟康复学科的发展，更新了部分知识的编排。

本教材的编写力求体现以下几个特点：一是以"三基"(即社区康复的基本理论、基本知识和基本操作)为重点内容，全面介绍社区康复的相关知识；二是突出实用性，对具体的社区康复技术进行了详细的介绍，突出对实际动手能力的培养，便于学以致用；三是加强创新性，在大纲和内容编排上紧跟康复医学的发展，突出现代社区康复的理念与特色；四是注重学科融会贯通，相互联系，社区康复作为综合性实用学科，临床使用广泛，力求与本套教材内中、西医其他学科的内容相互参照，以期达到真正指导临床实践的教学目的。

本教材主要分为三部分，第一部分全面系统介绍了康复医学和社区康复的知识；第二部分介绍了康复医学中常用的评定和治疗方法；第三部分详细介绍了不同的疾病和功能障碍的社区康复方法。教材第一章由朱天民、余阳编写，第二章由张立编写，第三章由张昊旻编写，第四章由章莹、汤继芹编写，第五章由蔡恩丽、郭洪编写，第六章由张铭编写，第七章由许伟岚编写，第八章由庞日朝编写，第九章、第十章由张立编写。代宇负责社区康复实践相关部分的修订。

本教材适用于中西医临床医学专业、康复治疗学等专业教学，也适合社区康复管理人员、社区康复指导员、基层康复员和残疾人家庭成员培训使用。

本教材的编写引用了许多康复医学界前辈和同行的学术成果，编写过程中，也得到了各编者所在单位的大力支持，谨此致以衷心感谢。

本次编写较第一版有较大改动，由于时间紧，加上编者水平有限，不当之处在所难免，书中难免存在缺点和不足，敬请各位同行和使用教材的师生和读者提出宝贵意见与建议。

编者

2017 年 10 月

目　录

第一章

总　论

学习目的

通过本章的学习，全面掌握康复与康复医学的概念、特点、主要原则及社区康复的概念、对象、特点、基本原则、工作方法等基本知识，为学习本学科后面各章节的内容奠定基础。

学习要点

康复与康复医学的概念、主要原则及工作内容，社区与社区康复的概念，社区康复的对象、特点、基本原则；康复医学的特点、工作方法与内容；社区康复的网络与管理。

第一节　康复与康复医学

一、康复和康复医学的概念

（一）康复的定义

康复（rehabilitation）旨在通过综合、协调地应用各种措施，消除或减轻病、伤、残者身心、社会功能障碍，达到或保持生理、感官、智力精神和（或）社会功能上的最佳水平，改变其生活，增强自立能力，使病、伤、残者能重返社会，提高生存质量。尽管有些病理变化无法消除，但经过康复，也可达到个体最佳的生存状态。在制定有关康复计划时，需由残疾者本人、家属以及所在社区共同参与。

（二）康复的内涵

1. 康复的手段　康复强调采用综合的手段对患者的功能障碍进行干预，包括医学的、工程的、教育的、社会的、职业的等一切手段，分别称为医疗康复、康复工程、教育康复、社会康复、职业康复，从而构成全面康复。

2. 康复的目的　康复以整体的人为对象，针对病、伤、残者的功能障碍，以提高局部与整体功能水平为主要目的，即使局部或系统功能无法完全恢复，但仍可利用残存的功能去过有意义的生活。康复的最终目标是提高患者生存质量，使其回归社会。

3. 康复的特点　康复应尽早进行，使病、伤、残者丧失或削弱的身、心、社会功能尽快、尽最大可能地恢复、代偿或重建，以达到最佳状态，使病、伤、残者能肩负起自身角色所赋予的社会职能。康复不仅是训练患者提高其功能，以适应环境；还需要环境

笔记

和社会的参与，以利于他们重返社会。康复服务计划的制订和实施，要求患者本人、家庭及所在社区的参与。

4. 康复与医学　康复作为一种新的理念和指导思想，必须渗透到整个医疗环节，如疾病预防、早期识别、门诊、住院和出院后患者医疗计划的实施。医务人员必须具有三维的思维方式，即不仅治病救人，还要特别注重其功能活动。这一思维方式植根于所有医务人员心中，并付诸行动，使患者受益，社会也受益。

（三）康复服务的方式

世界卫生组织提出康复服务的方式有三种：①康复机构的康复（institution-based rehabilitation，IBR），包括综合医院中的康复医学科（部）、康复门诊、专科康复门诊及康复医院（中心）、专科康复医院（中心）以及特殊的康复机构等。它有较完善的康复设备，有经过正规培训的各类专业人员，工种齐全，有较高专业技术水平，能解决病、伤、残者各种康复问题。康复服务水平高，但病、伤、残者必须来该机构，方能接受康复服务。②上门康复服务（out-reaching rehabilitation service，ORS），具有一定水平的康复人员，走出康复机构，到病、伤、残者家庭或社区进行康复服务。但服务数量和内容均有一定限制。③社区康复（community-based rehabilitation，CBR）或基层康复，依靠社区资源（人、财、物、技术）为本社区病、伤、残者就地服务。强调发动社区、家庭和患者参与，以医疗、教育、社会、职业等全面康复为目标，但应建立固定的转（送）诊系统，解决当地无法解决的各类康复问题。

三种服务相辅相成，并不相互排斥。若没有良好的"康复机构康复"建设，就难有良好的社区康复；没有社区康复，康复机构的康复也就无法解决残疾者的所有康复问题。

（四）康复医学的定义

康复医学（rehabilitation medicine）是具有独立理论基础、评定方法及治疗技术，以功能障碍的恢复为目标，以团队合作为基本工作模式的独特医学学科，是康复的核心内容，也是医学体系的基本组成部分，与保健、预防、临床共同组成全面医学（comprehensive medicine）。简而言之，康复医学是以研究病、伤、残者功能障碍的预防、评定和治疗为主要任务，以改善躯体功能、提高生活自理能力、改善生存质量为目的的一个医学学科。

（五）康复医学的对象、范围

康复医学的主要对象是由于各种原因引起的功能障碍者。功能障碍是指身体、心理不能发挥正常的功能。这些功能障碍问题，临床医学难以解决。功能障碍可以与疾病并存，也可以是疾病的后遗症。康复介入的时间，不仅仅在功能障碍出现以后，更应在其出现之前，进行预防性康复。此项工作进行得好，可以有效地减少残疾的数量与减轻残疾的程度。康复医学着眼于整体康复，因而具有多学科性、广泛性、社会性，充分体现生物-心理-社会医学模式。

临床医学是以疾病为主导，康复医学是以功能障碍为主导。功能障碍又分为器官水平的病损、个体水平的残疾和社会水平的残障三个层次。针对不同层次的障碍，有不同的康复对策。对于形态功能障碍要促进功能恢复，对并发症、继发症要进行预防和治疗；对于个体能力障碍，采取适应和代偿的对策。为了发挥瘫痪肢体残存的功能，可利用辅助器、自助具以提高日常生活活动能力，配置代偿功能装备，如：矫形器、假

笔记

肢、轮椅等用品。对社会活动障碍的对策是改善环境，对家庭、单位、社区进行工作，确保对残障者进行照顾，改造公共设施（如房屋、街道、交通等）和社会环境，使残障者能方便、平等地参与活动。鉴于残疾、残障等词语带有一定的贬义，在修订后的《国际功能残疾和健康分类》（International Classification of Functional，ICF）中已用“活动受限”“参与限制”来取代。

康复医学发展的初期，是以骨科和神经系统的伤病为主。近年来，心肺疾病的康复，癌症、慢性疼痛的康复，也逐渐兴起。精神病、感官（视、听）和智力残疾的康复也已列入工作日程。随着康复概念的更新和全面康复思想的传播，康复医学范围将逐渐扩大。

二、康复医学的特点

（一）是涉及功能障碍（残疾）的医学

残疾是指因外伤、疾病、发育缺陷或精神因素造成明显的身心功能障碍，不同程度地丧失正常生活、工作和学习的一种状态。广义的残疾包括器官水平的病损、个体水平的残疾、社会水平的残障，是人体身心功能障碍的总称。

（二）是注重功能恢复的医学

康复医学的目标并不是使疾病“痊愈”，而是通过医学的手段帮助残疾者在身体-个体活动能力-社会参与能力这三个层次上，达到最大限度地恢复。

康复的目标是改善身心、社会、职业功能，使残疾人能在某种意义上像正常人一样过着积极的生活。

1. 回归社会　在可能的情况下，使残疾人能够生活自理，回归社会，劳动就业，经济自主。

2. 回归家庭　在残疾严重、老龄残疾人等不能达到回归社会目标的情况下，增进残疾人的自理程度，保持现有功能或延缓功能衰退，使其能回归家庭，尽可能达到生活自理的程度。

（三）强调功能障碍者主动参与训练

功能的恢复在很大程度上是依靠功能障碍者本人直接参与的功能训练，特别是残疾者的活动能力和社会参与能力，绝不是靠被动性的运动或药物、手术治疗就可以解决的。只有能够主动参与康复训练并且预计能从康复训练中明显受益的残疾者，才是康复医疗（特别是早期强化的康复医疗）的适应对象。

（四）需要团队的协作

康复医学必须以小组的工作方式进行跨学科的合作。不同的康复专业人员从不同的角度共同为患者的功能障碍进行分析和康复处理。通常，康复医学的临床工作是在康复医师的领导下，由康复护士、物理治疗师、作业治疗师、言语治疗师、假肢矫形器师、心理治疗师、社会工作者等组成的康复医疗组来全面、协调地实施康复医疗工作。

预防、医疗、保健、康复是“四位一体”的现代医学的基本内容。四个部分在本质上是有所不同的，不能用其中的一个方面取代其他方面。但是，它们又是密切联系、不可分割的，并不完全是治疗过程中的不同时间段的治疗节段，而应该是相互协调，互相叠加在一起的综合治疗过程。

笔记

三、康复医学的主要原则

康复医学的主要原则是:功能锻炼、全面康复、重返社会。

(一)功能锻炼

康复医学着眼于功能的保持和恢复,包括运动、感知、心理、言语、日常生活、职业活动和社会生活等各方面的能力,重视对功能的评估和训练。

(二)全面康复

全面康复即综合康复,是指从生理上(身体上)、心理上(精神上)、职业上和社会生活上进行全面、整体的康复。此外,也指残疾人在医疗康复、教育康复、职业康复和社会康复等领域全面地进行康复。

(三)重返社会

康复的最终目的是使患者通过功能的改善和(或)环境的改造重返社会,参加社会活动,履行社会职责。

美国心理学家马斯洛(Maslow)在 20 世纪 50 年代提出了"需要"的理论,这一理论认为人有五种"需要":

1. 生理需要　包括食、渴、性、睡眠等。

2. 安全需要　包括对自身安全和财产安全的需要,如要求社会安全,生命和财产有保障,有较好的居住环境,老有所养。

3. 社交需要　包括对爱情、友谊、集体生活、社交活动的需要。

4. 尊重的需要　包括自我尊重与受人尊重两个方面,由自尊产生对自我的评价,个人才能的发挥等;受人尊重产生对名誉、地位的追求以及对权利的欲望等。

5. 自我实现的需要　这是个人实现自己理想抱负的需要,是人的高级需要。

按这五种基本需要的重要性排列成不同层次,首先是生理需要,而后依次是安全、社交、尊重、自我实现需要。残疾人也有同样需要,因此对残疾人需要进行全面的康复,不仅需要进行功能训练,而且要在生理上、心理上、职业上和社会生活上进行全面、整体的康复,最终使其重返社会。

四、康复医学的工作内容

(一)残疾的预防

残疾的预防是指通过各种有效的手段预防残疾的发生,延缓残疾的发展。根据 WHO 关于功能和残疾的描述,残疾的预防是在三级预防的水平上实施的。

(二)康复评定

康复评定是康复目标得以实现和康复治疗得以实施的基础,在康复医学中占有重要的地位。康复评定是康复医学特有的对功能障碍程度及其相关因素评价的方法。没有评定就无法规划治疗、评价治疗。评定不同于诊断,远比诊断细致而详尽。由于康复医学的对象是残疾者及其他功能障碍者,目的是最大限度地恢复、重建或代偿其功能,因此,康复评定不是寻找疾病的病因和诊断,而是客观地、准确地评定功能障碍的原因、性质、部位、范围、严重程度、发展趋势、预后和转归,为康复治疗计划提供依据。这种评定至少应在治疗前、中、后各进行一次,根据评定结果,制定、修改康复治疗计划和对康复治疗效果和结局做出客观的评价。康复治疗始于评定,止于评定。

笔记

1. 评定的目的　康复评定不仅可以了解残疾的水平，掌握现存的功能情况，估计功能恢复的潜力，以便制定出有效的康复程序或计划，更为重要的是通过量化的评定，可以指导康复医疗工作，随时检查康复医疗的效果，并修订康复计划。

2. 康复评定的基本方法　包括了定性评定、半定量评定和定量评定。

（1）定性评定：是反映事物“质”的规律性的描述性资料，而不是“量”的资料，主要适用于个案研究和比较研究中的差异描述。康复评定中常用的描述性定性评定资料主要通过观察和调查访谈获得。

（2）半定量评定：是将定性分析评定中描述的内容分为等级或将描述内容按等级赋予分值的方法。康复评定中常用标准化的量表评定法，如：视觉模拟尺评定等。

（3）定量评定：是“量”的资料，获得的这些资料通过数量化的方式说明其分析结果。康复评定中常用特定的仪器来进行测量，如：等速肌力测定系统、步态分析系统等。

（三）康复治疗

康复评定明确障碍部位和程度后，需要规划、设计康复治疗方案。完整的康复治疗方案，必须有机地、协调地运用各种治疗手段。康复医疗是通过医学的手段，预防疾病所造成的功能障碍和减轻残疾的影响。康复中“治疗”的不是疾病本身，而是疾病引起的功能障碍。康复治疗是康复医学的主要组成部分，也是康复医学的核心内容。康复治疗的原则是：早期介入、综合措施、循序渐进、主动参与。

1. 康复医学的主要治疗方法　物理治疗（physical therapy，PT）、作业治疗（occupational therapy，OT）、言语治疗（speech therapy，ST）、心理治疗（psychotherapy）、文体治疗（recreational therapy，RT）、康复护理（rehabilitation nursing，RN）、康复工程（rehabilitation engineering，RE）、职业咨询（vocational counseling，VC）、中国传统疗法（traditional Chinese medicine，TCM）和社会服务（social work，SW）等。

2. 康复医学重点涉及的常见疾病　随着康复在我国不断地发展，康复所涉及的病种也越发广泛，尤其近年来心肺疾病和肿瘤的康复成为了康复工作者们关注的新热点。

（1）神经系统疾患：如脑卒中、脑外伤和脑手术后、脊髓损伤、多发性硬化、儿童脑瘫等，也包括痴呆和帕金森病。

（2）骨关节及运动系统疾患：如关节炎、结缔组织病、骨质疏松症、运动损伤、外伤性损伤、关节置换术后、截肢后、脊柱疾患（如腰椎间盘突出症、颈椎病等）及手部外伤的康复等。

（3）慢性疼痛：如慢性疼痛综合征、癌性疼痛等。

（4）心肺及内脏疾病：冠状动脉粥样硬化性心脏病、慢性阻塞性肺病等。

（5）其他：如肿瘤、艾滋病、精神疾患、视觉、听觉的康复问题等。

（四）康复医学的管理

一般情况下，康复治疗主要面对的是各种疾病与损伤所导致的功能障碍，是一个长期、甚至是终身治疗的过程。不同的功能状况的残疾患者需要接受不同层次的康复治疗。这就需要在管理的层面上合理地设置适当的康复医疗设施和机构，使康复医疗的设施和机构形成一个严密的康复治疗网络，以满足不同功能状况的残疾患者的康复医疗需要。

笔记

康复的管理可以分为机构康复(IBR)、中间设施的康复、社区和家庭康复(CBR)三个层次。康复医疗的对象往往表现为持续的、不同水平上的功能障碍,因此,需要灵活的、适当的管理来适应不同残疾者功能障碍的需求。残疾者不可能、不必要、也不应该长期停留在康复医疗机构中,而应当直接或通过过渡性的中间设施,以最快的速度、最短的住院时间转回到社区和家庭中去。

五、康复医学专业人员的组成

康复医学专业人员由以下几类人员组成。

(一)康复医师

为康复治疗组组长,在组长领导下,各种专业人员对残疾者进行检查评定,在治疗方案设定中各抒己见,讨论残疾者的功能障碍的性质、部位、严重程度、发展趋势、预后、转归,提出各自对策(治疗方法与目标),然后由康复医师归纳总结一个完整的、分阶段性的治疗计划,由各专业人员分头实施。

(二)康复护士

在医院和社区康复的所有时期,起关键性作用,确保对残疾者及家属提供高质量的护理服务。护士负责检查并发症,这些并发症可能影响残疾者功能的恢复。当治疗组中其他成员空缺时,护士可加入其中并提供护理服务。

(三)物理治疗师

促进运动控制和功能独立性的恢复,帮助患者选择最佳的感觉刺激,防止二级预防中出现并发症,如软组织挛缩、肺部感染等。

(四)作业治疗师

改善残疾者的功能,指导残疾者每天的日常生活起居活动,涉及工作、休闲、娱乐等方面。他们的任务包括对患者的感知和认知损害进行治疗。

(五)语言治疗师

在语言障碍方面采用各种手段进行针对性治疗,如:针对脑卒中患者,其治疗涉及所有与脑卒中伴随出现的交流障碍,包括加强语言交流体系。有些残疾者对语言可以理解,但这并不是语言治疗师最合理的目标,他们的任务还包括对吞咽障碍和构音障碍的诊断和治疗。

(六)其他成员

主要负责处理伴随疾病而来复杂多变的损害,如脑卒中患者针对认知和感知缺陷的康复训练。在小组成员中,通常能够确定身份的有:营养医师、正确发音研究者、神经精神专家和药师。因人力资源有限和受当地条件的限制,要求同一个人完成多项任务。

第二节 社区康复

一、社区康复的概念

(一)社区康复定义

社区康复(CBR)是我国学者的一种通俗易懂的翻译,其准确完整的翻译应该是以社区为基础的康复。

笔记

1. 世界卫生组织(WHO)对 CBR 的定义　1981 年世界卫生组织康复专家委员会所下定义:在社区的层次上采取的康复措施,这些措施是利用和依靠社区人力资源而进行的,包括依靠有残损、残疾、残障的人员本身以及他们的家庭、社会。

2. 联合国三大组织对 CBR 的定义　1994 年世界卫生组织、联合国教科文组织、国际劳工组织联合发表的《CBR 联合意见书》对社区康复做了新的定义:"社区康复是社区发展计划中的一项康复策略,其目的是使所有残疾人享有康复服务、实现机会均等、充分参与的目标。社区康复的实施要依靠残疾人、残疾人亲友、残疾人所在的社区以及卫生、教育、劳动就业、社会保障等相关部门的共同努力"。

3. 我国对 CBR 的定义　根据联合国三大组织对 CBR 的定义,结合中国国情,目前我国政府将 CBR 定义为社区建设的重要组成部分,是指在政府领导下,相关部门密切配合,社会力量广泛支持,残疾人及其亲友积极参与,采用社会化方式,使广大残疾人得到全面康复服务,以实现机会均等,充分参与社会生活的目标。

(二)容易与社区康复混淆的几个概念

1. 社会康复　是指从社会的角度推进医疗康复、教育康复、职业康复等工作,动员社会各界力量,为残疾人生活、学习、工作和社会活动创造良好的社会环境,使他们能够享有与健全人同样的权利与尊严,平等参与社会生活并充分发挥自己的潜能,自强自立,为社会履行职责、作出贡献。

CBR 是相对机构康复提出的一种康复途径,两者都是在现代康复医学理论指导下进行的,每一种途径的工作都包括医疗、教育、职业、社会四大方面,即全面康复原则。社会康复作为全面康复工作的组成部分,是从社会的角度推进全面康复目标的实现。现代康复医学全面康复原则的实现必须依靠多种康复途径,CBR 这一实践途径是当今世界大力推广的新型有效的途径,是康复发展的趋势。

2. 社区医疗　是医疗机构向附近居民提供以家庭为基地的医疗、保健服务。20 世纪 50 年代,我国开始兴起社区医疗,最初以家庭病床形式出现,其主要特点是由医疗机构向附近居民提供以家庭为基地的医疗、保健等服务。随着现代康复医学的发展,我国将康复服务也纳入家庭病床服务中,由医疗机构建立残疾者健康档案,并深入家庭提供包括康复在内的医疗服务,这是一种医疗康复延伸服务。

3. 社区服务　是在政府倡导下,为满足社会成员的多种需求,以街道、乡镇和居委会的社区组织为依托,具有社会福利性的居民服务业,由社区福利服务、便民利民服务、职工社会保险管理服务等组成。

社区服务的行政主管部门是民政部门,近年来,我国在加强社区建设并大力开展社区服务的基础上,将社区康复纳入社区建设和社区服务中,充分利用社区服务设施,对残疾人、老年人和慢性病患者开展医疗、保健、康复服务,对残疾人进行职业培训和就业安置,开办了老年活动中心、残疾人活动中心、伤残儿童幼儿园、精神病及智力障碍者公疗站等,创造条件使残疾人与所有社区居民一样获得参与社会生活的机会。实践证明将社区康复纳入社区服务工作中是可行和有效的。

二、社区康复的产生和发展

(一)国际社区康复的产生和发展

1. 国际康复发展史　从世界范围来看,康复的发展历史进程主要经历了四个重

笔记

要的时期:

(1) 史前期(1910年前):尚未提出明确的康复概念,但是利用自然界物质(日光、砭石、海水、温泉)进行疾病的防治的方法已经产生,初期的运动疗法、作业疗法和理疗方法已萌芽。

(2) 形成期(1910—1940年):康复的概念逐步形成并普及,形成了和其他医学、社会等领域的协作,康复医学的基本理论开始建立。

(3) 确立期(1940—1970年):确立了康复的概念,使康复成为了一门单独的学科,并形成了与教育、职业、社会各部门的相互配合协作。

(4) 发展期(1970年后):康复各领域有了多方面的发展,尤其是残疾人的人权和尊重得到了提高。

2. 国际社区康复发展历程 1976年WHO提出一种新的、有效的、经济的康复途径即社区康复。以扩大康复服务覆盖面,使发展中国家的残疾人也能享有康复服务。

1979年WHO初步规划出社区康复模式,由海兰德博士(Dr.E.Helander)等人完成了《在社区中训练残疾人》手册初稿。同年第34届联合国大会正式通过了关于1981年为国际残疾人年的决定。

为了全球领域的残疾人康复协作,1982年12月,第37届联合国大会通过了《关于残疾人的世界行动纲领》,宣布1983年至1992年为"联合国残疾人十年",制定了残疾人十年(1983—1992年)CBR全球发展规划。同年世界卫生组织康复专家委员会为社区康复下了定义。

1985年英国伦敦大学开设"社区康复计划与管理"课程,全球培训、地区性培训工作迅速开展。

1992年WHO大会对全球社区康复发展进行了评估,专题报告中指出:"社区康复虽然在全球有所发展,但从整体上看,仍然落后于保健、预防和治疗的发展水平。"同年第47届联合国大会确定每年12月3日为国际残疾人日。

1994年联合国发表了《残疾人机会均等标准规则》,同年世界卫生组织、联合国教科文组织、国际劳工组织发表了《关于残疾人社区康复的联合意见书》,进一步明确了社区康复目标、概念和实施方法,指出"社区康复的实施有赖于残疾人自己及其家属、所在社区以及卫生、教育、劳动就业与社会保障服务部门的共同努力""社区康复可持续发展的关键是务实、灵活、支持、协作"。

1999年《偏见与尊严-社区康复介绍》一书再版,以更新的观念对全球残疾的发生情况、康复需求情况、社区康复定义、管理框架、技术要素、监测评估及未来发展预测等方面进行了全面阐述。

2004年世界卫生组织、联合国教科文组织、国际劳工组织联合发表新的《CBR联合意见书》,强调CBR是为社区所有残疾人提供均等的康复机会,以减少贫困和促进社会包容的一种社区整体发展战略。

(二)我国社区康复发展历程

我国自1986年开始开展社区康复工作,至今已有20多年历史,先后经历了起步、试点、推广和发展四个阶段。

1. 起步阶段(1986—1990年) 1986年WHO在我国香港和菲律宾举办了"现代康复原则、计划与管理"研讨班,为我国培养了10多名社区康复骨干。同年将《在社

笔记

区中训练残疾人》手册译成中文出版发行，1986年底卫生部在山东、吉林、广东三省和内蒙古自治区城乡开展社区康复试点工作，在社会发动、组织管理、技术支持、医疗康复训练与服务及实现残疾人全面康复目标等方面进行大胆探索，取得了很多具有示范性的经验。

1987年民政部倡导在城市开展社区服务，为社区残疾人提供康复服务，对社区残疾人康复，尤其是职业康复和社会康复方面产生了积极影响。

1988年3月中国残疾人联合会（又称中国残联）成立。中国残联成立以来十分明确地认识到社区康复是我国绝大多数残疾人享有康复服务的最好途径。因此，积极与各部门协作，对CBR试点地区进行考察，召开CBR研讨会，培训CBR专门人才，大力推进CBR事业的发展。这一年我国开始实施"中国残疾人事业5年工作纲要"，开展了白内障复明手术、小儿麻痹后遗症矫治手术、聋儿听力语言训练。通过"中国残疾人事业5年工作纲要"的实施，不仅圆满完成了工作纲要规定的各项指标，同时也为后来的CBR工作开展积累了宝贵的经验，奠定了坚实的基础。

2. 试点阶段（1991—1995年）　国家制定了《中国康复医学事业"八五"规划要点》和《中国残疾人事业"八五"计划纲要》。明确规定了在"八五"期间要逐步推广社区康复，把康复医学落实到基层，康复医疗机构作为技术指导中心，开展残疾预防、康复医疗、康复科学研究、培训康复人才及指导社区康复工作。

民政部在"八五"期间以社区服务为载体，以社会福利机构为基地，以社会支持为背景开展社区康复，使福利机构由过去的封闭型、救济型、供养型发展成开放型、福利型和康复型。

1990年12月28日第七届全国人民代表大会常务委员会第十七次会议通过了《中华人民共和国残疾人保障法》，从此社区康复有了法律保障。残疾人保障法对残疾人的权利、康复、教育、劳动就业等做出了明确规定，并确定每年5月的第三个星期日为全国助残日。

3. 推广阶段（1996—2000年）　《中国残疾人事业"九五"计划纲要》确定的康复工作目标是：完善社会化的康复服务体系，以社区和家庭为重点，广泛开展康复训练，使残疾人普遍得到康复服务；实施一批重点工程，使300万残疾人得到不同程度的康复；开发供应一批急需、适用的特殊用品和辅助用具，帮助残疾人补偿功能、增强能力。《康复训练与社区康复服务"九五"实施方案》明确了康复训练任务：系统训练肢体残疾者10万、聋儿6万、智力残疾儿童6万，并使120万名重症精神病患者得到综合康复。"九五"期间的社区康复实践为社区康复社会化进行了有益的探索。

4. 发展阶段（2001年—"十二五"期间）

（1）"十五"期间：2001年我国在总结前十多年社区康复实践经验的基础上，从社会经济发展和残疾人康复需求的实际情况出发，为适应残疾人康复事业的发展形势制定了《中国残疾人事业"十五"计划纲要》和《社区康复"十五"实施方案》，使我国社区康复进入了全面发展阶段。

2002年8月，国务院办公厅转发中国残联等六部门《关于进一步加强残疾人康复工作的意见》提出到2015年实现残疾人"人人享有康复服务"的宏伟目标。为如期实现这一宏伟目标，要求积极推进社区康复，把康复服务引入家庭。各级政府及有关部门在规划和部署社区建设工作时，要将残疾人社区康复工作列入总体规划，纳入社区

笔记

建设内容。社区要组织调查摸底、建档立卡，掌握残疾人康复需求；开辟适合场所，配置适宜设备、器具，开展康复训练与服务。社区卫生服务机构要为残疾人提供康复服务，开展康复骨干培训，指导家庭进行康复训练，做好与康复机构的康复转介工作，逐步将康复引入家庭。

2005 年，国家民政、卫生、中国残联三部门为了加快改革新步伐，充分利用社会资源，提高残疾人社区康复服务水平，决定从 2005 年开始在全国开展残疾人社区康复示范区培育活动，采取树立典型、以点带面的方式，促进残疾人社区康复工作的发展，推动残疾人"人人享有康复服务"目标的实现

(2)"十一五"期间：2006 年我国政府为了进一步推动残疾人事业的快速发展，进一步改善残疾人状况，依据《中华人民共和国国民经济和社会发展第十一个五年规划纲要》，制定了《中国残疾人事业"十一五"发展纲要(2006—2010 年)》，提出："城市和发达地区农村残疾人普遍得到康复服务，欠发达地区农村 70% 以上的残疾人得到康复服务"。同时指出大力开展社区康复是实现这一目标的主要途径和根本保障。

制定《中国残疾人事业"十一五"发展纲要》的同时还制定了中国残疾人事业"十一五"发展纲要配套实施方案，其中包括《社区康复"十一五"实施方案》。《社区康复"十一五"实施方案》提出"十一五"期间社区康复任务目标是：①全国 80% 的市辖区和 70% 的县开展规范化的社区康复服务，使各类残疾人得到基本康复服务；②依托各级各类康复机构、社区和家庭，为 2000 万残疾人提供社区康复服务。主要措施包括：①建立健全社会化的社区康复服务体系，加强社区康复服务组织管理、技术指导、康复服务；②普遍建立残疾人康复需求与服务档案；③提高社区康复服务能力，将康复医学教育纳入国家教育计划，设置康复医学课程，加强在职人员培训，建立康复医学专业技术职称系列，形成康复技术骨干和师资队伍，加大社区康复投入；④针对各类残疾人的基本康复需求，提供康复医疗、训练指导、心理疏导、知识普及、残疾人亲友培训、简易训练器具制作、辅助器具服务、咨询服务和转介服务等多种康复服务。

2008 年 3 月中共中央和国务院发表了《关于促进残疾人事业发展的意见》，指出："关心残疾人，是社会文明进步的重要标志。残疾人事业是中国特色社会主义事业的重要组成部分"。特别提出要加强残疾人医疗康复和残疾预防工作，保障残疾人享有基本医疗卫生服务，保障残疾人的医疗康复需求。健全残疾人康复服务保障措施，将残疾人康复纳入国家基本医疗卫生制度和基层医疗卫生服务内容，逐步实现残疾人"人人享有康复服务"的目标。大力开展社区康复，推进康复进社区、服务到家庭。继续实施国家重点康复工程，着力解决农村及边远地区贫困残疾人康复难的突出问题。建立健全残疾预防体系，制定和实施国家残疾预防行动计划，建立综合性、社会化预防和控制网络，形成信息准确、方法科学、管理完善、监控有效的残疾预防体系，广泛开展以社区为基础、以一级预防为重点的三级预防工作。

(3)"十二五"期间：2011 年我国政府为了加快推进残疾人社会保障体系和服务体系建设，进一步改善残疾人状况，促进残疾人平等参与社会生活、共享改革发展成果，依据《中华人民共和国国民经济和社会发展第十二个五年规划纲要》，制定《中国残疾人事业"十二五"发展纲要(2011—2015 年)》，提出"十二五"期间康复主要任务：一是完善康复服务网络，健全保障机制，加快康复专业人才培养，初步实现残疾人"人人享有康复服务"目标；二是全面开展社区康复服务，实施重点康复工程，帮助 1300 万

残疾人得到不同程度的康复；三是构建辅助器具适配体系，组织供应500万件各类辅助器具，有需求的残疾人普遍适配基本型辅助器具。主要措施包括：①以专业康复机构为骨干、社区为基础、家庭为依托，发挥医疗机构、城市社区卫生服务中心、村卫生室、特教学校、残疾人集中就业单位、残疾人福利机构等的作用，建立健全社会化的残疾人康复服务网络，全面开展医疗康复、教育康复、职业康复、社会康复，提供功能技能训练、辅助器具适配、心理辅导、康复转介、残疾预防、知识普及和咨询等康复服务。②加强省、市、县三级专业康复机构的规范化建设。制定康复机构和精神病患者康复机构的建设标准和服务规范。建设一批专业化骨干康复机构、综合医院康复医学科和康复医院。扶持一批有条件的省、市级康复机构成为区域性康复技术资源中心，扶持一批社区康复站成为基层康复工作示范点。③城市社区卫生服务中心、乡镇卫生院要根据康复服务需求设立康复室，配备适宜的康复设备和人员。建立示范性社区康复站。依托各级各类医疗、康复、教育机构，充分利用社区资源，加强社区康复服务能力建设，制定社区康复服务质量标准，开展规范化社区康复服务，实现康复进社区、服务到家庭，为残疾人提供基本康复服务。④实施0~6岁残疾儿童免费抢救性康复项目，建立残疾儿童抢救性康复救助制度，有条件的地区逐步扩大康复救助范围。⑤制定国家扶持辅助器具产业发展政策，研究完善辅助器具等残疾人专用品进口税收优惠政策。⑥制定康复医学发展规划，加强康复医学学科建设，提高康复医学发展水平，不断提高康复服务质量。建立国家康复人才教育基地。

三、社区康复的对象

随着社会经济的快速发展和人们生活水平的不断提高，人们对康复的需求日益增长。在人口众多、康复需求巨大而康复医疗资源并不丰富的中国开展社区康复是使大多数康复对象享有康复服务的一种有效途径和明智的选择。20世纪80年代以来，我国政府就一直高度重视社区康复工作，将社区康复纳入社区建设及社区卫生服务内容之中，倡导在社区对残疾人、慢性病患者和老年人开展康复训练与服务工作。

（一）残疾人

1. 残疾与残疾人

（1）残疾：包括程度不同的肢体残缺、感知觉障碍、活动障碍、内脏器官功能不全、精神情绪和行为异常、职能缺陷等。

（2）残疾人：是指生理功能、解剖结构、心理和精神损伤、异常或丧失，部分或全部失去以正常方式从事正常活动的能力，在社会生活的某些领域中处于不利于发挥正常作用的人。

2. 残疾分类　2006年第二次全国残疾人抽样调查中将残疾分为以下六类：视力残疾、听力残疾、言语残疾、肢体残疾、智力残疾、精神残疾。

3. 残疾人康复的意义　现代社会中，残疾人和任何健全人一样具有生存权利，但是身体和精神的障碍却使其权利、资格和尊严遭到损害。康复的意义在于恢复残疾人做人的基本权利，康复是残疾人参加社会生活的前提，绝大多数残疾人具有康复潜能，都可以通过康复训练得到恢复、补偿功能，提高生活自理和社会适应能力。向残疾人提供就地方便、经济实用的康复训练与服务，有利于残疾人的健康的保障和生活质量的提高。残疾人是我国弱势群体的重要组成部分，为了改善残疾人生活状况，使其与

笔记

全国人民一同达到小康生活水平，大力开展残疾人康复是有长远战略意义的工作。

（二）慢性病患者

1. 社区中常见的慢性病 WHO 将慢性病称为非传染性疾病；我国卫生部称其为慢性非传染性疾病。慢性病是多因素长期影响的结果。众多学者认为现今社区中常见的慢性病主要包括：①心脑血管疾病，如高血压、冠心病、脑卒中；②恶性肿瘤；③代谢异常，如糖尿病；④精神异常和精神病；⑤遗传性疾病；⑥慢性职业病，如矽肺、化学中毒等；⑦慢性气管炎和肺气肿；⑧其他，如肥胖症等。这些慢性病长期困扰人们的身体健康，有些已经严重影响人们的生活质量。

2. 慢性病患者的康复需求 据统计，目前我国高血压患者已超过 1 亿人，并仍以每年 2.5%的速度递增；2 型糖尿病发病率已从 1979 年的 1%上升到 1999 年的 3.3%。有资料表明，我国慢性病患者已超过 2 亿，且逐年增多。慢性病发病率不断提高已成为一个严重的社会问题，慢性疾病已成为危害人们健康和致残、致贫的主要原因之一，控制慢性疾病发生发展的当务之急就是要唤醒全社会的健康意识。专家认为，慢性病发生的相关因素主要有三个：一是长期过量吸烟，二是不合理的膳食结构，三是缺乏锻炼。专家建议，改变日常生活方式，改变吸烟、酗酒等不良习惯，合理安排膳食结构，多食新鲜蔬菜、水果及豆制品，适度增加运动量，有针对性地开展慢性病的康复，将有助于慢性病的治愈、控制和发展。

（三）老年人

1. 老年人概念 国际上通常把 60 岁以上的人口占总人口比例达到 10%，或 65 岁以上人口占总人口的比重达到 7%作为国家或地区进入老龄化社会的标准。不同国家的老年人年龄界限有不同的标准，许多发达国家都用 65 岁作为标准，我国同许多第三世界国家规定 60 岁以上为老年期。中华医学会正式规定 60 岁以上为老年期，90 岁以上为长寿期，45~59 岁为老年前期，这与我国传统称老年为花甲之年的概念相吻合。因此，我国老年人指的是 60 岁以上的人。

2. 我国老年人及老年残疾人的基本情况 中国是世界上老年人口最多的国家，占全球老年人口总量的 1/5。中国的人口老龄化不仅是中国自身的问题，而且关系到全球人口老龄化的进程，备受世界关注。截至 2015 年底，全国 60 岁及以上老年人口 22 200 万人，占总人口的 16.1%，其中 65 岁及以上人口 14 386 万人，占总人口的 10.5%。

与其他国家相比，中国的人口老龄化具有以下主要特征：一是老年人口规模巨大。根据联合国预测，21 世纪上半叶，中国一直是世界上老年人口最多的国家，占世界老年人口总量的五分之一。二是老龄化发展迅速。65 岁以上老年人占总人口的比例从 7%提升到 14%，发达国家大多用了 45 年以上的时间，中国只用 27 年就可以完成这个历程，并且在今后很长的时期内都保持着很高的递增速度，属于老龄化速度最快国家之列。三是地区发展不平衡。中国人口老龄化发展具有明显的由东向西的区域梯次特征，东部沿海经济发达地区明显快于西部经济欠发达地区。四是城乡倒置显著。发达国家人口老龄化的历程表明，城市人口老龄化水平一般高于农村，中国的情况则不同。五是女性老年人口数量多于男性。目前，老年人口中女性比男性多出 464 万人，2049 年将达到峰值，多出 2645 万人。六是老龄化超前于现代化。发达国家是在基本实现现代化的条件下进入老龄社会的，属于先富后老或富老同步，而中国则是在尚未

笔记

实现现代化，经济尚不发达的情况下提前进入老龄社会的，属于未富先老。

在我国人口老龄化进程中，老年人中的残疾比重随着寿命的延长而呈增加的趋势。老年残疾人多为以视力、听力语言和肢体残疾为主的综合残疾，他们的康复需求各有不同，依据其残疾类别而有所侧重。

3. 老年人的康复意义　老年人慢性病多，残疾率高，往往失去生活自理能力，为能达到病而不残、残而不废，老年康复医学在人口日趋老龄化的当代，日益受到重视。老年人康复的意义在于减缓躯体和脏器衰老的进程，控制慢性病的发展，减少医疗费用开支，减少残疾的发生，改善日常生活活动能力，提高生活自理程度，减轻老年人对家庭的负担和对社会的压力，充实其精神生活，提高其生活质量。

四、社区康复的特点

与机构康复（综合医院康复、专科康复、康复中心）相比，社区康复有以下特点：

（1）以社区为基地，由社区组织领导、社区成员共同参与。社区康复是在社区范围内进行，是社区经济和社会发展事业的一个组成部分。

（2）依靠社区原有的卫生保健、社会保障、社会服务网络等多方共同协力开展康复服务。社区康复既是社区的卫生保健工作，又是社区的社会福利和社会服务工作，要求社区的卫生、民政、社会服务等部门共同参与，密切配合，通力合作。

（3）按照全面康复的原则为社区残疾人提供医疗、教育、职业、社会等方面的康复服务。在执行全面康复原则时，一方面充分发挥社区的潜力，在社区力所能及的范围内尽量为残疾人进行身心的功能训练、帮助其上学和就业、促进残疾人回归社会、融入社会；另一方面要充分地利用和发挥当地康复中心、康复医院、学校和省、市、县的残疾人康复服务中心（部、站）等康复技术资源中心的技术支持作用，尽量使社区的残疾人得到全面康复。

（4）康复训练就地就近；方法简单易行、技术实用有效；器材因陋就简、就地取材；对象为社区残疾人、老年人、慢性病患者；训练时间持久。

（5）充分发挥残疾人本人、残疾人家庭和残疾人的组织（如残联、残疾人协会等）在康复中的作用。

（6）社区康复投资少、服务覆盖广、康复效果好。

五、社区康复的基本原则

（一）社会化

社会化是在政府的统一领导下，相关职能部门各司其职，密切配合，挖掘和利用社会资源，发动和组织社会力量，共同推进的工作原则。

（1）成立由政府领导负责，卫生、民政、教育等多个部门参加的社区康复服务协调组织，制定政策，编制规划，采取措施，统筹安排，督导检查，使社区康复服务计划顺利、健康实施。

（2）相关职能部门将社区康复服务的有关内容纳入本部门的职能和业务领域之中，共同落实社区康复服务计划。

（3）挖掘和利用康复资源，在设施、设备、网络、人力、财力等方面，打破部门界限和行业界限，实现资源共享，为康复对象提供全方位的服务。

笔记

(4) 广泛动员社会力量,充分利用传播媒介,宣传和动员社会团体、中介组织、慈善机构、民间组织、志愿者积极参与社区康复服务,在资金、技术、科研、服务等方面提供支持。

(5) 创造良好的社会氛围,发扬助人为乐、无私奉献的精神,为残疾人和其他康复对象提供热忱的氛围。

(二) 以社区为本

社区康复氛围的生存与发展必须从社会实际出发,立足于社区内部力量,使社区康复服务做到社区组织、社区参与、社区支持、社区受益。

(1) 以社区残疾人需求为导向提供服务。

(2) 社区政府应当把社区康复服务纳入当地经济与社会发展计划和两个文明建设之中。

(3) 充分利用社区内部资源,实现资源利用一体化。

(4) 社区残疾人及其亲友要主动参与、积极配合。

(5) 根据本社区病伤残的发生及康复问题,有针对性地开展健康教育。

(三) 低成本、广覆盖

以较少的人力、物力,使大多数服务对象能够享有服务。据国外统计,机构式康复人均费用为 100 美元,仅覆盖 20%的康复对象,而社区康复服务人均费用仅 9 美元,却覆盖 80%的康复对象。

(四) 因地制宜

社区康复既适合发达国家(地区),也适合发展中国家(地区),其目的是保证大多数的康复对象享有全方位的康复服务。由于发达国家(地区)、发展中国家(地区)、欠发达国家(地区)在经济发展水平、文化教育习俗、康复技术及资源、康复对象的康复需求方面有很大的差异,只有根据实际情况,因地制宜采取适合本地区的社区康复模式才能很好地解决当地的康复问题。

(五) 技术实用

要想让大多数康复对象享有康复服务,必须采用能让大多数康复人员、康复对象本人及其家属能够学会的简易实用的康复技术。

(六) 康复对象及其家庭主动参与

康复对象是社区康复训练的主体,只有康复对象主动参与康复训练,才能取得好的康复效果,因此要求康复对象在康复过程中做到:①树立自我康复意识;②积极配合康复训练;③参与社区康复服务工作;④努力学习文化知识,掌握劳动技能,自食其力,回归社会。另外,家庭的支持对社区康复的效果也至关重要。充分利用家庭资源,让家庭成员掌握康复训练的方法,立足家庭开展连续、综合、协调的康复服务。

六、社区康复的工作方法、内容

(一) 社区康复的工作方法

1. 明确工作流程　社区康复工作需要多部门各司其职、密切配合、共同推进。残疾人和其他康复对象能否得到全面有效的康复服务,取决于各项计划能否落实。做好社区康复服务与训练,关键在于把握好各项工作环节及衔接好各个工作环节,有序开展工作。

笔记

2. 社区康复服务建设 成立由政府领导负责，卫生、民政、教育等多个部门参加的社区康复服务协调组织；挖掘和利用康复资源，在设施、设备、网络、人力、财力等方面，打破部门界限和行业界限，实现资源共享，为康复对象提供全方位的服务；广泛动员社会力量，充分利用传播媒介，宣传和动员社会团体、中介组织、慈善机构、民间组织、志愿者，积极参与社区康复服务。

3. 因地制宜 各级政府以国家社区康复计划为依据，根据当地实际情况，制订本地工作计划，明确任务目标、主要措施、实施进度、统计检查及经费保障等。

4. 康复工作队伍 建立为残疾人及其他康复对象提供康复服务的工作队伍，包括管理人员、康复指导人员、基层康复员、康复协调员、志愿工作者、残疾人及其亲友。

5. 康复技能培训 对社区康复管理人员、康复技术指导人员、基层康复员、基层康复协调员开展康复知识与技能培训。

6. 调查社区康复资源和社区人群的康复需求 社区康复需求和康复资源调查是社区康复服务整体工作中的重要环节，它可为社区康复服务的开展提供准确、客观的依据，是保证社区康复服务科学、有效发展的先决条件。

7. 开展康复训练与服务 对患者进行有效合理的评定，并根据评定结果选择适宜的干预方式，最终达到康复的目的。

（1）进行初次功能评估：在康复训练前由康复人员对康复对象进行一般体格检查、各项功能检查及必要的专项会诊和检查，确定康复对象的功能水平和生活自理、学习、劳动、社会生活能力，并以此为依据制定切实可行的康复计划。

（2）选择适宜的训练项目：社区中提供的康复训练项目不是对每一位康复对象都适用，应当因人而异地选择一种或几种康复训练项目，才能获得最佳效果。

（3）指导进行康复训练：由康复指导员和基层康复员指导和帮助康复对象进行康复训练，并做好记录。训练时要充分调动残疾人及其他康复对象的主动性和积极性，帮助他们战胜困难。还应力求使训练项目活泼、新颖，注意从易到难，从简到繁，从少到多，循序渐进。

（4）定期康复评估：对康复训练进行定期评定是康复训练中很重要的一步。通过评定了解训练项目是否适合、是否有效、康复对象对康复训练的态度等。根据评定结果，提出修改意见，必要时对康复计划进行修改。社区康复训练的评估主要包括生活自理能力、活动能力、上学、劳动、交往以及参与家庭生活和社会生活能力。

（5）选用与制作训练器材：根据社区、家庭的实际情况和康复对象康复训练需要购置或制作康复器材，如平行杠、阶梯、沙袋、滑轮、拉力器等。

（6）用品用具的信息、供应、维修服务：假肢可恢复残缺肢体原有形态或功能；矫形器能从多方面减轻四肢和躯干的功能障碍；各种辅助器具可改善功能。在社区条件下，制作有效、普及型假肢、矫形器、自助具等是可行的，如本社区无条件供应辅助用品、用具，康复指导人员应提供有关方面的产品和供应信息。

（7）心理支持服务：通过了解、分析、劝说、鼓励和指导等方法，帮助残疾人树立康复信心，正确面对自身残疾，鼓励残疾人亲友理解、关心残疾人，支持配合康复训练。

（8）知识普及服务：为残疾人及其亲友举办知识讲座，开展康复咨询活动，发放普及读物，传授残疾预防知识和康复训练方法。

（9）转介服务：掌握当地康复资源，根据残疾人在康复医疗、康复训练、心理支持

笔记

及用品用具等方面不同的康复需求，联系有关机构和人员，提供有针对性地转介，做好登记，进行跟踪服务。

8. 进行社区康复检查评估　参照一定的标准，以检查社区康复服务规划目标、策略、行动计划的执行情况和康复对象的康复效果为依据，对社区康复服务的各项工作和康复对象进行客观、科学的鉴定。

（二）社区康复工作内容

社区康复依照全面康复的原则，为残疾人及其他康复对象提供医疗、教育、职业、社会康复，具体内容包括：

1. 依靠社区的力量开展残疾预防工作　通过预防接种、营养保健及卫生宣传教育工作，减少社区中残疾的发生及降低残疾程度。

2. 开展社区康复需求和康复资源调查　了解残疾的类别、人数、程度、致残因素及社区康复资源，有利于制订康复计划和实施社区康复。

3. 建立完善的康复训练服务体系，提供康复服务　依靠社会力量，以基层康复站和家庭为基地，采取各种简便易行的治疗和训练手段，最大限度地恢复伤、病、残者生活自理的能力，充分发挥伤、病、残者的潜能，利用各种辅助具，减少残疾造成的功能障碍。

4. 建立和完善各种特殊教育系统，开展特殊教育　组织残疾儿童接受义务教育或特殊教育，充分开发残疾儿童大脑智能的潜力，使每一位残疾儿童获得基本的、所能达到的最高知识水平，为今后就业及参与社会生活打下基础，使残疾儿童能与健康人一样，享有同等的教育的机会。

5. 开展职业康复　依靠社区力量，对社区内有一定劳动能力、有就业潜力的青壮年残疾人提供就业咨询与辅导，或介绍到区（县）、市职业培训中心进行就业前评估和训练。尽可能将残疾人安排在社区工厂、商店、公司等单位就业。

6. 开展社会康复　组织残疾人与健康人一起或残疾人单独参加文娱体育和社会活动，增强健康人与残疾人之间的理解和联系，在社区对公众包括残疾人家属进行人道主义的宣传教育，提倡人人平等，克服偏见及歧视等不道德现象，形成尊重、关心、扶持、帮助残疾人的良好社会风气，形成一个和谐的社会环境，帮助残疾人重返社会。

七、社区康复的网络与管理

（一）社区康复的管理

科学、合理的管理是社区康复有效、持续开展的保障。社区康复管理包括：社区康复管理组织建设、社区资源挖掘与利用、工作制度建设、经费管理、宣传、评估等。

1. 社区康复组织建设　世界各国及中国实践经验表明，社区康复工作需要有一个多部门参与的领导机构即社区康复领导小组，这个组织应包括社区政府、社会事务（民政）、卫生、教育、劳动、残联和其他部门。

（1）社区政府：是社区康复的领导机构。社区政府安排一位主要领导参与并领导社区康复工作。区、县、乡（镇）街道社区康复领导小组负责人一般由区、县、乡（镇）街道主管民政、教育、卫生的副职担任。这样有利于统筹管理及综合协调社区康复工作。

（2）民政部门：社区康复是社区服务的重要内容，民政部门应将社区康复工作纳入社区服务工作计划，为社区残疾人提供康复服务场所，制定优惠政策，对贫困残疾人

笔记

进行救助。

（3）卫生部门：卫生部门是社区康复的主要专业技术力量。卫生部门应将残疾人社区康复工作纳入社区卫生服务和初级卫生保健工作计划；完善基层卫生机构的康复服务设施，为残疾人直接提供医疗康复服务；培训人员，提高社区卫生服务机构人员的康复知识和技能水平；普及康复知识，开展健康教育；指导社区的康复服务及为残疾人开展自我康复训练；同时还要做好残疾预防工作。

（4）教育部门：与健全人一样，残疾人同样有受教育的权利。教育部门应尽可能地为残疾人提供各种适宜的受教育机会，兴办各类特殊教育事业，千方百计地提高残疾人的科学文化水平。

（5）残联部门：组织制定并协调实施社区康复工作计划，成立技术指导组，督导检查，统计汇总，推广经验，管理经费；组织康复需求调查；建立残疾人社区康复服务档案；组织相关人员培训，建立社区康复协调员工作队伍；提供直接服务或转介服务；指导残联康复机构建设；普及康复知识，增强残疾人自我康复意识。

（6）劳动部门：建立职业培训机构，为残疾人提供培训和就业机会，促进残疾人职业康复。

（7）其他部门：财政、体育、文化、宣传、交通、房产等部门是社区康复的重要力量。

2. 社区康复资源挖掘与利用　努力挖掘和充分利用社区中的人力资源、财政资源和物资资源，为社区康复服务建立一支懂管理、会技术的工作队伍，建设能满足社区伤、病、残疾人康复训练需要的场所，筹集资金以满足社区康复经费开支的需要。

（1）社区康复人力资源：包括参与社区康复的行政及业务管理人员、康复专业技术人员、康复协调员、基层康复员、教师、志愿者、残疾人家属及其亲友等。这些是社区康复的人力资源。

（2）社区康复的资金筹措：在开展社区康复的同时必须大力筹集资金，以保障社区康复持久开展。社区康复资金来源一方面由上级政府拨发社区康复专款；另一方面通过社区康复工作人员的努力向当地社区企业事业单位募集资金，也可通过媒体组织、发动社区群众为残疾人献爱心捐赠资金。

（3）社区物质资源利用：整合社区可利用的康复物质资源，实现社区康复资源共享。充分利用社区内的医院、学校、媒体、网络等资源为社区康复工作的开展提供帮助。

3. 社区康复工作制度建设　在社区康复工作开展过程中各部门不仅要制定合理的工作制度和明确各类工作人员的工作职责，还要严格执行工作制度、认真履行工作职责。

4. 社区康复经费管理　社区康复经费管理大致包括经费预算、经费来源、经费开支等方面。

（1）经费预算：按照社区康复发展规划、工作项目精打细算认真做好1~2年的经费预算。

（2）积极拓展经费来源渠道，充分挖掘社区财力资源：目前我国社区康复经费来源主要渠道有：

1）中央财政和地方财政拨款。

2）企业、事业单位赞助。

笔记

3）以厂“养”站，即以福利企业为依托，重点扶持康复站。

4）社会募捐。

5）康复对象家庭补贴。

6）合作医疗康复项目补贴。

（3）经费开支：厉行节约，充分利用社区物质资源，尽可能减少费用开支。

5. 社区康复宣传　社区康复宣传应贯穿于社区康复工作始终。通过生动活泼、富有实效的宣传，提高社区政府领导、社区群众及伤、病、残者本人及其家属与亲友的康复意识，促进他们理解、参与、支持。促进社区康复全面持久地开展。

（1）宣传的内容

1）宣传社会主义的人道主义，逐步形成理解、尊重、关心，帮助伤、病、残疾人的社会主义风尚。

2）宣传社区康复的目的及重要意义。

3）宣传社区康复的概念、社区康复的主要措施与手段。

4）宣传和推广社区康复工作的经验。

5）宣传残疾的定义、类别、原因、预防。

6）提倡残疾人要自尊、自信、自强、自立，努力使自己成为社会主义建设的贡献者。

（2）宣传方式与手段：可通过多种媒体进行宣传，如电视、电影、录像、广播、杂志、报刊、宣传手册、展览、文艺节目、网络等。

（二）社区康复的网络

社区康复实施体系由社区康复管理、社区康复技术指导、社区康复训练网络构成。

1. 社区康复管理网络　社区康复管理网络由各级地方政府及卫生、民政、教育、残联等部门组成。

（1）各地政府将残疾人康复训练与服务工作纳入当地社区建设规划，明确部门职责，实行目标管理。

（2）民政、卫生、教育、残联部门将残疾人康复训练与服务工作纳入社区服务、社区卫生、初级卫生保健、特殊教育和残疾人事业发展计划，并组织实施。

（3）地方各级残疾人康复工作办公室将康复训练与服务工作纳入成员单位的职责范围，加强沟通，密切合作，制订工作计划，分解任务指标，动员社会力量，共同完成方案规定的各项任务，并进行统计检查。

2. 社区康复技术指导网络　由于社区康复在我国处于起步阶段，需要大量的技术专家提供指导，并形成一定的指导网络。

（1）成立全国残疾人社区康复专家技术指导组，制定技术标准，统编培训大纲和教材，培训技术骨干，深入地方指导，推广实用技术，参加检查评估验收。

（2）省（自治区、直辖市）、市、县三级建立健全残疾人社区康复指导机构来形成网络。依托当地的专业技术机构分别成立肢体残疾、精神残疾、视力残疾、听力残疾、言语残疾、智力残疾等康复技术指导中心，对残疾人社区康复的综合服务提供计划、培训、技术等方面的指导。

3. 社区康复训练服务网络　建立以残疾人家庭为基础、社区康复站为骨干、康复综合服务指导机构为指导的社区康复训练服务的三级网络。

笔记

（1）县（区）残疾人康复服务指导站：由县（区）卫生、民政部门及县医院或康复医疗机构从事康复管理和康复医疗或训练的行政或专业人员负责“指导站”工作，指导本地社区残疾调查、社区康复计划制订、社区康复站点布局及康复训练的组织和实施，提供转诊服务或指导安排好社区的转诊上送。

（2）社区基层康复站（简称社区康复站）：依托在乡镇或街道卫生院（医院）或社区服务中心，由一名熟悉康复（接受过工作培训）的院长（副院长）或主任（副主任）担任站长，负责指导和管理基层康复员，组织指导全社区残疾人的康复训练。社区康复站内设有康复室，可供残疾人在指导下应用一些器械或用具进行训练，并可提供其他简单的康复服务。

（3）家庭训练点：以家庭为基地的功能训练，是社区康复的主要内容，在有残疾人的家庭建立家庭训练点，由基层康复员、家庭训练员或志愿工作人员负责指导、观察残疾人在家庭进行必要的功能训练。

学习小结

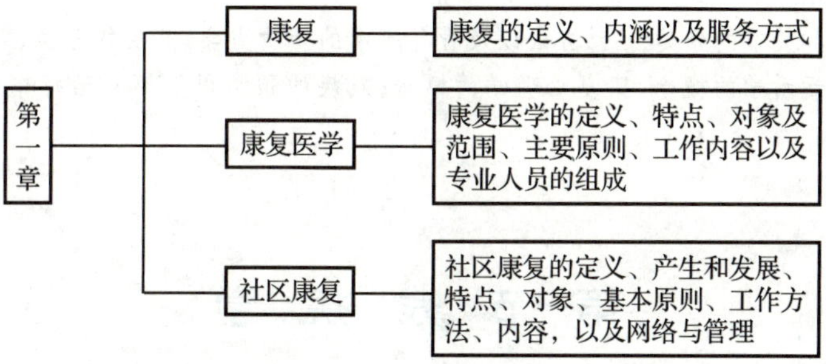

复习思考题

1. 何谓康复？康复服务的方式有哪些？
2. 试述康复医学的特点及主要原则。
3. 何谓社区康复？社区康复的特点是什么？

（朱天民　余　阳）

第二章

康复医学的基础知识

学习目的

通过对本章的学习，系统学习残疾学、运动学和心理学的概念、基础理论及预防等相关知识，为后面的各系统疾病学习奠定理论基础。

学习要点

骨、肌肉和关节的分类、运动方式以及骨与肌肉的生物力学、残疾的分类、致残因素；残疾基本概念、运动学的概念、康复心理学的概念；残疾的预防以及康复治疗中的常见心理过程。

第一节 残 疾 学

一、概述

康复医疗的主要对象是残疾，即各种因素造成的机体功能衰退或障碍状态，其根本目的是使残疾人受损的功能得到最大程度的恢复和代偿，因此必须了解与残疾相关的理论基础。

（一）定义

1. 残疾　是指因外伤、疾病、发育缺陷或精神因素造成明显的身心功能障碍，以致不同程度地丧失正常生活、工作和学习的一种状态。广义的残疾包括残损、残障，残疾，是人体身心功能障碍的总称。

2. 功能障碍者　又称残疾人，自20世纪90年代中期开始，联合国相关文件就将“残疾人”用“功能障碍者”来代替，两者不同在于前者强调的是人而后者强调的是功能障碍。目前我国许多文件中依然用“残疾人”一词。功能障碍者是指心理、生理、人体结构上、某种组织缺失，功能丧失或者异常，使部分或全部失去以正常方式从事个人或社会生活能力的人。其主要体现在视力残疾、听力残疾、言语残疾、肢体残疾、智力残疾、精神残疾、多重残疾。

3. 残疾学　是一门研究残疾的各种原因、流行、表现特点、发展规律、后果及评定、康复与预防的学科，是自然科学与社会科学相结合的产物。

康复医学的对象主要是残疾人，其目的是使残疾人丧失或受损的功能得到最大限度的恢复重建或代偿。现代康复医学的发展，建立在对残疾学研究的基础上。

（二）致残因素

2011年世界卫生组织在《世界残疾报告》中指出，全世界带有各种功能障碍的残疾人数占总人口的15%左右，80%在发展中国家。常见的致残原因有以下几个方面：

1. 疾病　几乎所有的疾病都可以导致功能障碍的发生，最常见的几类如下。

（1）感染性疾病：如脊髓灰质炎、流行性脑脊髓膜炎、流行性乙型脑炎等。

（2）孕期疾病：如风疹，宫内感染，妊娠高血压综合征等。

（3）慢性病和老年病：如脑血管意外、糖尿病、冠心病、慢性阻塞性肺炎等。

（4）遗传性疾病：如遗传物质改变所致的疾病，可以是亲代遗传物质异常，也可以是基因突变，导致子代在发育过程中或出生后出现形态或功能异常。如先天性心脏病、21三体综合征等。

2. 营养不良　如：蛋白质严重缺乏会引起智力发育迟缓导致智力残疾；维生素A严重缺乏会引起角膜软化而导致视力残疾；维生素D缺乏可引起骨骼畸形而导致肢体残疾。

3. 理化因素　如：噪音分贝过高可引起听力残疾，烧伤可引起肢体运动、器官等多重残疾，酒精可引起精神残疾和肢体残疾等多重残疾，药物中毒可引起视力残疾和听力残疾以及肢体残疾等多重残疾。

4. 意外事故　如：交通、工伤、运动、产伤等可致脊髓损伤、运动损伤、骨骼肌肉系统、小儿脑瘫等相关残疾。

5. 社会心理　如：长期的精神紧张或重大生活事件引起的焦虑症、抑郁症等都属残疾范畴。

二、残疾的分类

残疾的分类目前全世界尚无统一公认的残疾分类标准。各国在进行残疾的调查时采用不同的分类，且由于研究目的不同，所采用的分类标准也不同，目前主要有如下三类：

（一）ICIDH分类（《国际残损、残疾和残障分类》）

20世纪80年代以前疾病模式一般是：病因→病理→表现。1980年WHO有关专家对多种疾病的过程做了大量的研究后将其延伸为疾病→残疾。并发布《国际残损、残疾和残障分类》(International Classification of Impairments, Disabilities and Handicaps, ICIDH)。根据疾病对个体生存主要能力的影响，将残疾划分成三个独立类别，即残损、残疾、残障。

1. 残损(impairment)　又称"结构功能性缺损"，或称伤病、病损、异常是指心理、生理上或是解剖结构上或功能上的任何丧失或异常，是生物器官系统水平上的残疾。包含：智力、心理、语言、听力、视力、内脏、骨骼、畸形等多种综合的残损。

2. 残疾(disabilities)　又称"个体能力障碍""残弱""失能"，是由于病损使能力受限或缺乏，导致人们不能按正常的方式和范围进行活动。属于个体水平上的残疾。主要包含行为、生活自理、交流、身体姿势和活动、技能活动、特殊技能等其他方面的残疾。

3. 残障(handicap)　又称"社会能力障碍""参与受限"，是由于病损或残疾，而限制或阻碍一个人完成正常的社会作用，属于社会水平的残疾。主要包含定向识别、身体自主、行动、就业、社会活动、经济自立等方面的残障。

（二）国际功能、残疾和健康分类

2001 年 5 月 22 日第 54 届世界卫生大会通过并于 2002 年颁布了新的分类方法——《国际功能、残疾和健康分类》（International Classification of Functional，ICF）。该分类与《国际疾病分类》（International Classification of Disabilities）配套使用用于确定所患疾病的种类和名称。ICF 则用于确定患者健康功能状态，是用残损、活动受限、参与受限来评定残疾，可以用身体结构和功能、活动和参与来表示。该分类为研究人体与健康有关等功能状态提供科学依据，有利于医护人员、健康人、患者、残疾者之间等相互交流；也有利于社会对残疾者的理解和沟通。ICF 分为功能和残疾、背景性因素两大部分。

1. 功能和残疾　包含身体功能和结构、活动和参与。而身体功能和结构不同且平行的，并能够进行活动与参与表示具有功能，损伤、参与局限、活动受限表示残疾。

（1）身体功能和结构：身体功能是身体各系统的生理或心理功能。身体结构是身体的解剖部位，如器官、肢体及其组成部分。结构的损伤是包括解剖结构的畸形、缺失或结构上出现了显著的变异或功能丢失，当存在某种损伤时，就可能出现身体结构和功能的失常。但也可能与其他疾病、障碍或生理状态有关。身体功能和结构是两个不同的领域的分类，两个分类是相互平行的。例如：身体功能中所包括的人类特殊感觉之一“听力功能”，而在实用结构分类时则以“耳及其相关结构”的形式出现。

（2）活动和参与/活动限制和参与局限：活动是个体执行一项任务或行动。参与是投入生活情景之中。活动限制是个体在完成活动时可能会遇到的困难。参与局限是个体的社会功能障碍。因此全部的生活领域则属活动和参与的领域的一部分。

2. 背景性因素　代表的是个体生活和生存的全部背景。包括环境因素和个人因素。

（1）环境因素：构成了人们赖以生活的自然、社会和态度的环境。这些因素对个体而言是生存的外部环境，它对作为社会成员的个体的活动表现、活动能力以及身体功能与结构会产生积极或消极的影响。环境因素包括个体所处的直接环境和社会环境两个不同层面。

（2）个人因素：是个体生存与生活的特殊背景环境，由不属于健康状况或健康状态的个体特征所构成。该因素包括有性别、种族、年龄、体能、生活方式、习惯、教养、教育、职业、经历、心理素质、性格等。它对个体如何面对残疾会产生影响。ICF 未对个人因素进行分类。

（三）我国使用的残疾分类方法

1986 年 10 月国务院正式批准并于 1987 年正式施行了《五类残疾标准》，五类残疾标准包括：视力残疾、听力语言残疾、智力残疾、肢体残疾和精神残疾。

1995 年将“听力语言残疾”分列为“听力残疾”和“言语残疾”两类，《五类残疾标准》也因此改为《六类残疾标准》。此分类根据当时国情，并未将内脏残疾包含在内，而仅按残疾部位进行分类。2006 年我国进行了第二次全国残疾人抽样调查，残疾标准在 1995 年的《六类残疾标准》上对残疾类别做了适当的修改。残疾标准如下：

1. 视力残疾标准　视力残疾指由于各种原因导致双眼视力低下并且不能矫正或

笔记

视野缩小，以致影响日常生活和社会参与。视力残疾包括：盲及低视力。

2. 听力残疾标准　听力残疾指由于各种原因导致双耳不同程度的听力丧失，听不到或听不清周围环境声及言语声，以致影响日常生活和社会参与。听力残疾包括：听力完全丧失及有残留听力但辨音不清，不能进行听说交往。

3. 言语残疾标准　指由于各种原因导致的不同程度的言语障碍（经治疗一年以上不愈或病程超过两年者），不能或难以进行正常的言语交往活动（3 岁以下不定残）。言语残疾包括：失语、运动性构音障碍、器质性构音障碍、发声障碍、儿童言语发育迟滞、听力障碍所致的语言障碍及口吃等。

4. 肢体残疾标准　肢体残疾指人体运动系统的结构、功能损伤造成四肢残缺或四肢、躯干麻痹（瘫痪）、畸形等，从而导致人体运动功能不同程度的丧失、活动受限或参与的局限。肢体残疾包括：上肢或下肢由于外伤、病变或发育异常所致的缺失、畸形或功能障碍；脊柱由于外伤、病变或发育异常所致的畸形或功能障碍；中枢、周围神经由于外伤、病变或发育异常造成躯干或四肢的功能障碍。

5. 智力残疾标准　智力残疾指智力显著低于一般人水平，并伴有适应行为的障碍。由于神经系统结构、功能障碍，使个体活动和参与受到限制，需要环境提供全面、广泛、有限和间歇的支持。智力残疾包括：在智力发育期间（18 岁之前），由各种有害因素造成的精神发育不全或智力迟滞；或者智力发育成熟以后，由各种有害因素造成智力损害或智力明显衰退。

6. 精神残疾标准　精神残疾指各类精神障碍持续一年以上未痊愈，因患者的认知、情感和行为障碍，影响其日常生活和社会参与。

7. 多重残疾　存在两种或两种以上残疾为多重残疾。

三、残疾的预防

残疾预防是指在了解残疾原因的基础上，积极采取各种有效措施、途径，控制或延迟残疾的发生，减轻残疾的程度。在我国残疾人事业中，残疾预防占有十分重要的地位。《中华人民共和国残疾人保障法》明确规定：国家有计划地开展残疾人的预防工作，加强对残疾预防工作的领导。残疾的预防应在国家、地方、社区、家庭、不同的层次进行，同样也应在胎儿、儿童、青少年、成年、老年不同时期进行，需要卫生、民政教育、司法、残疾人联合会多部门共同努力。残疾预防学是预防医学的一个重要组成部分，又是康复医学的一个重要分支，称其为预防性康复医学（preventive rehabilitation）。

残疾的预防一般分为三级，三级预防又叫临床预防，三级预防可以防止伤残，延长寿命，降低死亡率。主要是对症治疗和康复治疗措施，由于三级预防是梯次性预防措施，因而称之为三级预防。

1. 一级预防　预防各类疾病伤残造成的身体结构的发生是最为有效的预防，可降低 70%的残疾发生率。因此一级预防应放在首位。一级预防措施包括如下几个方面：

（1）预防性保健及咨询指导：如婚前检查、遗传咨询、预防慢性传染病、优生优育、预防先天性残疾等。

（2）预防接种：减少和消除急性脊髓灰质炎、麻疹、流行性乙型脑炎（简称乙脑）等致残传染病。

（3）避免引发伤病的危险因素和危险源。如：电、火等。

笔记

(4) 实行健康的生活方式。如合理饮食,注意营养,适当运动,预防心脑血管病。

(5) 遵守安全规则和维护安全的环境:遵守交通规则,改善社会安全环境,预防意外伤害。

(6) 注意精神卫生:减轻压力,保持心理平衡,预防抑郁、焦虑及精神疾患。

2. 二级预防 限制或逆转由身体结构损伤造成的活动受限或残疾,而降低10%~20%的残疾发生率。因此二级预防应引起必要的重视。二级预防措施包括如下几个方面:

(1) 早期发现和治疗:定期健康检查,早期发现高血压、糖尿病、精神障碍等疾病并给予积极治疗。

(2) 早期医疗干预:如药物治疗、康复护理、预防残疾的发生。

(3) 早期康复治疗:如对伤病患者进行心理辅导、功能训练、体位处理,以促进身心健康,预防并发症,防止功能受限。

3. 三级预防 防止活动受限或残疾转化为活动受限或残障,减少残疾残障给个人家庭及社会造成的影响。三级预防措施包括如下几个方面:

(1) 康复治疗:如物理治疗、作业治疗、语言治疗、心理治疗等,改善功能,预防和减轻残疾。

(2) 假肢、矫形器、轮椅等的应用:以改善功能、预防畸形,提高日常生活活动能力。

(3) 支持性医疗和护理:如预防泌尿道感染、压疮等,改善机体情况和减轻残疾。

(4) 康复咨询:多进行康复咨询提高自我康复能力。

第二节 运动学基础

运动学研究物体的运动规律,而不深究这些规律形成的原因。人体运动学研究的是以牛顿力学为基础的人体活动的运动规律,人体运动时与人体的生理功能,形态特点,组织形状及生物力学特性都密切相关。

一、概述

运动学(kinesiology),又叫运动机能学,是运用力学的方法和原理来观察和研究人体节段运动和整体运动时所产生的各种功能以及生理、生化和心理的改变,并阐述其变化原理、规律或结果的一门学科,是康复医学的重要组成部分。它综合了多门学科,主要是解剖、生物力学和生理学的知识。

运动生物力学是用运动学、静力学和肌动学的基本原理结合解剖学、生理学研究人体运动的学科。

1. 运动学(kinematics) 从几何的角度(指不涉及物体本身的物理性质和加在物体上的力)描述和研究物体位置随时间的变化规律的力学分支。

2. 静力学(statics) 是力学的一个分支,它主要研究物体在力的作用下处于平衡的规律,以及如何建立各种力系的平衡条件。当物体处于静止或做匀速直线运动的状态,即加速度为零的状态都称为平衡。静力学的基本物理量有两个:①力:包括力的大小、方向、作用点;②力偶:大小相等,方向相反,作用线相互平行的两力构成一对力偶。

笔记

3. 肌动学(kinesiology)是研究人体肌肉运动机制学科,也是研究人体运动的基本规律的学科,也称运动机制学、肌肉运动学与动力学。主要与人体的结构(structure)(解剖学相关)和功能(function)(生理学相关)有关。

二、骨骼运动学

骨,是人体的基本构架,是健康的重要基石。骨伴随着人的一生而不断地更新,与生命活动紧密相连,与身体健康密切相关。发育正常的成年人共有 206 块骨头,骨与骨之间借助多种形式的骨连接,构成完整的骨骼系统。

(一)骨的形状结构和代谢

1. 骨的分类　根据骨的形状可分为:长骨、短骨、扁骨、不规则骨。

2. 骨的结构　骨的结构包括骨膜、骨质、关节面软骨、骨髓及血管、神经等。

(二)骨的功能

骨的构造以及骨的理化成分使骨具有力学及生物学上的功能。骨的力学功能包括:

1. 支撑功能　如脊柱和四肢共同支撑整个躯体。

2. 杠杆功能　如骨在骨骼肌的收缩牵拉中所发挥的杠杆功能和承重功能。

3. 保护功能　如头骨借缝和软骨链接围成颅腔以保护脑。

(三)骨的生物力学特性

骨的生物力学是以骨骼为主要对象、研究骨的机械运动规律的科学。

1. 骨的承载能力　在日常生活、劳动、工作中都要求骨有足够的承载能力,骨的承载能力的衡量主要与骨的强度、刚度和稳定性有关。

2. 骨的载荷　人体在运动或工作中,骨要承受不同的载荷。骨所承受的载荷方式有:

(1) 拉伸载荷:如牵引、提拉重物时。

(2) 压缩载荷:如举重时。

(3) 弯曲载荷:如脊柱前屈或后伸时。

(4) 剪切载荷:如剪切骨折时。

(5) 扭转载荷:如下肢受扭转力时。

(6) 复合载荷:如重物剪切肢体受伤时。同时受压缩载荷和剪切载荷。

3. 骨的应力　当外力作用时于骨时,骨应力便产生内部的阻抗以抗衡外力,即是骨产生的外力。

(1) 应力大小:是指单位面积上的外力与横断面的面积比,单位 Pascal($Pa=N/m^2$)。

(2) 应力的作用:适当的应力刺激对骨的再生、修复以及骨折的愈合有促进作用。若骨骼缺乏肌肉运动的应力刺激,会导致骨吸收加快,产生骨质疏松,如瘫痪患者长期卧床。若反复承受的应力过高,则又可引起骨质增生。如长期远程快走产生骨刺。

4. Wolff 定律　骨骼在需要处多生长,在不需要处多吸收,骨组织量与应力成正比。机械应力与骨组织之间存在一种生理平衡,在平衡状态,骨组织的成骨细胞和破骨细胞的活性是相同的。

(四)骨骼的运动

骨骼以关节为轴心,在矢状面、冠状面和水平面三个平面上的运动。在人体系统

笔记

中，骨骼运动有以下几种形式：

1. 平动　指运动过程中，骨骼上的所有点都沿着一个方向运动。

2. 转动　指运动过程中，骨骼上的各点都围绕同一直线（即轴）做圆周运动。

3. 复合运动　人体的绝大部分运动包括平动和转动，两者结合的运动称为复合运动。

4. 摩擦　是指两个接触面之间相对滑动的抵抗力。

三、肌肉运动学

人体的肌肉（muscle）按结构和功能的不同可分为平滑肌，心肌和骨骼肌。骨骼肌是运动系统的动力部分，全身有600多块，约占体重的40%。在神经系统的支配下，骨骼肌收缩，牵引骨移位而产生运动。

（一）肌肉的组成

完整的肌肉由肌束组成，肌束由肌纤维组成，每个肌纤维又由肌小节组成。肌小节是具有收缩性的结构单位，也是肌力产生的功能性单位。一条肌纤维既有肌小节的串联关系又有肌小节的并联关系。

（二）肌肉的类型

肌纤维可以分为红肌纤维和白肌纤维。红肌纤维又叫慢肌，能对刺激产生缓慢的收缩反应。白肌纤维能对刺激产生快速的收缩反应，又称为快肌。红肌血管供应较丰富，能承受长时间的连续运动。白肌能短时间产生巨大的爆发力，但随后便进入疲劳，且两者的神经支配也不同。

（三）肌肉的功能及功能状态指标

1. 肌肉的功能　肌肉是人体的发动机，产生运动是肌肉的基本功能，此外肌肉还具有支撑骨、维持姿势、保护身体和产热的功能。

2. 肌肉功能状态指标　运动通过不同肌群协调有序地延长与缩短来实现。良好的运动状态是运动的基础。反应肌肉功能状态的指标有肌力、快速力量、肌肉耐力和肌张力。

（四）肌肉的生物力学特性

1. 肌肉分类　肌肉活动主要以肌力和肌张力来表现其力学特性。肌肉分为骨骼肌、心肌和平滑肌三类，其共同特性是兴奋性、收缩性、伸展性和弹性。按骨骼肌在运动中的作用可分为原动肌、拮抗肌、固定肌、协同肌。

（1）原动肌：在运动的发动和维持中一直起主动作用的肌肉。

（2）拮抗肌：指与运动的方向完全相反或发动和维持与相反运动方向的肌群。

（3）固定肌：为了发挥原动肌对肢体运动的动力作用，将肌肉近端附着的骨骼充分固定，起这一作用的肌肉称为固定肌。

（4）协同肌：一块原动肌跨过一个单肘关节可产生单一运动，多个原动肌跨过多个关节产生复杂运动，就会需要多个肌肉来消除这些因素并辅助完成这些动作，称为协同肌。

在不同的运动中，某块肌肉可担当原动肌、拮抗肌、固定肌、协同肌等不同的角色。即使在同一运动中，由于重力的协调和抵抗不同，同一块肌肉的作用也会改变。

2. 肌肉的运动形式　肌肉的运动是肌肉的内力与外力相互作用的结果，肌肉运

笔记

动产生两种基本运动方式，静力性运动和动力性运动。

（1）静力性运动：又称等长运动或等长收缩，是指肌肉收缩时只是产生张力的增加而没有长度的变化。等长收缩时，肌肉张力作用于附着上，起止点无位移，肌肉的收缩力与阻力相等，肌肉长度不变，不引起关节运动。因此既不产生运动动作也不做功。如肘关节伸直提起重物时，肱二头肌长度不变，张力增加。

（2）动力性运动：是指运动动作的肌肉的运动形式。动力性分为向心运动和离心运动。

1）向心运动：也称向心收缩（concentric contraction），是指肌肉收缩时肌肉的长度缩短，两端附着点相互靠近。其作用是促发主动的肌肉收缩。如上楼时的股四头肌的缩短收缩。

2）离心运动：也成离心收缩（eccentric contraction）是指肌肉收缩时肌力低于阻力，是原先被缩短的肌肉被动缓慢的拉长，延长收缩。其作用时促发拮抗肌的收缩，稳定关节，控制肢体动作。如下楼时股四头肌的延长收缩。

静力性运动和动力性运动是日常生活、康复训练和竞技体育中常用的肌力训练的有效运动方式。它可以预防肌萎缩、增强肌力并提高运动的技能和水平。

四、关节运动学

关节又叫滑膜关节（synovial joints），指两骨之间以间接方式相连，其连结的组织中有腔隙。人体大部分骨的连结都属于此种类型。关节运动学描述的是发生在关节内的关节面间的运动。关节面间的基本运动分为：滚动、滑动和旋转。

（一）关节的分类

关节结构较为复杂，是四肢、脊柱赖以活动的基础。根据运动轴和自由度的多少分为单轴关节、双轴关节和多轴关节三种类型。

（1）单轴关节：是指围绕一个运动轴在一个运动平面上的运动，此类关节只有一个自由度，包括：①滑车关节：又称屈戌关节。其关节面一端是呈滑车状的关节头，另一端是与之相适应的凹状关节面的关节窝，是只能做沿额状轴在矢状面上做屈伸运动的关节。如：指间关节、肱尺关节。②车轴关节：又称圆柱关节。其关节面一端是呈柱状的关节头，另一端是呈环状或部分环状的关节窝，是只能做围绕垂直轴在水平面上做旋转运动的关节。如：桡尺近侧和远侧关节。

（2）双轴关节：是指围绕两个互为垂直的运动轴在两个运动平面上的运动，此类关节有两个自由度，包括：①椭圆关节：其关节面一端是呈椭圆形凸面的关节头，另一端是与之相适应的椭圆形凹面的关节窝，是能做沿额状轴在矢状面上的屈伸运动和沿矢状轴在冠状面上的收展运动的关节。此外，还可以做环转运动。如：桡腕关节。②鞍状关节：其关节面均呈马鞍状，既是关节头又是关节窝，做十字交叉结合，是能做沿额状轴在矢状面上的屈伸运动和沿矢状轴在冠状面上的收展运动的关节。如：拇指腕掌关节。

（3）多轴关节：是指围绕两个以上互为垂直的运动轴在两个运动平面上的运动，此类关节有多个自由度。如：肩关节。

（二）关节的运动链

关节的运动链是指人体几个部位通过关节连接而组成的一个复合运动链，包括开

笔记

链运动和闭链运动。

1. 开链运动　是指运动时关节终末端呈游离状态，某一单独关节或同时活动的若干关节可以在空间中自由运动。人体以开链运动居多，如：手、足部在空间中的自由运动。

2. 闭链运动　是指运动时关节终末端呈闭合状态，连接成环状，只能做多关节协调运动。如：做双手撑地的俯卧撑时，肩、肘、腕只能同时活动。通常闭链运动对本体感受器的刺激比开链运动训练更明显，因此，闭链运动对促进关节平衡功能，提高关节周围组织的协调能力和增强关节稳定性有明显作用，是一种安全、有效的早期康复训练方法。

在康复治疗中，可以采用开链或闭链的运动形式训练因神经疾患导致功能障碍者，以达到用较强肌群带动较弱肌群关节训练的目的。

（三）人体各关节运动学

1. 上肢运动学　主要包括肩关节运动学、肘关节运动学和腕关节运动学。

（1）肩关节运动学：肩关节为全身运动幅度最大、最灵活的关节，能完成绕额状轴的屈伸运动，绕矢状轴的外展、内收运动，绕垂直轴的内旋、外旋运动以及水平屈伸和环转运动。这些运动主要由盂肱关节、肩锁关节、胸锁关节、肩胛胸壁关节以及附着于关节的肌肉来协调完成。参与肩部关节运动的主要肌肉见表 2-1。

表 2-1　肩部运动与参与肌肉

运动形式	参与运动的肌肉
肩胛上提	斜方肌上部肌束、菱形肌、肩胛提肌、胸锁乳突肌
肩胛下降	斜方肌下部肌束、胸小肌、前锯肌下部肌束
肩胛前伸	前锯肌、胸小肌
肩胛后缩	斜方肌、菱形肌
肩胛上回旋	斜方肌上、下部肌束、前锯肌下部肌束
肩胛下回旋	菱形肌、胸小肌
肩关节屈曲	三角肌前部肌束、胸大肌锁骨部肌束、喙肱肌、肱二头肌长头
肩关节伸展	三角肌后部肌束、背阔肌、大圆肌、小圆肌、冈下肌、肱三头肌长头
肩关节外展	冈上肌、三角肌
肩关节内收	胸大肌胸骨部肌束、背阔肌、大圆肌、肱三头肌长头、喙肱肌、肩胛下肌
肩关节内旋	胸大肌、肩胛下肌、大圆肌、背阔肌、三角肌前部肌束
肩关节外旋	冈下肌、小圆肌、三角肌后部肌束
肩关节水平屈曲	三角肌前部肌束、胸大肌
肩关节水平伸展	三角肌后部肌束、冈下肌、小圆肌、大圆肌、背阔肌

（2）肘及前臂关节运动学：肘连接臂和前臂，能完成屈伸和前臂旋前、旋后的功能。这些运动主要由肱尺关节、肱桡关节、桡尺近端、远端关节以及附着于关节的肌肉来协调完成。参与肘部关节运动的主要肌肉见表 2-2。

笔记

表 2-2　肘部运动与参与肌肉

运动形式	参与运动的肌肉
屈肘	肱二头肌、肱肌、肱桡肌
伸肘	肱三头肌、肘肌
前臂旋前	旋前圆肌、旋前方肌
前臂旋后	旋后肌、肱二头肌

（3）腕关节运动学：腕关节一般指桡腕关节，能完成掌屈、背伸、内收、外展和环转等运动。参与桡腕关节运动的主要肌肉见表 2-3。

表 2-3　桡腕关节运动与参与肌肉

运动形式	参与运动的肌肉
掌屈	桡侧腕屈肌、尺侧腕屈肌、掌长肌
背伸	桡侧腕长伸肌、桡侧腕短伸肌、尺侧腕伸肌
内收（尺偏）	尺侧腕屈肌、尺侧腕伸肌
外展（桡偏）	桡侧腕长伸肌、桡侧腕短伸肌、桡侧腕屈肌

2. 下肢运动学　主要包括髋关节运动学、膝关节运动学和踝关节运动学。

（1）髋关节运动学：髋关节能完成屈伸、内收、外展、内旋、外旋以及环转运动。参与髋关节运动的主要肌肉见表 2-4。

表 2-4　髋关节运动与参与肌肉

运动形式	参与运动的肌肉
髋关节屈曲	髂腰肌、缝匠肌、股直肌、耻骨肌、阔筋膜张肌
髋关节伸展	臀大肌、臀中肌后部肌束、股二头肌长头、半腱肌、半膜肌、大收肌
髋关节外展	臀中肌、臀小肌、梨状肌、阔筋膜张肌、髂胫束、臀大肌上部肌束
髋关节内收	耻骨肌、短收肌、长收肌、大收肌、股薄肌
髋关节内旋	臀中肌、臀小肌前部肌束、耻骨肌、大收肌、阔筋膜张肌、半腱肌、缝匠肌
髋关节外旋	髂腰肌、梨状肌、闭孔内肌、闭孔外肌、股方肌、臀大肌、臀中肌

（2）膝关节运动学：膝关节可完成屈伸、回旋运动，是人体构造最为复杂，较易损伤的关节。参与膝关节运动的主要肌肉见表 2-5。

表 2-5　膝关节运动与参与肌肉

运动形式	参与运动的肌肉
屈曲	股二头肌、半腱肌、半膜肌、缝匠肌、股薄肌、腓肠肌
伸展	股四头肌
屈膝小腿旋内	半腱肌、半膜肌、缝匠肌、股薄肌、腓肠肌内侧头
屈膝小腿旋外	股二头肌、髂胫束、腓肠肌外侧头

笔记

（3）踝关节运动学：又称距小腿关节，踝关节是滑车关节，只有一个自由度，只能完成绕额状轴作跖屈和背伸运动。参与踝关节运动的主要肌肉见表2-6。

表2-6 踝关节运动与参与肌肉

运动形式	参与运动的肌肉
跖屈	小腿三头肌、腓骨长肌、腓骨短肌、胫骨后肌
背伸	胫骨前肌、趾长伸肌、𧿹长伸肌

第三节 心理学基础

康复心理学是在康复医学和心理学相互交叉、相互渗透的基础上发展起来的一门新兴学科。近二十年来，社会的进步和发展为康复心理学的发展创造了条件，科学的发展也为康复心理学提供了多学科的理论和实践指导，康复心理学在功能康复中的作用也日益显现，康复心理学在社会康复，教育康复，职业康复中的咨询的实用性也越来越得到人们的重视。实践还证明，在运动疗法、作业疗法、言语矫正及康复护理方面，心理康复也起到了积极的作用。

一、概述

（一）康复心理学的概念

康复心理学是指运用心理学理论和技术，研究和揭示康复中的心理活动、现象及规律的科学。它的目的是解决康复对象的一系列心理障碍，帮助他们在治疗过程中克服消极心理因素，激发引导患者的积极因素，唤起患者的乐观情绪，调动患者的主观能动性，发挥患者机体的代偿能力，促使病患相关功能得到恢复或改善，使患者的心理创伤得到愈合，恢复其社会适应能力且享受到作为正常人应该享受的相关权利。使他们达到更好地全面康复、回归社会。

现代医学模式认为，人不仅有生物属性，而且有社会属性。因此在康复过程中，既要注重人的生物性因素，又要关注心理社会因素，来帮助各类残疾者应对和处理有关的身体、情绪、家庭、社会、职业和经济等因素导致的心理问题，来帮助他们更好地回归社会。

（二）康复心理学的发展

第二次世界大战以后，康复医学得到迅猛发展。康复心理学伴随着康复医学的发展而发展。1956年，美国心理学会成立了第22个分会——康复心理分会。该分会建立的主要目的是宣传与残疾康复知识相关的心理学知识，并且美国政府采取了一系列的措施，成立了各种各样的康复机构，为培养高素质的研究及临床工作者提供相关的临床服务以及教学管理，使康复医学得到迅猛发展，促使康复心理学逐步从机构走向社区及家庭。现在大家普遍认为美国的Howard A.Rusk为康复医学的发展作出了巨大的贡献，在他的论著中，已经有了关于康复心理学的论述。20世纪四、五十年代医学心理学的飞速发展对康复心理学的发展起到了极大的推动作用，其中智力测验、神经心理测验、人格测验、记忆力测验及一些社会心理方面的评定量表等心理测验技术

笔记

的应用，使得心理、行为指标量化，为康复心理学提供了重要的评估手段。行为治疗、认知治疗等各种心理治疗手段在康复心理学中得到了广泛的应用。

（三）康复心理学的研究对象及研究内容

康复心理学的发展以及临床实践中的实施，能够有效地促进患者的疾病康复，减少因心理问题而出现的恢复缓慢情况，实现医疗资源的最大化利用，立足于我国康复心理学的发展情况，随着康复医疗机构设置和服务由横向性扩展向纵向性扩展转变，康复心理学将在不同层次机构中服务，并逐渐向基层普及。康复心理服务需要受过充分训练的心理学专业人员来承担。

康复心理学研究对象及内容如下：

（1）康复心理学研究对象：包括残疾人、老年病患者以及有各种功能障碍以致影响正常工作的慢性病患者（包括精神病患者）等。

（2）康复心理学研究内容：包含以下几个方面：

1）研究病患在康复治疗过程中的心理规律：研究不同疾病的患者在不同康复时期的心理、过程及反应。

2）应激源对机体的刺激作用与康复的关系：研究行为因素与残疾之间的相互影响，改变不良行为模式和反应，增强个体的社会适应能力和心理承受能力，减少疾病的发生。

（3）研究心理治疗在康复中的应用：根据患者不同的心理状况，给予适当的心理治疗，解决在康复过程中出现的各种康复问题，促进康复。目前常用的心理治疗方法有支持心理疗法、认知疗法、行为疗法、人本主义疗法、集体心理治疗及家庭治疗等形式。

（4）康复心理评定：应用评定技术，特别是心理测验方法对康复对象的心理活动水平进行评定，为指定心理康复计划提供依据，同时对康复的效果做出客观的评价。

（5）为康复对象家属提供咨询心理服务，帮助患者及家属正确面对残疾，改善和消除不良情绪和矫正非适应性行为。特别是及时干预心理危机，避免患者自杀。

（6）研究康复治疗方法对心理活动的影响：研究各种康复治疗方法，包括物理治疗、作业治疗、言语治疗等对心理活动的影响，从而避免负面影响，充分发挥各自的积极作用。康复全过程的心理学方面的评估及康复治疗中有关的心理治疗和行为治疗等。由于康复心理学研究的是康复医学领域中各种复杂的心理现象，因而它的研究方法也是很复杂的，需要用到多学科的方法，有个案法、试验法等。

二、康复中常见的心理学问题

（一）残疾后的心理发展过程

由于在康复的不同阶段，康复对象的躯体改善程度、认知改善水平、病理变化范围均不一样，因此在每个阶段心理将会出现一系列变化。Kubler-Rossl 在 1969 年提出了一种阶段学说，即否认、愠怒、谈判、抑郁、承认或接受。Kruegor 等在 1984 年提出无知期、震惊期、否认期、抑郁反应期、依赖反应期及适应期。而现在常分为心理休克期、否认期、愤怒期、抑郁期、自卑与自责期、退化期、适应期。具体介绍如下：

1. 心理休克　是一种心理防御反应，个人患病或身体功能出现障碍后心理上没

笔记

有长期应对病情和残障的准备。表现为意外的镇定冷静，表情淡漠，言语简短；对残疾治疗反应平淡。有时思维混乱，意识朦胧，有时也会出现负面情绪并固执，之后发展为适应不良行为。

2. 否认　患者逐渐意识到自己遭受的伤害和可能的残疾。由于这种打击突然而强烈，使患者自觉或不自觉地采取心理防卫机制，即对所面临的伤害和残疾予以否定。这一阶段往往对疾病或预后信息不关心，或根据自己的意愿选择性接受，总是认为残疾不会降临到自己头上。在此阶段，患者不存在抑郁。一般持续几天到几个月。

3. 愤怒　当患者意识到残疾已经不可避免时或将病残看作是不公正的人祸时，便会产生愤怒情绪，可表现为焦虑烦躁，对自己或他人产生无名怨恨情绪，对亲友或医务人员冷漠、敌视，严重者不能控制自己的情绪，发生毁物、打人以及自伤、自残行为。

4. 抑郁　患者完全意识到自己的病情的严重性和可能出现的结果后，心理防线彻底瓦解，对自己的疾病和今后的生活评价多是负面的，情绪持续处于抑郁状态。表现为情绪低落、不稳定，心情压抑，对外界失去兴趣，说话很少，不愿与人交往，并且常伴有睡眠障碍。此阶段大部分患者常会有自杀的想法，有的出现自杀行为，抑郁期持续时间一般为数月或更长时间。

5. 自卑与自责　经过抑郁期后，患者情绪已趋于稳定，但可能由于社会角色的改变，生活、事业及家庭经济等方面的损失，病损的长期折磨，以及各种因素的影响，产生自卑心理。与此同时，他们因感到自己给亲人和家人带来的不幸和累赘而自责、内疚、敏感、多疑，对生活失去热情。

6. 退化　心理危机的冲击后，有的人可能会在心理行为上出现退化反应，这也是正常的适应防御反应。成人表现为自我为中心，要求多，不配合治疗，嗜睡；而儿童，则表现为类似婴儿的行为，不合作，遗尿等。

7. 适应　患者经过一系列的心理变化和抗争后逐渐从情感、认知和行为上开始接受并适应残疾的现实。患者表现为在承认自己残疾的同时，并积极主动参加康复训练，努力争取生活自理，为重返社会作准备，力所能及地参加社会活动或工作。

上述七个阶段的划分并不是绝对的，而且也并不是每个患者都会经历反应阶段的所有步骤，但是，对康复医疗来说，这是一种有益的体制，以便患者恢复到最高功能。

（二）康复治疗中常见的心理障碍

1. 焦虑性障碍　是以焦虑为主要表现的一种神经症。焦虑是没有客观对象和具体观念内容的提心吊胆和恐惧不安的心情。在日常生活中，我们每个人都会感到焦虑、担忧和害怕。在大多数情况下，这些情绪反应是正常的，不会造成身体和心理的损害，甚至有利于我们的生存。焦虑作为应激情况下出现的一种正常的反应，仅在反应过分激烈或体验与事实严重不相符时，才会产生危害。

康复对象的焦虑情绪大体分为精神性和躯体性两方面。精神性焦虑情绪是指康复对象由于焦虑引起心理方面的表现，如心情压抑、担忧、恐惧、紧张、记忆力下降、注意力不集中、失眠及情绪易怒等。躯体性焦虑情绪主要是严重焦虑导致的自主神经功能紊乱引起的症状，如心慌、呼吸喘促、便秘、食欲减退等。

2. 抑郁性障碍　是以显著而持久的心境低落为主要特征的一组疾病。临床上主要表现为情感低落，伴有相应的认知和行为改变，包括抑郁发作和持续性心境障碍，常

笔记

有复发倾向。实际上，抑郁是一种人生的基本情绪，任何人都会感到抑郁。正常的抑郁和偏离常态的抑郁的区别在于异常的抑郁持续时间长、程度严重。

康复对象的抑郁症状常表现为持久的心境低落状态，常伴有焦虑、躯体不适和睡眠障碍。康复对象出现持久的情绪低落、忧郁、苦闷、沮丧、凄凉和悲哀，感到生活处处不如意，对康复活动和生活的兴趣显著减退，除与看护人进行短暂交流外，不与外界的人和事进行沟通，似乎与世隔绝；不愉快、悲观、丧失希望；可以清晰说话的康复对象其声调平淡，时时发出叹息，甚至流泪哭泣，自感人生暗淡，对回归正常生活甚至生命都失去信心，轻生之感可使少数人采取自伤行为；自卑、自责、自我贬低、自我评价下降、后悔、内疚等。上述表现可概括为没有乐趣、没有希望、没有办法、没有精力、没有意义。无法用言语表达的康复对象则可能经常表现为哭泣、不能正常入睡、早醒、不与他人进行眼神交流，对康复活动采取消极、拒绝或无所谓的态度。

3. 人格障碍　指在没有认知过程障碍或智力障碍的情况下，人格明显偏离正常，并由此引起较严重的痛苦状态或冲突。人格障碍通常开始于童年或青少年，并一直持续到成年。在 18 岁以前诊断为儿童行为障碍，18 岁以后诊断为人格障碍。

康复对象的人格障碍多发生于较严重的脑部损伤、脑血管病或肿瘤，特别是额叶、颞叶损伤，常与痴呆并存。患者丧失原有的性格特征，表现为情绪不稳、多疑、偏执、易激惹，对遭排斥、批评过分敏感，常常与人争吵或打架，自我控制能力减退、性格乖戾、粗暴、固执、自私和丧失进取心，情感冷漠。有时可有发作性暴怒、冲动与攻击行为等。这些改变在病程中可以逐渐有所改善。若持续存在，则会使其家庭遭受严重的干扰。

4. 恐惧症　是一种以恐惧症状为主要临床表现的神经症。患者所恐惧的客体或处境是外在的（患者身体以外的）而当时并无危险。恐惧发作时往往伴有显著的焦虑和自主神经症状。患者竭力回避所害怕的客体或处境，或是带着畏惧去忍受。患者明知没有必要，明知这种害怕是过分的、不应该的、不合理的，但并不能克服这种恐惧体验。

康复对象的恐惧症的表现形式为对某一情境的强烈恐惧，同时常常伴有头晕、汗出、手抖等自主神经症状，患者极力回避这种情境。

5. 睡眠障碍　是指各种心理社会因素引起的非器质性睡眠与觉醒障碍，以及某些发作性睡眠异常情况。睡眠障碍包括失眠症、嗜睡及睡眠觉醒节律障碍以及夜惊、梦魇等。

康复对象的睡眠障碍常常表现为以下情况：睡眠量的过度增多，嗜睡，昏睡，即使站着也能睡着；睡眠量严重不足，整夜睡眠时间少于 5 小时，表现为入睡困难，浅睡、易醒；睡眠中的发作性异常，如梦魇，夜惊。

6. 其他心理问题　康复对象常常罹患多种影响沟通、交流的躯体障碍疾病，如：失语症、失读症、失用症、视空间障碍、认知障碍等，这些疾病一方面严重影响了康复患者与他人的沟通能力，另一方面，沟通能力的下降又给他们带来心理不适、自卑、羞耻感等，进一步加剧了沟通障碍，这使得康复对象体验到极度的孤独感。此外，康复对象常不能很好地接纳自己、接受残疾这一现实，内心产生强烈自卑感。由于内在的心理冲突无法宣泄，可能将这种心理能量转化为对自己、对家人的暴力行为。而这种行为又给他们带来更深层次的痛苦体验。

笔记

学习小结

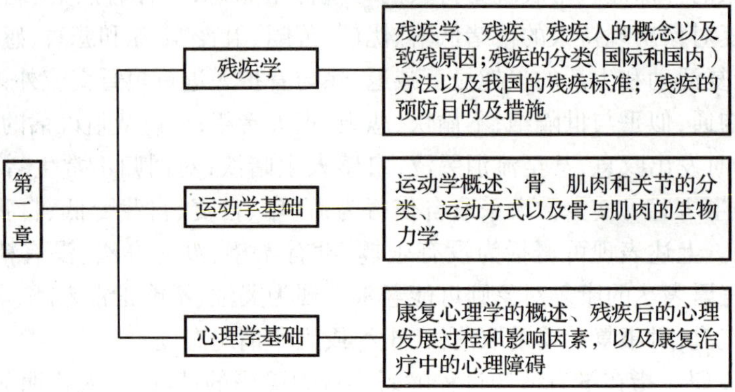

复习思考题

1. 残疾的概念以及致残因素有哪些？
2. 骨骼肌在运动中的作用有哪些？
3. 康复治疗中常见的心理障碍有哪些？

（张 立）

第三章

社区常用康复评定技术

学习目的

通过本章节的学习，能够掌握社区康复中常用的评定方法，准确客观地选择和实施康复评定，判断患者功能障碍的性质、部位、范围、程度，以确定尚存的代偿能力，评估功能障碍的发展、转归和预后，找出康复目标、制定康复措施、判定康复效果、决定患者的去向。

学习要点

日常生活活动能力评定、生存质量评定、关节活动度评定、肌力评定等；肌张力评定、平衡与协调能力评定、感知功能评定、心肺功能评定等；就业能力评定、生活环境评定、步态分析、言语和语言功能评定、精神和心理功能评定等。

第一节　日常生活活动能力评定

一、概念

1. 定义　日常生活活动(activity of daily living,ADL)是指人们为维持独立生活而每天必须反复进行的、最基本的一系列身体动作，即进行衣、食、住、行、个人卫生等基本活动。日常生活活动分为基本的日常生活活动(basic ADL,BADL)如饮食、穿衣、洗澡等，以及工具性日常生活活动(instrumental ADL,IADL)如洗衣、购物、饮食计划等。

2. 意义　日常生活活动能力反映了人们在家庭和社区中的基本生活活动能力，是患者最大限度的自理能力的体现，而提升患者的生活能力是康复的主要目标，因此必须首先对患者的自理能力进行评定。

二、原则

康复评定时，首先要根据评定的目的，选择适宜的评定方法；其次根据不同评定量表之间的信度效度差异，优选评定量表；同时要考虑到患者的功能障碍、年龄、性格等特点不同，选择适宜的评定方法。评定一般是在实际生活环境中进行，根据患者的完成情况进行记录评分，对于不方便完成的动作可以询问本人或家属，因此要做好告知和解释的工作。评定中要考虑可能因不同的国家、地区、民族、文化程度等所导致的评

笔记

定内容上的差异，要注意观察患者完成活动或为了完成活动而努力尝试所采用的方法，以便找出活动障碍的原因，为确定训练目标、训练程序、训练方法及是否需用辅助用具打下良好的基础。

1. 评定目的 ①确立日常生活活动的独立程度；②确定哪些日常生活活动需要帮助；③为制定康复目标和康复治疗方案提供依据；④为制定环境改造方案提供依据；⑤观察疗效，评估医疗质量。

2. 量表种类 根据日常生活活动的性质可分为基础性日常生活活动和工具性日常生活活动。

(1) 基础性日常生活活动：基础性日常生活活动(basic activities of daily living, BADL)是指人们为了维持基本的生存、生活需要而每天必须反复进行的基本活动，包括进食、更衣、个人卫生等自理活动和转移、行走、上下楼梯等身体活动。BADL评定常用量表有Barthel指数、Katz指数、PULSES、修订的Kenny自理评定等。

(2) 工具性日常生活活动：工具性日常生活活动(instrumental activities of daily living, IADL)是指人们为了维持独立生活所必需的活动，包括使用电话、购物、做饭、洗衣、服药、理财、交通工具的使用、处理突发事件以及在社区内的休闲活动等。IADL评定常用量表有功能活动问卷(the functional activities questionary, FAQ)、快速残疾评定量表(rapid disability rating scale, RDRS)等。

三、内容和方法

日常生活活动能力基本评价方法包括回答问卷、观察法和量表评价。因人们年龄、性别、民族、职业、环境和地区的不同，生活方式千差万别，日常生活内容和习惯也各不相同，一般认为，日常生活活动评定内容应包括体位转移能力、卫生自理能力、行走及乘坐交通工具的能力、交流能力和社会认知能力。

1. Barthel指数 Barthel指数评定(Barthel index, BI)是美国Florence Mahoney和Dorothy Barthel于20世纪50年代中期设计并用于临床，是康复医疗机构应用最广、研究最多的BADL评估方法。其评定简单，可信度及灵敏度高，使用广泛，不仅可以用来评定患者治疗前后的功能状态，还可以预测治疗效果、住院时间和预后。其内容包括日常生活活动的十项内容(表3-1)，根据患者能否独立及需要帮助的程度分为自理、稍依赖、较大依赖、完全依赖四个功能等级，总分为100分。评出分数后，可按以下标准评定其ADL能力缺陷程度：0~20分为极严重功能缺陷；25~45分为严重功能缺陷；50~70分为中度功能缺陷；75~95分为轻度功能缺陷；100分ADL能自理。

2. 功能独立性评定(functional independence measure, FIM) FIM是1983年美国物理医学与康复医学会提出的医学康复统一数据系统中的重要内容，它不仅评定了躯体功能，而且还评定了言语、认知和社会功能，该表已被许多国家采用，评定内容分为6个方面，共18项，其中躯体功能13项、言语功能2项、社会功能1项、认知功能2项。FIM量表每个项目积分是1~7分，总分的范围在18~126分，得分越高说明独立性越强。

表 3-1　Barthel 指数评定内容与评分标准

项目	分类和评分
大便	0=失禁 5=偶尔失禁(每周≤1 次) 10=能控制
小便	0=失禁 5=偶尔失禁(每 24 小时≤1 次,每周>1 次) 10=能控制
修饰	0=需帮助 5=独立洗脸、梳头、刷牙、剃须
用厕	0=依赖别人 5=需部分帮助 10=自理
进食	0=依赖别人 5=需部分帮助(如切割食物、搅拌食物) 10=全面自理
转移(床←→椅)	0=完全依赖别人,不能坐 5=需部分帮助(2 人)能坐 10=需少量帮助(1 人)或指导 15=自理
活动(步行)	0=不能动 5=在轮椅上独立活动 10=需 1 人帮助步行(体力或语言指导) 15=独立步行(可用辅助器)
穿衣	0=依赖 5=需一半帮助 10=自理(系开纽扣,关、开拉锁和穿鞋)
上楼梯(上下一段楼梯)	0=不能 5=需帮助(体力或语言指导) 10=自理
洗澡	0=依赖 5=自理

第二节　生存质量评定

一、概念

1. 定义　生存质量(quality of live,QOL)是指在不同的文化背景及价值体系中,生活的个体对他们的目标、愿望、标准以及与自身相关的事物的生存状况的认识体验。

2. 意义　通过生存质量评定能确定患者的需求,并发现形成障碍的因素。通过对躯体问题、精神心理问题、家庭的周围环境、家庭成员间的问题、居住社区的社会与环境的问题进行细致的综合分析，设立治疗目标，制定治疗计划，最大限度地减轻患者临床症状，改善和提高生命质量和生活质量。

二、原则

在生存质量的评定中，应根据不同的评定目的选择不同的量表，且评定多以问卷形式表达主观感受，因此需要患者充分熟悉评定的内容及评分标准的内涵，同时充分考虑到患者的语言及文化障碍，选择适宜的量表进行评定。康复治疗师需要做好沟通和解释的工作，以免由于理解的偏差影响最终评定的结果。

1. 评定目的　①确定残疾人及各类慢性病患者的生活质量；②对预防干预和保健措施、临床治疗方案的选择有指导和评价功能；③人群综合健康状况的评估；④评估投资效益比。

2. 量表种类　世界卫生组织生活质量测定简式量表（WHOQOL-BREF）、世界卫生组织生活质量量表-100（WHOQOL-100）、健康状况调查问卷（medical outcomes study 36-item short form health survey，MOS SF-36）、肿瘤生存质量调查表（由针对所有癌症患者的共性模块 QLQ-C30 和针对不同癌症的特异模块构成的量表群）、健康生存质量量表（quality of well-being scale，QWB）、疾病影响程度量表（sickness impact profile，SIP）、生活满意度量表（life satisfaction rating scales，LSR）等。

三、内容和方法

1. 评定内容　生存质量的评定至少应该包括六大方面：身体机能、心理状况、独立能力、社会关系、生活环境、宗教信仰与精神寄托，每个大方面又包含一些小方面，共有 24 个。

2. 评定方法

（1）常用的评定方法：生存质量的测定有主观报告、症状定式检查、访谈、观察和标准化量表等形式，其中问卷形式的量表是研究生存质量的主要工具，是目前广为采用的方法。

（2）世界卫生组织生活质量量表测定简式量表（WHOQOL-BREF）：是在 1997 年制定的 WHOQOL-100 基础上简化而来，适合不同文化背景下使用。包括 26 个项目、5 个领域（躯体、心理、社会、环境和综合），分 1~5 个等级，是了解患者对自己生存质量、健康状况和日常生活活动情况的调查表。

（3）健康状况调查问卷（MOS SF-36）：共 8 个领域，36 个项目（躯体功能 10、心理健康 5、日常活动功能 4、日常精神活动功能 3、身体疼痛 2、总体健康 6、活力 4、社会活动功能 2）。该量表条目适中，被测者依从性较好，重复性较好，较为实用，其信度及效度颇佳。

第三节　就业能力评定

一、概念

1. 定义　就业能力是衡量一个人社会功能的一个重要部分，是对患者就业前进行的生理、心理、职业能力的检查和评定，并做出有关能否就业、适宜工种、工作环境卫

笔记

生和条件的特殊要求等结论和建议。

2. 意义　就业能力评定为患者职业咨询、职业选择、职业训练及职业规划提供了科学的依据,重新就业能提高患者的生活自理能力,恢复社会属性,实现自我的价值。

二、原则

就业能力评定主要涉及能力测验、现有技能测验、职业问卷及人格测量等几个方面,在评定时要根据评定的目的及患者的特点,选择适宜的评定方式和评定量表,做好解释和告知工作,以免出现主观误解。患者能否认真接受测量和能否尽力完成测量对评定结果有重要影响,因此在测评时要注意将得分与原始资料综合考量,谨慎判断结果。

1. 评定目的　通过评定,对因伤残或病残而致丧失正常就业能力者在就业前进行适应性训练,养成工作习惯,学会与职业有关的技巧,适应工作环境,安排就业,重新参与社会活动。

2. 量表种类　微塔法(Micro TOWER)美国定向工作评定的精简版(testing orientation and work evaluation in rehabilitation,TOWER)、Valpar 评定系统、功能评估调查表(functional assessment inventory,FAI),一般能力测评中可用中国版韦氏成人智力量表(WAIS-CR)、修订贝塔测验、瑞文渐进性模型测验、简明精神状态检查表(MMSE)等。

三、内容和方法

1. 评定内容　从职业与工作角度对患者进行测评工作,主要包括三方面:一是生理学评定,包括确定残疾造成的身体机能障碍的情况和确定与工作活动相关的身体动作;二是心理学评定,确定患者的智力与职业活动兴趣等;三是职业活动测评,确定患者的技能水平、作业的适应性和作业能力等。通过评估患者身体功能、智力、操作能力及职业兴趣等,确定和预测患者的职业适应性、可能性和发展水平、发展方向等,使其达到最全面的康复。

2. 评定方法　功能评估调查表(functional assessment inventory,FAI)是一个较为全面的评定患者参与职业的各种功能状态调查表。FAI 量表包括视、听、言语、行走和活动、上肢功能、手功能、协调、头的控制、体力、耐力、运动速度、学习能力、判断、坚持性、知觉结构能力、记忆、言语功能、阅读写作能力、行为和康复目标的一致性、对能力和受限制的感知的准确性、和他人相互作用的有效性、个人吸引力、由于治疗或医疗问题而缺勤、状态的稳定性、技能、工作习惯、工作历史、雇主的可接受性、工作机会、经济上的妨碍、社会支持系统,共 31 项组成,每项 0~3 分,总分 93 分,得分越高者就业能力受损就越严重。

第四节　生活环境评定

一、概念

1. 定义　生活环境评定是指按照残疾人自身的功能水平对其出院后回归的环境进行考察、分析,找出影响其日常生活活动的因素,并提出修改方案,最大限度提高其独立性的评定方法。

笔记

2. 意义　生活环境评定是帮助患者将物质环境的不利因素减到最小，针对不同的环境障碍提出符合实际的解决方案。通过环境评定，判断患者出院后是否需要使用适应性辅助用具或设备，并做好调整和准备。

二、原则

进行生活环境评定时，既要考虑患者的障碍类型，又要考虑环境类型。需要评定的环境共9种，个案评定时常用的可能只需几种。为尽量减少主观性，建议环境评定时，最好由协作组(team)来进行，可通过问卷调查和观察以及必要的实地考察来打分。环境评定过程中同时要考虑如何解决患者遇到的问题，思考如何通过环境改造或创建新的物质环境，将患者的活动和参与障碍降到最小，甚至无障碍。

1. 目的　①评定患者在家中、社区和工作环境中的安全状况、功能水平及舒适程度；②对患者、患者家庭、就业者或政府机构、费用支出者提供适当的建议；③评定患者需要增加的设备；④帮助准备出院的患者及其家属确定是否能得到较好的服务。

2. 量表种类　生活环境评定一般有9个需要测评的环境，分别为生活环境、移动环境、交流环境、就业环境、文体环境、居家环境、公共环境、教育环境及宗教环境等的测评。

三、内容和方法

1. 评定内容　根据ICF(国际残疾、功能与健康分类)的环境因素，其内容一般包括生活、移动、交流、就业、文体、居家、公共环境等。环境评定可通过问卷调查和实地考察完成。问卷调查主要是通过患者或家属回答提问来了解患者在将要回归的生活和工作环境中从事各种日常活动可能会遇到的情况，了解哪些环境障碍会阻碍患者活动。实地考察患者在实际环境中进行各种活动的表现，评定结果真实可靠，通过实地考察可以大大减少患者、家属及雇主对于患者功能独立的担心。

2. 评定方法

(1) 生活环境：主要是日常生活活动的环境，如：自己清洗身体、护理身体、如厕、穿脱衣服、进食、喝水和照顾个人健康环境等。对每项活动的环境列出5个选择：无障碍、轻微障碍、中度障碍、重度障碍和完全障碍。

(2) 移动环境：主要是下肢的运动，包括卧位、坐位、站立位的姿势及转换。主要环境有维持身体姿势、移动自身、举起和搬运物体、用下肢移动物体、手精细活动、手和手臂使用、行走、不同场所移动、使用器具、乘坐交通工具和驾驶车辆的环境等。对每项活动的环境列出5个选择：无障碍、轻微障碍、中度障碍、重度障碍和完全障碍。

(3) 交流环境；交流是人类社会生活的不可或缺的一种能力，其环境一般包括口语交流、非口语交流、讲话、生成非语言信息、交谈、使用交流器具和技术等。对每项活动的环境列出5个选择：无障碍、轻微障碍、中度障碍、重度障碍和完全障碍。

(4) 就业环境：主要是工作环境和就业场地。工作环境一般指准备就业环境；得到、维持和终止工作的环境；有报酬的就业环境；无报酬的就业环境。就业场地一般指出入职场、使用工具文件和家里工作的环境。对每项活动的环境列出5个选择：无障碍、轻微障碍、中度障碍、重度障碍和完全障碍。

(5) 文体环境：是文化、娱乐和体育活动的简称。主要有游戏、运动、艺术和文化、手工业制作、业余爱好、社会活动的环境等。对每项活动的环境列出5个选择：无障

笔记

碍、轻微障碍、中度障碍、重度障碍和完全障碍。

(6) 居家环境：是从事家务活动的环境，包括居家生活的环境和居家建筑物环境两方面。居家环境主要有获得商品和服务的环境、准备膳食的环境、料理家务的环境、照管居家物品的环境、住宅设计、建设及建造的产品和技术，如：住宅入口、楼梯、地面、家用电器的安全性、浴室的安全性、电源插座的位置、电话及紧急出口等。居家环境对各类残疾人都有不同程度的障碍，对每项活动的环境列出 5 个选择：无障碍、轻微障碍、中度障碍、重度障碍和完全障碍。

(7) 公共环境：是从事公共活动的环境，包括参加公共活动的环境和公共建筑物环境两个方面。如：参加非正式社区公共活动的环境、建筑物出入口坡道的环境、室内外公共场所环境等。对每项活动的环境列出 5 个选择：无障碍、轻微障碍、中度障碍、重度障碍和完全障碍。

环境评定的分级参照 ICF 和 ICF 量表，可用“障碍”或“帮助”来评定。每项活动的环境列出 5 个选择，作为 5 级，用 0～4 尺度来评价。根据“障碍”评定，分值从无障碍 0、轻微障碍 1、中度障碍 2、重度障碍 3 到完全障碍 4 来表示；根据“需要帮助”来评定，分值从无需帮助 0、轻度帮助+1、中度帮助+2、大量帮助+3 到完全帮助+4 来表示。

第五节　运动功能评定

一、关节活动度评定

(一) 概述

1. 定义　关节活动度又称关节活动范围(range of motion，ROM)，是关节活动时经过的角度。关节活动度评定是指运用一定的工具测量特定体位下关节的最大活动范围，从而对关节的功能做出判断。关节活动度评定对于确定关节功能、指导康复治疗具有重要作用。

2. 分类　关节活动度分为主动关节活动度和被动关节活动度两大类。主动关节活动度(active range of motion，AROM)，是指通过患者主动随意运动达到的关节活动范围。被动关节活动度(passive range of motion，PROM)，是肢体被动运动达到的关节活动范围。

正常情况下，被动关节活动度略大于主动关节活动度。各关节本身的疾病以及关节周围软组织粘连、瘢痕挛缩、骨折等常导致主动关节活动度和被动关节活动度减小；而周围神经以及肌肉损伤所导致的肌力下降常引起主动关节活动度下降而被动关节活动度正常。因此，评定中发现主动关节活动度异常时必须进一步进行被动关节活动度的检查以明确功能障碍的原因。

3. 测量　测量关节活动度的常用工具是关节角度尺(亦称为通用测角计)。角度尺由两臂组成，其中一臂为移动臂，标有指针；另一臂为固定臂，带有圆形或半圆形刻度盘；两臂于一端由铆钉连接，这是角度尺的中心。

关节角度尺的长度从 7.5cm 至 40cm 不等，测量时应根据关节大小选择恰当的角度尺。测量膝、髋等大关节时使用 40cm 的角度尺，而腕、指关节则使用 7.5cm 的小角度尺。

除了使用关节角度尺测量关节活动度外，有时也可使用直尺、软尺测量相关解剖

笔记

标志之间的距离以判断关节的活动情况，如通过测量第一掌骨头中点至第二掌骨头中点的距离判断拇指外展范围。临床还可选用方盘量角器、电子量角器等测量关节活动度。

4. 注意事项　关节活动度评定要采取正确的体位和固定，测量起始位记为0°，起始位一般是解剖位或中立位。测量时要正确摆放角度尺、尽量暴露检测部位、同时测量主动和被动关节活动度、明确适应证与禁忌证，关节急性炎症期、骨化性肌炎患者、关节脱位、骨折未愈合不进行ROM测量。最后要正确记录、分析测量结果。

记录测量结果时必须准确记录运动开始以及结束时的角度（不可只记录运动结束时的角度），对于不能从0°开始运动的关节，起始角度的记录尤为重要。如髋关节屈曲15°～120°与屈曲0°～120°的含义是不同的，前者提示髋关节伸展受限，存在15°屈曲挛缩，髋关节无法达到解剖位0°伸展，此时不但要准确记录屈曲的起始和终末角度，而且在髋关节伸展栏中记录“无”，以便对关节活动范围做出正确判断。

对于四肢应测量双侧肢体的关节活动度，并分别记录，对于颈、躯干的侧屈、旋转也必须测量、记录左右双侧活动的范围。测量时先进行AROM的检查，当AROM减小时要进一步测量PROM，并分别记录。对于关节出现异常过度伸展时，以负值表示，如肘关节伸展“-10°”，表示肘关节10°过伸。若关节部位有肿胀、疼痛、肌萎缩、皮肤挛缩、外伤等情况，应准确记录。

（二）人体主要关节活动度测量方法

1. 上肢主要关节活动度的测量，见表3-2。

表3-2　上肢主要关节活动度的测量

关节	运动	体位	轴心	固定臂	移动臂	正常活动度
肩	屈曲 伸展	坐位或立位，肩关节无外展、内收、旋转，前臂中立位，手掌向躯干	肩峰	腋中线平行	肱骨长轴平行	屈0°～180° 伸0°～60°
	外展	坐位、立位或仰卧位，前臂旋后，掌心向躯干	肩峰	躯干纵轴平行	肱骨纵轴平行	外展0°～180°
	外旋 内旋	坐位或仰卧位，肩外展90°，肘屈曲90°	尺骨鹰嘴	躯干面垂直	尺骨长轴	外旋0°～90° 内旋0°～70°
肘	屈曲 伸展	坐位或仰卧位，上臂紧靠躯干，肘关节伸展，前臂旋后	肱骨外上髁	肱骨纵轴平行	桡骨纵轴平行	屈曲0°～150° 伸展0°
前臂	旋前 旋后	坐位，上臂紧靠躯干，肘关节屈曲90°，前臂中立位	尺骨茎突外侧	垂直于地面	桡骨茎突与尺骨茎突的连线	旋前0°～80° 旋后0°～80°
腕	掌屈 背伸	坐位，肩关节适度外展，肘关节屈曲90°，前臂中立位，	桡骨茎突	桡骨纵轴平行	第二掌骨纵轴平行	掌屈0°～80° 背伸0°～70°
	桡偏 尺偏	坐位，肘关节屈曲90°，前臂旋前	腕关节背侧中点	前臂纵轴	第三掌骨纵轴	桡偏0°～20° 尺偏0°～30°

2. 下肢主要关节活动度的测量，见表3-3。

表3-3 下肢主要关节活动度的测量

关节	运动	体位	轴心	固定臂	移动臂	正常活动度
髋	屈曲 伸展	仰卧，骨盆紧贴床面 俯卧	股骨大转子	躯干腋中线	股骨纵轴	屈 0°~120° 伸 0°~30°
	外展 内收	仰卧，避免大腿旋转 仰卧，对侧下肢外展	髂前上棘	左右髂前上棘连线	股骨纵轴	外展 0°~45° 内收 0°~30°
	外旋 内旋	坐位，髋、膝关节屈曲90°，小腿垂于床缘外	髌骨中心	铅垂线	胫骨纵轴	外旋 0°~45° 内旋 0°~45°
膝	屈曲 伸展	俯卧	股骨外侧髁	股骨纵轴	腓骨小头外踝连线	屈曲 0°~135° 伸展 0°
踝	掌屈 背伸	坐位	外踝下约1.5cm处	腓骨小头外踝连线	第五跖骨长轴	跖屈 0°~50° 背伸 0°~20°
	内翻 外翻	俯卧，足位于床缘外	内外踝连线跟腱处	小腿后纵轴	轴心足跟中点连线	内翻 0°~35° 外翻 0°~25°

（三）手功能评定

1. 拇指和手指活动度的测量

（1）评定设备用小型量角器测量。

（2）拇指和手指关节活动度的测量方法，见表3-4。

表3-4 拇指和手指关节活动度的测量

关节	运动	体位	轴心	固定臂	移动臂	正常活动度
拇指	桡侧外展	坐位，前臂旋前，手掌向下置于桌面上	拇指掌骨根部	与桡骨平行	拇指掌骨	0°~50°
	掌侧外展	坐位，前臂中立位，手尺侧置于桌面上	拇指掌骨根部	与桡骨平行	拇指掌骨	0°~50°
	掌指关节屈曲伸展	坐位，前臂、手放于桌面，前臂旋后45°，腕关节0°位	拇指掌指关节桡侧	第一掌骨纵轴	拇指近节指骨纵轴	屈 0°~50° 伸 0°~10°
	指骨间关节屈曲伸展	坐位，前臂、手放于桌面，前臂中立位，腕关节0°位	拇指指骨间关节桡侧	拇指近节指骨纵轴	拇指远节指骨纵轴	屈 0°~80° 伸 0°~10°
手指	掌指关节屈曲伸展	坐位，前臂、手放于桌面，前臂、腕关节中立位	相应掌指关节桡侧	相应掌骨纵轴	近节指骨纵轴	0°~90° 0°~45°
	近端指骨间关节屈曲	坐位，前臂、手放于桌面，前臂、腕关节中立位	相应指骨关节桡侧	近节指骨纵轴	中节指骨纵轴	0°~100°
	远端指骨间关节屈曲	坐位，前臂、手放于桌面，前臂、腕关节中立位	相应指骨关节桡侧	中节指骨纵轴	远节指骨纵轴	0°~90°

笔记

手握拳,测量指尖与近端掌横纹或远端掌横纹的距离。伸指,手背贴紧桌面,测量指尖与桌面的距离。拇指外展和对掌的能力测量拇指指尖到示指指尖或小指指根的距离。

2. 肌力的测量方法

(1) 握力:用握力指数评定,正常值大于50,测试2~3次,取最大值。

(2) 捏力:用捏力指数评定,正常值为握力的30%,用于评定拇指与其余四指指腹相对捏的力量。

3. 感觉的测量方法　包括痛觉、触觉、温度觉、运动觉、两点辨别觉和振动觉等。

4. 体积的测量方法　体积测量可以评估手体积的大小变化,是否有萎缩或肿胀。多采用排水法测量。围度可以评估手指的粗细变化,用皮尺测量周径变化明显的部位。

5. 手的灵巧性的测量方法

(1) 设备:用9孔插板。工具包括:1块13cm×13cm的木板,上有9个直径0.71cm的小孔,孔的深度深1.3cm,孔间距3.2cm;9根长3.2cm,直径0.64cm的圆柱体插棒。

(2) 测量:检查时,患者坐位,用手一次一根地将木棒插入孔中,插完9根后再一根一根地拔出放回原处。

(3) 标准:计算完成该项活动所需时间。

(4) 注意事项:测定时先健侧手后患侧手。

二、肌力评定

(一) 概述

1. 定义　肌力是指肌肉收缩时产生的力量。肌力评定是指徒手或运用器械对患者肌肉主动收缩功能进行评定,常用于肌肉骨骼系统、神经系统疾病,尤其是周围神经系统疾病。肌力评定是运动功能评定的重要内容,主要用来判断有无肌力低下及其损伤的范围与程度,为指导康复治疗、检验治疗效果提供依据。

2. 分类　根据使用器械与否分为徒手肌力评定和器械肌力评定;根据肌肉收缩形式分为等长肌力评定、等张肌力评定和等速肌力评定。在等速肌力评定时,还可进行等速向心收缩肌力和等速离心收缩肌力以及等长收缩肌力的评定;根据评定目的分为爆发力和局部肌肉耐力的评定。

3. 测量　测量肌力的常用器械是背力计、握力计和等速肌力仪。

4. 注意事项　肌力测定要采取正确的体位和固定,测量时应尽量排除主观性、片面性以及不利的干扰因素,并应遵循以下的原则。

(1) 选定适合的测试时机,在运动后、疲劳时或饱餐后不宜做肌力检查。

(2) 测试前向患者做好说明,使受试者充分理解并积极合作,并可做简单的预试动作。

(3) 测试动作应标准化,方向正确,近端肢体应固定于适当姿势体位,防止替代动作。

(4) 测试时应做左右两侧对比。

(5) 受检肌肉伴有痉挛或挛缩时,应做标记,痉挛以S(spasm)表示,挛缩以

笔记

C(contracture)表示。严重者可标记 SS 或 CC。

(6) 中枢神经系统疾病所致的痉挛性瘫痪不宜做肌力检查,结果不准确。

(7) 肌力检查时应注意患者的禁忌证,如持续的等长收缩可使血压升高,持续的憋气使劲,会加重心脏活动负担,故对明显的高血压和心脏疾病患者应忌用这种检查。

(二)人体主要肌肉的徒手肌力检查方法

1. 徒手肌力评定的概念　徒手肌力评定(manual muscle testing,MMT)是在特定体位下让患者做标准动作,通过触摸肌腹、观察肌肉克服自身重力或对抗阻力完成动作的能力,从而对患者肌肉主动收缩的能力进行评定。

2. 徒手肌力评定分级标准　徒手肌力评定法由 Robert Lovett 创立,用以评定肌肉力量是否正常及低下程度,一般将肌力分为 0~5 级,具体分级标准见表 3-5。

表 3-5　Lovett 分级法评定标准

级别	名称	标准	相当于正常肌力的%
0	零(zero,Z)	无肌肉收缩	0
1	微弱(trace,T)	有轻微收缩,但不能引起关节活动	10
2	差(poor,P)	在减重状态下能作关节全范围活动	25
3	尚可(fair,F)	能抗重力作关节全范围运动,但不能抗阻力	50
4	良好(good,G)	能抗重力以及一定阻力作关节全范围运动	75
5	正常(normal,N)	能抗重力以及充分阻力作关节全范围运动	100

3. 上肢徒手肌力检查方法　参与上肢运动的主要肌肉有前锯肌、斜方肌、菱形肌、三角肌、喙肱肌、背阔肌、大圆肌、冈上肌、冈下肌、小圆肌、肩胛下肌、胸大肌、肱二头肌、肱肌、肱桡肌、肱三头肌、旋后肌、旋前圆肌、旋前方肌、桡侧腕屈肌、尺侧腕屈肌、桡侧腕长伸肌、桡侧腕短伸肌、尺侧腕伸肌、指伸肌等。0 级时肌肉无收缩,1~5 级肌力的具体检查方法见表 3-6。

表 3-6　上肢徒手肌力 1~5 级检查方法

运动	主动肌	1 级	2 级	3、4、5 级
肩胛外展外旋	前锯肌	坐位,上肢前伸,肘伸直,在肩胛内缘,可触及收缩	体位同左,拖住上臂,可见主动运动	体位同左,抗重力完成肩胛外展外旋为 3 级,在肘部向肩胛施加阻力,一定阻力完成为 4 级,充分阻力为 5 级(4、5 级区分下同)
耸肩	肩胛提肌、斜方肌上部	俯卧位,肩胛骨上提,可触及收缩	体位同左,可见主动运动	坐位,抗重力完成耸肩为 3 级,在肩上方向下施加阻力完成者为 4 或 5 级

笔记

续表

运动	主动肌	1级	2级	3、4、5级
肩胛内收	斜方肌中部、菱形肌	坐位，上肢外展90°置于桌面上，完成肩胛骨内收动作，可触及收缩	体位同左，可见主动运动	俯卧，上肢外展90°并外旋，肘关节屈曲90°，抗重力完成肩胛内收为3级，在肩胛骨外角施加阻力完成者为4或5级
肩胛内收下移	菱形肌、肩胛提肌、胸小肌	俯卧，肩关节外展145°完成肩胛骨内收及下移，可触及收缩	体位同左，可见主动运动	体位同左，抗重力完成肩胛内收及下移为3级，在肩胛骨外上角施加阻力完成者为4或5级
肩关节屈曲	三角肌前部、喙肱肌	对侧卧位，完成肩关节屈曲时，三角肌前可触及收缩	对侧卧位，在滑板上可完成肩关节屈曲的主动运动	坐位，抗重力完成肩屈曲为3级，在上臂远端向下施加阻力完成者为4或5级
肩关节后伸	背阔肌、大圆肌、三角肌后部	对侧卧位，完成肩关节后伸时，肩胛骨下缘可触及收缩	对侧卧位，在滑板上可完成肩关节后伸的主动运动	俯卧位，抗重力完成肩后伸为3级，在上臂远端向下施加阻力完成者为4或5级
肩关节外展	三角肌中部、冈上肌	仰卧位，完成肩关节外展时，三角肌中部可触及收缩	仰卧位，在滑板上可完成肩关节外展的主动运动	坐位，抗重力完成肩外展为3级，在上臂远端向下施加阻力，完成者为4或5级
肩关节外旋	冈下肌、小圆肌	俯卧位，完成肩关节外旋时，肩胛骨外侧缘可触及收缩	俯卧位，上肢在台边自然下垂，取内旋位，可完成肩外旋的主动运动	俯卧位，肩外展90°，前臂于台面边缘自然下垂，抗重力完成肩外旋为3级，在前臂远端向下施加阻力，完成者为4或5级
肩关节内旋	肩胛下肌、胸大肌、背阔肌、大圆肌	俯卧位，完成肩关节内旋时，腋窝深部可触及收缩	俯卧位，上肢在台边自然下垂，取外旋位，可完成肩内旋的主动运动	俯卧位，肩外展90°，前臂于台面边缘自然下垂，抗重力完成肩内旋为3级，在前臂远端向下施加阻力完成者为4或5级
肩水平外展	三角肌后部、小圆肌、冈下肌	坐位，完成肩水平外展时，三角肌后部可触及收缩	坐位，上肢外展90°置于水平台面，可完成主动运动	俯卧位，肩关节外展90°，肘屈，抗重力完成肩水平外展为3级，在上臂远端向下施加阻力完成者为4或5级

续表

运动	主动肌	1级	2级	3、4、5级
肩水平内收	胸大肌、三角肌前部	坐位，完成肩水平内收时，胸大肌起止点可触及收缩	坐位，上肢外展90°置于水平台面，可完成主动运动	仰卧位，肩关节外展90°，肘屈，抗重力完成肩水平内收为3级，在上臂远端向外施加阻力完成者为4或5级
肘屈曲	肱二头肌、肱肌、肱桡肌	坐位，完成肘屈曲时，肘部可触及收缩	坐位，上肢外展肘置于水平台面，可完成肘屈曲主动运动	坐位，固定上臂，抗重力完成肘屈曲为3级，在前臂远端向下施加阻力完成者为4或5级（前臂旋后测肱二头肌；旋前测肱肌；前臂中立测肱桡肌）
肘伸展	肱三头肌、肘肌	坐位，完成肘伸展时，鹰嘴可触及收缩	坐位，上肢外展肘置于水平台面，可完成主动运动	俯卧位，肩屈曲90°，前臂垂于台面边缘，抗重力完成肘伸展为3级，在前臂远端向下施加阻力完成者为4或5级
前臂旋后	旋后肌、肱二头肌	坐位，完成前臂旋后，肱骨外上髁可触及收缩	坐位，肘自然下垂体侧，前臂置于旋前位可完成主动旋后运动	坐位，肘屈曲90°，前臂置于旋前位抗重力完成前臂旋后为3级，在腕部施加旋前阻力，能完成者为4或5级
前臂旋前	旋前圆肌、旋前方肌	坐位，完成前臂旋前，肱骨内上髁可触及收缩	坐位，肘自然下垂体侧，前臂置于旋后位可完成主动旋前运动	坐位，肘屈曲90°，前臂置于旋后位，抗重力完成前臂旋前为3级，在腕部施加旋后阻力，能完成者为4或5级
屈腕	尺侧腕屈肌、桡侧腕屈肌	坐位，完成屈腕时，腕关节掌面可触及收缩	坐位，前臂中立位，手尺侧缘置于评定台上，可完成主动运动	坐位，前臂旋后，抗重力完成屈腕为3级，在手掌侧向下施加阻力完成者为4或5级
伸腕	尺侧腕伸肌、桡侧腕伸肌	坐位，完成伸腕时，腕关节背面可触及收缩	坐位，前臂中立位，手尺侧缘置于评定台上，可完成主动运动	坐位，前臂旋前，抗重力完成伸腕为3级，在手背侧向下施加阻力完成者为4或5级

4. 下肢徒手肌力检查方法　参与下肢运动的主要肌肉有腰大肌、髂肌、臀大肌、腘绳肌、臀中肌、臀小肌、阔筋膜张肌、大收肌、短收肌、长收肌、耻骨肌、股薄肌、股方肌、梨状肌、上孖肌、下孖肌、闭孔内、外肌、股二头肌、半腱肌、半膜肌、股四头肌、腓肠肌、比目鱼肌、胫骨前肌等，0级时肌肉无收缩，1～5级肌力的具体检查方法见表3-7。

笔记

表 3-7 下肢徒手肌力 1~5 级检查方法

运动	主动肌	1 级	2 级	3、4、5 级
髋屈曲	髂腰肌(含腰大肌、髂肌)	侧卧位,完成髋关节屈曲时,腹股沟可触及收缩	侧卧位,在滑板上可完成髋关节屈曲的主动运动	坐位,小腿自然下垂,抗重力完成髋屈曲为 3 级,在膝关节上方施加阻力,完成者为 4 或 5 级
髋后伸	臀大肌、腘绳肌(含半膜肌、半腱肌、股二头肌)	侧卧位,完成髋关节后伸时,臀大肌可触及收缩	侧卧位,在滑板上可完成髋关节后伸的主动运动	俯卧位,抗重力完成髋后伸为 3 级,在股骨远端向下施加阻力完成者为 4 或 5 级。测臀大肌屈膝,测腘绳肌伸膝
髋外展	臀中肌、臀小肌、阔筋膜张肌	仰卧位,完成髋关节外展时,股骨大转子可触及收缩	仰卧位,在滑板上可完成髋关节外展的主动运动	侧卧位,抗重力完成髋外展为 3 级,在股骨外侧远端向下施加阻力,完成者为 4 或 5 级
髋内收	内收大肌、内收长肌、内收短肌、股薄肌、耻骨肌	仰卧位,完成髋内收时,大腿内侧可触及收缩	仰卧位,在滑板上可完成髋内收的主动运动	侧卧位,评定人员抬起非检侧下肢约成 25°外展,抗重力完成髋内收为 3 级,在股骨内侧远端向下施加阻力完成者为 4 或 5 级
髋外旋	股方肌、梨状肌、上孖肌、下孖肌、闭孔内肌、闭孔外肌、臀大肌	仰卧位,完成髋关节外旋时,股骨大转子可触及收缩	仰卧位,取内旋位,可完成髋外旋的主动运动	坐位,小腿于台面边缘自然下垂,抗重力完成髋外旋为 3 级,在膝关节外侧,踝关节内侧面向相反方向施加阻力,完成者为 4 或 5 级
髋内旋	臀小肌、阔筋膜张肌	仰卧位,完成髋关节内旋时,髂前上棘可触及收缩	仰卧位,取外旋位,可完成髋内旋的主动运动	坐位,小腿于台面边缘自然下垂,抗重力完成髋内旋为 3 级,在膝关节内侧,踝关节外侧面向相反方向施加阻力,完成者为 4 或 5 级
膝屈曲	腘绳肌(股二头肌、半膜肌、半腱肌)	侧卧位,完成膝屈曲时,大腿后侧膝关节可触及收缩	侧卧位,光滑平台上,可完成膝屈曲主动运动	俯卧位,抗重力完成膝屈曲为 3 级,在小腿远端向下施加阻力完成者为 4 或 5 级
膝伸展	股四头肌	侧卧位,完成膝伸展时,髌韧带可触及收缩	侧卧位,光滑平台上,可完成膝伸展主动运动	坐位,双小腿自然下垂,抗重力完成膝伸展为 3 级,在小腿远端从上向下施加阻力,完成者为 4 或 5 级

笔记

续表

运动	主动肌	1级	2级	3、4、5级
踝跖屈	腓肠肌、比目鱼肌	侧卧位，完成跖屈踝时，跟腱可触及收缩	侧卧位，踝关节可完成跖屈主动运动	俯卧位，抗重力完成跖屈踝为3级，在足跟向下施加阻力完成者为4或5级（伸膝侧腓肠肌、屈膝侧比目鱼肌）
踝背伸	胫前肌	侧卧位，完成背伸踝时，小腿前外侧可触及收缩	侧卧位，踝关节可完成背伸踝的主动运动	坐位，小腿自然下垂，抗重力完成背伸踝为3级，在足背向下施加阻力完成者为4或5级

5. 徒手肌力检查方法的注意事项　检查评定时一般应先做3级的检查，能够完成者再继续做4、5级的检查；不能达到3级则做2级检查，不能达到再逐级下降检查。不必所有级别均进行检查评定，以减少患者的体力消耗。单侧肢体病变，应先检查健侧，后检查患侧，在施加阻力大小、完成运动情况方面进行双侧比较。

（三）器械肌力评定

1. 概述　当患者局部肌肉或肌群的徒手肌力评定达到3级以上时，可借助一定的仪器进行肌力评定，从而直接获得肌力的定量指标。

2. 等长收缩肌力评定

（1）用握力计测定握力：测试时上肢在体侧下垂，握力计表面向外，将把手调节到适宜的宽度。测试2～3次，取最大值。以握力指数评定：握力指数＝握力（kg）÷体重（kg）×100，正常值应高于50。

（2）用捏力计测定捏力：用拇指和其他手指的指腹捏住捏力计可测得捏力，其正常值约为握力的30%左右。

（3）用背拉力计测定背肌力：测试时两膝伸直，将把手调至膝盖高度，两手抓住把手，然后用力伸直躯干上拉把手。以拉力指数评定：拉力指数＝拉力（kg）÷体重（kg）×100，正常值：男性150～200，女性100～150。进行背肌力测试时，易引起腰痛患者症状加重或复发，一般不用于腰痛患者及老年人。

3. 等速收缩肌力评定　等速收缩肌力评定是通过等速测力装置进行的，目前常用的有Biodex、Cybex等多种等速测力装置，测试时肢体带动仪器的杠杆做大幅度往返运动。运动速度（角速度）用仪器预先设定，肌肉用力不能使运动加速，只能使肌肉张力增高，力矩输出增加，从而促进肌肉力量的增加。测试时，肌肉做最大限度的收缩，仪器根据收缩力量的大小给予相应的阻力，收缩力量越大，阻力越大，反之，阻力减小。

三、肌张力评定

（一）概述

1. 定义　肌张力是指肌肉组织在静息状态下的一种不随意的、持续的、微小的收

笔记

缩。肌张力分为正常肌张力和异常肌张力,异常肌张力又包括了肌张力弛缓、肌张力增高、肌张力异常。肌张力评定是对痉挛或肌张力异常干扰坐或站立平衡与移行以及日常生活活动能力等功能的情况进行的评定。

2. 肌张力的分类

(1) 正常肌张力:正常肌张力有赖于完整的外周神经和中枢神经系统调节机制以及肌肉本身的特性(如收缩能力、弹性、延伸性等)。肌张力是维持身体各种姿势和正常活动的基础,根据身体所处的不同状态,正常肌张力可分为以下三类:其一,静止性肌张力,是指肌肉处于不活动状态下肌肉具有的张力;其二,姿势性肌张力,是指人体变换各种姿势(如协调的翻身、由坐到站等)时肌肉所产生的张力;其三,运动性肌张力,是指肌肉在运动过程中的张力。

(2) 异常肌张力

1) 肌张力弛缓:是指肌张力低于正常静息水平,对关节进行被动运动时感觉阻力消失的状态。肌张力低下见于下运动神经元疾病、小脑病变、脑卒中弛缓期、脊髓病损的休克期等。

2) 肌张力增高:是指肌张力高于正常静息水平。肌张力增高的状态有痉挛和强直两种。痉挛是一种由牵张反射高兴奋性所致的、速度依赖的紧张性牵张反射增强伴随腱反射亢进的运动障碍。痉挛的速度依赖即指伴随肌肉牵伸速度的增加,痉挛肌的阻力也增高。强直,也称僵硬,即做关节被动活动时各个方向的阻力均增加(主动肌和拮抗肌张力同时增加),其与弯曲铅管的感觉类似,因此称为铅管样强直。如伴有震颤则出现规律而断续的停顿,称齿轮样现象,常为椎体外的损伤所致。

3) 肌张力异常:是指以肌张力损害、持续的和扭曲的不自主运动为特征的运动功能亢进性障碍。可由中枢神经系统缺陷或遗传因素所致,与神经退行性病变或代谢性疾病有一定关系,也可见于张力性肌肉变形或痉挛性斜颈。

(二) 肌张力的评定

1. 正常肌张力的评价标准

(1) 肌肉外观具有特定的形态。

(2) 肌肉应具有中等硬度和一定的弹性。

(3) 近端关节可以进行有效的主动肌与拮抗肌的同时收缩使关节固定。

(4) 具有完成抗肢体重力及外界阻力的运动能力。

(5) 将肢体被动地放在空间某一位置上突然松手,肢体能够维持原有位置不变。

(6) 可以维持主动肌与拮抗肌的平衡。

(7) 具有随意使肢体由固定到运动和在运动过程中变为固定姿势的能力。

(8) 在需要的情况下,可以完成某肌群的协同作用及某块肌肉的独立运动。

(9) 被动运动时具有一定的弹性和轻度的抵抗。

2. 异常肌张力的评价标准

(1) 弛缓性肌张力的评价标准:肌张力弛缓的评定可参照被动运动评定进行,具体见表 3-8。

笔记

表 3-8　弛缓性肌张力分级

级别	评定标准
轻度	肌张力降低;肌力下降;将肢体置于可下垂的位置上并放开时,肢体只能保持短暂的抗重力,旋即下落;仍存在一些功能活动
中到重度	肌张力显著降低或消失;肌力 0 级或 1 级(徒手肌力检查);把肢体放在抗重力肢位,肢体迅速落下,不能维持规定肢位;不能完成功能性动作

(2)痉挛的评价标准:手法检查是按对关节进行被动运动时所感受的阻力来进行分级评定的,常用分级方法有神经科分级法、改良 Ashworth 分级法、Penn 分级法和 Clonus 分级法等,其中改良 Ashworth 分级法可信度较高。Ashworth 分级法的原理与被动关节活动范围检查法相似。1964 年确定的 Ashworth 分级法将肌张力分为 0~4 级,1987 年的改良 Ashworth 分级法在原有的 1 级和 2 级之间添加了一个中间等级(1^+级),从而使肌张力的分级更为准确。同时,改良的 Ashworth 分级法评定时还需要考虑阻力出现时肢体被动运动的角度,并要求将被动运动的速度控制在 1 秒内通过全关节活动范围。具体见表 3-9。

表 3-9　改良 Ashworth 分级法评定标准

痉挛级别	肌张力程度	评定标准
0 级	无肌痉挛	无肌张力的增高
1 级	轻微增加	受累部分被动屈伸时,在关节活动范围之末时呈现最小的阻力或出现突然卡住和释放
1^+级	轻度增加	在关节活动范围后 50%范围内出现突然卡住,然后在关节活动范围的后 50%均呈现最小的阻力
2 级	明显增加	通过关节活动范围的大部分时,肌张力均较明显地增加,但受累部分仍能较容易地进行被动活动
3 级	严重增高	被动运动困难
4 级	僵直	僵直部分呈现屈曲或伸直状态,不能活动

(三)肌张力增高的临床意义

1. 益处

(1)借助伸肌痉挛等帮助患者站立和行走。

(2)活动过强的牵张反射可促进等长和离心自主收缩的肌力,但向心肌力弱。

(3)可相对保持肌容积。

(4)在无承重和废用的情况下,可以预防骨质疏松。

(5)降低麻痹性肢体的依赖性水肿。

(6)充当静脉肌肉泵,降低发生深静脉血栓的危险性。

2. 弊端

(1)由于阵挛、髋内收呈剪刀样或屈肌痉挛而损害站立平衡。

(2) 由于伸肌痉挛和阵挛损害步态。
(3) 由于紧张性牵张反射亢进或屈肌痉挛造成的挛缩危险。
(4) 自发性痉挛导致睡眠障碍。
(5) 由于髋屈肌、内收肌痉挛会影响清洁会阴。
(6) 可增加骨折、异位骨化的危险性。

四、平衡功能评定

(一) 概述

1. 定义 平衡是指身体重心偏离稳定的位置时,通过自发、无意识或反射性活动,以恢复稳定的能力。

2. 分类 人体的平衡功能一般可以分为静态平衡与动态平衡两类。静态平衡又称一级平衡,是指人体在无外力作用下维持某种固定姿势的能力,例如坐或站等姿势的保持。动态平衡分为自我动态平衡和他人动态平衡。自我动态平衡又称二级平衡,是指在无外力作用下从一种姿势调整到另外一种姿势的过程,在整个过程中保持平衡状态,例如行走过程中的平衡。他人动态平衡又称三级平衡,指人体在外力的作用下(包括加速度和减速度)身体的质心发生变化时,迅速调整质心和姿势,保持身体平衡的过程。例如在行驶的汽车中行走。

3. 注意事项 平衡功能的评定要注意安全防护,必要时给予帮助。评定顺序由易到难,先进行静态、坐位平衡能力评定,再进行动态、立位的评定。注意观察患者不同状态下保持平衡的情况,评定人员不要用语言提示患者应采取的平衡措施。

(二) 人体平衡功能常用测量方法

测量平衡常用的评定方法包括主观和客观评定,主观评定以观察法和量表法为主,客观评定主要是平衡测试仪评定。

1. 观察法的测量 观察法是通过观察患者的平衡反应情况对其平衡功能做出判断。平衡反应情况可以通过活动的支撑面或破坏被检查者的体位而获得。检查在不同的体位进行,观察患者对于破坏平衡的反应,是否能获得新的平衡。Ⅰ级平衡是指在静态下患者可以保持坐位、跪位或站立位平衡;Ⅱ级平衡是指患者在坐位、跪位或站立位时,身体主动向各个方向倾斜或运动时可以保持平衡;Ⅲ级平衡是指患者在外力作用下,仍可以保持坐位、跪位或站立位平衡。

2. Berg 平衡量表 Berg 平衡量表正式发表于 1989 年,不需要特殊仪器和设备,评分简单,应用方便,临床应用日益普遍。评定内容包括 14 个项目,每项评分均为 0~4 分,其中 4 分最好,0 分最差,总分 56 分。根据总分高低对患者的平衡功能进行分级,0~20 分:平衡功能差,需坐轮椅;21~40 分:有一定平衡能力,可在辅助下步行;41~56 分:平衡功能较好,可独立行走。Berg 平衡量表总分少于 40 分,则预示有跌倒的危险。具体内容见表 3-10。

3. 仪器评定法 平衡功能的仪器评定主要是通过平衡测试仪来定量评定平衡功能,明确平衡功能损伤的程度和类型,有助于制定治疗和康复措施,评价治疗和康复效果。

笔记

表 3-10　Berg 平衡量表

评定内容	得分(0~4 分)
1. 由坐位站起	
2. 无支持站立	
3. 无支持坐位	
4. 由站位坐下	
5. 转移	
6. 无支持闭目站立	
7. 双脚并拢无支持站立	
8. 站立时上肢向前伸展并向前移动	
9. 站立时从地面拾起物品	
10. 站立时转身向后看	
11. 转身 360°	
12. 无支持站立时将一只脚放在凳子上	
13. 双脚一前一后站立	
14. 单腿站立	
总分	

五、协调功能评定

（一）概述

1. 定义　协调是指人体产生平滑、准确、有控制的运动能力。

2. 内容　协调功能评定包括完成动作的时间，运动是否精确、直接、能反向做，身体无关部位不参加活动，加快速度、闭眼是否影响运动质量，是否很快感觉疲劳。

3. 协调功能分级　根据协调动作完成情况，可分为 5 级。Ⅰ级：正常完成；Ⅱ级：轻度残损，能完成活动，但较正常速度和技巧稍有差异；Ⅲ级：中度残损，能完成活动，但动作慢，笨拙、明显不稳定；Ⅳ级：重度残损，仅能启动动作，不能完成；Ⅴ级：不能完成活动。

4. 注意事项　根据患者情况选择协调运动评定的方法，一般先进行非平衡协调性运动的检查，若患者平衡能力较好，再进一步进行平衡协调性运动的检查。此外，还应该检查肌力、关节活动度和感觉的缺损，因为这些方面的功能异常也可能出现运动不协调的情况。检查应在患者休息好以后进行，检查中注意对患者的安全防护，必要时给予帮助。

（二）人体协调测量方法

1. 非平衡协调性运动的检查　非平衡性协调运动检查是在非站立姿势下进行的动态或静态运动的评定，检查时要求逐渐加快运动速度并进行睁眼、闭眼运动。临床常用的方法如下。

（1）指鼻试验：肩外展 90°同时肘关节伸展位置时，用示指指尖指向鼻尖。检查

笔记

时以不同的方向、速度、睁眼、闭眼重复进行，并双侧比较。

（2）指指试验：双侧肩关节外展 90°，肘关节伸展后，双示指在中线互相接触，分别在睁眼、闭眼时进行。

（3）对指试验：用拇指指尖连续逐个触及其余指尖，可逐渐加快速度。

（4）跟膝胫试验：患者取仰卧位，用一侧的足跟沿对侧胫骨近端向远端滑动。

2. 平衡协调性运动的检查　平衡性协调运动检查是在站立时，对其静态、动态的姿势以及平衡情况作出的评定，根据平衡协调性运动检查的完成情况可判断协调运动障碍的原因。临床常用检查方法有 17 个项目，能完成活动 4 分，能完成活动但需要较少帮助 3 分，能完成活动但需要较大帮助 2 分，不能完成活动 1 分。具体内容见表 3-11。

表 3-11　平衡协调性运动的检查

检查方法	得分（1~4 分）
1. 正常舒适体位站立	
2. 双足并拢站立	
3. 一足在另一足前方站立	
4. 单足站立	
5. 站立时，上肢交替放在身旁、头上方或腰部	
6. 保护下，突然打破患者平衡	
7. 弯腰并返回直立位	
8. 站立时身体侧弯	
9. 直线走，一侧足跟直接置于另一侧足尖前	
10. 沿着地板所画直线行走或按照地板标记行走	
11. 侧向走和倒退走	
12. 原地踏步	
13. 变换步行运动速度	
14. 步行时突然停下和突然起步	
15. 沿着圆圈和变换方向步行	
16. 用足趾和足跟步行	
17. 站立位睁眼和闭眼	

六、步态评定

（一）概述

1. 定义　步态分析是通过观察、测量获取有关步态的资料，并进行定性或定量分析以确定有无异常步态以及步态异常的原因、性质和程度。

2. 分类　步态分析是评定患者行走功能的常用方法。包括定性分析和定量分析。

3. 测量　测量步态分析的非常简单的工具有卷尺、秒表、量角器以及能留下足印的设备；比较复杂的则可以利用电子角度计、肌电图、录像、高速摄影，甚至步态分析仪。

笔记

4. 注意事项　步态的评定要选择适当的测试场地和观察位置，采取正确的观察顺序，避免在观察部位和观察步行周期时相上的跳跃。如观察踝关节在行走周期中的表现，应从首次着地开始，先观察踝关节在站立相和迈步相中各个环节的表现，然后依次按膝、髋、骨盆、躯干等顺序逐一进行观察。还要在矢状面从两侧观察，进行双侧对比。采用定量分析时应熟悉评定参数的含义、测量方法，准确记录测量所得的数据，以便分析比较。

（二）步态分析方法

1. 基本参数

（1）步行周期：指一侧下肢完成从足跟着地到该侧足跟再次着地时所经过的时间。

（2）步长：指一足着地至对侧足着地的平均距离。

（3）步幅：指一足着地至同一足再次着地的距离。

（4）步频：指单位时间内行走的步数。

（5）步行速度：指单位时间行走的直线距离。

（6）步宽：指两足跟中心点或重力点之间的水平距离，也可测量两足内侧缘或外侧缘之间的最短水平距离。

（7）足偏角：指足中心线与同侧步行直线之间的夹角。

2. RLA 八分法　是由美国 Rancho Los Amigos 医院的步态分析实验室提出。是目前通用的步行周期分期方法。即将站立相分解为五个分期，迈步相分解为三个分期（图 3-1）。

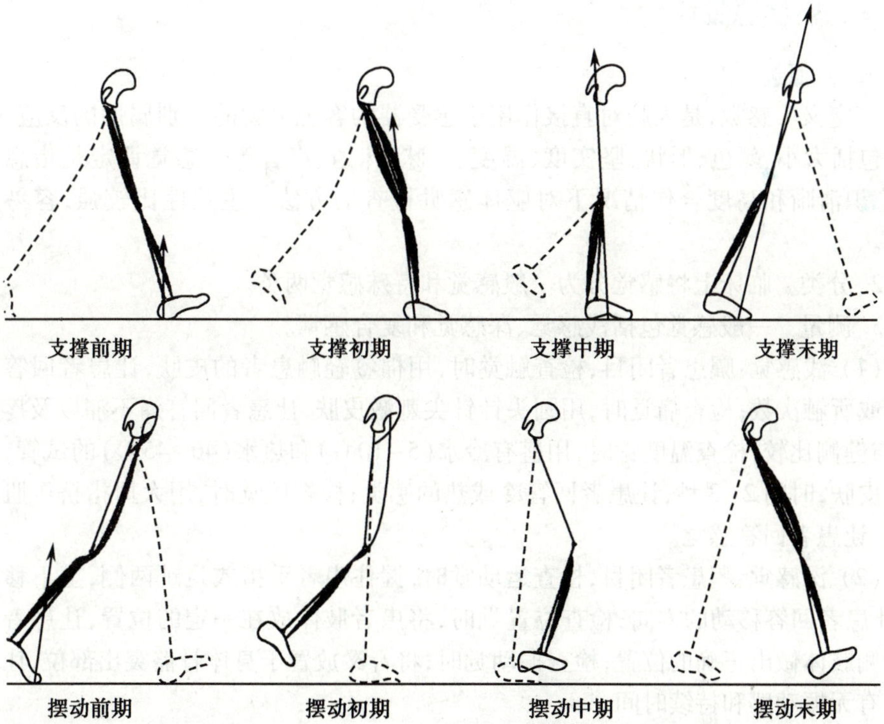

图 3-1　正常步态及分期

（1）支撑前期：站立相的起始点，足跟着地，骨盆旋前约 5°，髋关节屈曲约 30°，膝关节伸展，踝关节中立位。

(2) 支撑初期:站立相的承重反应点。足跟着地后至足底与地面全面接触瞬间的一段时间,是重心由足跟转移至足底的过程。髋关节屈曲,膝关节屈曲约20°,踝关节跖屈约10°。

(3) 支撑中期:站立相的中点。此时重心位于支撑面正上方。髋关节由屈曲到伸展,膝关节由伸展到屈曲,踝关节由跖屈到中立。

(4) 支撑末期:站立相的足跟离地点。躯干由中立到前倾。髋关节伸展约10°,膝关节屈曲,踝关节跖屈。

(5) 摆动前期:站立相的足趾离地点。躯干前倾。髋关节由伸展到屈曲,膝关节屈曲,踝关节跖屈约20°。

(6) 摆动初期:迈步相的第一个时期。髋关节屈曲角度进一步加大,膝关节屈曲约65°,踝关节由跖屈到背伸。

(7) 摆动中期:迈步相的第二个时期。由于惯性,髋关节被动屈曲,膝关节从最大屈曲摆动到小腿与地面垂直,踝关节由背伸到中立位。

(8) 摆动末期:迈步相的第三个时期。屈曲髋关节速度下降,与地面垂直的小腿向前摆动至该侧足跟再次着地,膝关节伸展,踝关节中立位。

第六节　感知功能的评定

一、躯体感觉评定

(一) 概述

1. 定义　感觉,是人脑对直接作用于感受器的客观事物的个别属性的反应,个别属性包括大小、颜色、形状、坚实度、温度、气味、味道、声音等。感觉评定是指患者闭目、意识清晰和高度合作情况下对躯体感觉检查的方法。主观性比较强,容易产生误差。

2. 分类　临床上将感觉分为一般感觉和特殊感觉两类。

3. 测量　一般感觉包括浅感觉、深感觉和复合感觉。

(1) 浅感觉:嘱患者闭目,检查触觉时,用棉签轻触患者的皮肤,让患者回答有无感觉或所触次数;检查痛觉时,用圆头针针尖刺激皮肤,让患者回答痛不痛以及疼痛位置,与健侧比较;检查温度觉时,用盛有冷水(5~10℃)和热水(40~45℃)的试管,交替接触皮肤,时间2~3秒,让患者回答冷或热的感觉;检查压觉时,用大拇指挤压肌肉或肌腱,让患者回答感觉。

(2) 深感觉:嘱患者闭目,检查运动觉时,握住患者手指或足趾两侧,上下移动约5°,让患者回答移动的方向;检查位置觉时,将患者肢体放在一定的位置,让患者回答或健侧肢体做出正确的位置;检查振动觉时,将音叉放置于身体骨骼突出部位,让患者回答有无振动感和持续时间。

(3) 复合感觉:检查两点辨别觉时,嘱患者闭目,用两脚规轻触皮肤,距离由大到小,测定能区别两点的最小距离。正常人舌尖、指尖明显,四肢近端和躯干较差。

4. 注意事项　采取左右、远近对比,先初步筛查,发现问题再从感觉减退或消失区域至正常区域,再查至过敏区域。

笔记

（二）感觉评定的适应证和禁忌证

1. 适应证

（1）中枢神经系统病变：脑血管疾患、脊髓损伤等。

（2）周围神经病变：坐骨神经损害、臂丛神经麻痹等。

（3）外伤：烧伤、撕裂伤等。

（4）缺血或营养代谢疾患：糖尿病、雷诺病、多发性神经炎等。

2. 禁忌证　意识丧失者。

二、疼痛评定

（一）概述

1. 定义　疼痛是一种与组织损伤或潜在损伤相关的不愉快的主观感觉和情感体验。

2. 分类　包括痛觉和痛反应两方面的内容，痛觉是躯体某一部分厌恶和不愉快的感觉，主要发生在大脑皮质；痛反应可能发生在中枢神经系统的各级水平，主要表现为心率增快、血压升高、呼吸运动改变、瞳孔扩大、出汗、恐惧、痛苦表情等。

3. 注意事项

（1）明显认知功能障碍患者不能进行评定。

（2）不要在剧烈疼痛时进行评定。

（3）评定环境的温度不可过冷、过热。

（4）避免诱导性语言，根据患者的主观感受进行评定。

（二）临床常用疼痛测量方法

1. 视觉模拟评分法　视觉模拟评分法（visual analogue scale，VAS）是一种简单有效的测量疼痛强度的方法。一般用于8岁以上，能正确表达自己感受和身体状况的患者。VAS卡正面无刻度，左端有“无痛”，右端有“极痛”的标志，背面有0～10的数字刻度（图3-2）。患者根据自己的感受，在VAS卡正面，将游标活动到最能代表疼痛的部位。医师在VAS卡背面看到具体数值。

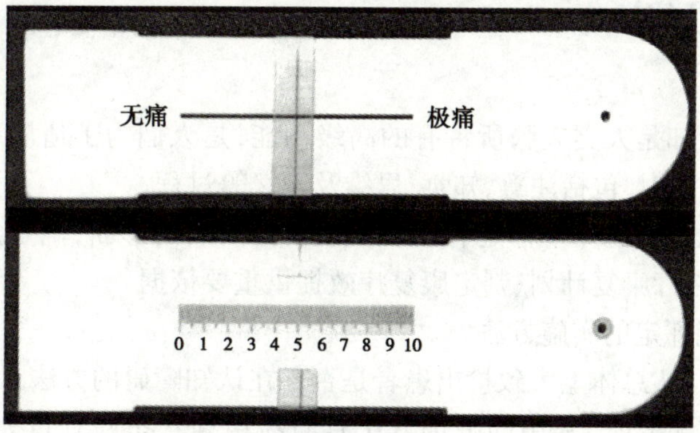

图3-2　VAS卡

2. McGill疼痛问卷与简式McGill疼痛问卷

（1）McGill疼痛问卷（McGill pain questionnaire，MPQ）是由Melzack和Torgerson 1971年提出的说明疼痛较全面的评定方法。

（2）简化的McGill疼痛问卷是在MPQ基础上提出的。简化的McGill疼痛问卷（short-form of McGill pain questionnaire，SF-MPQ）由11个为感觉类和4个为情感类描述词以及现时疼痛强度（present pain intensity，PPI）和VAS组成。具体内容见表3-12。

表3-12　简式的McGill疼痛问卷表

疼痛分级指数疼痛描述词	无疼痛	轻度痛	中度痛	重度痛
跳动的	0）_____	1）_____	2）_____	3）_____
射穿的	0）_____	1）_____	2）_____	3）_____
刺穿的	0）_____	1）_____	2）_____	3）_____
锐利的	0）_____	1）_____	2）_____	3）_____
痉挛的	0）_____	1）_____	2）_____	3）_____
剧痛的	0）_____	1）_____	2）_____	3）_____
烧灼的	0）_____	1）_____	2）_____	3）_____
隐痛的	0）_____	1）_____	2）_____	3）_____
沉痛的	0）_____	1）_____	2）_____	3）_____
触痛的	0）_____	1）_____	2）_____	3）_____
分裂痛的	0）_____	1）_____	2）_____	3）_____
疲劳力尽感	0）_____	1）_____	2）_____	3）_____
不适感	0）_____	1）_____	2）_____	3）_____
恐惧感	0）_____	1）_____	2）_____	3）_____
受折磨感	0）_____	1）_____	2）_____	3）_____
VAS	无痛			最痛
PPI	0无痛，1轻微的，2不适的，3痛苦的，4可怕的，5剧痛			

三、认知功能评定

（一）认知

1. 定义　认知是人类大脑所特有的高级功能，是人们为了适应环境的需要而获得和应用信息的能力，包括注意、知觉、思维及记忆等过程。

2. 目的　认知功能障碍评定有助于脑损伤性疾病的诊断，确定大脑功能缺失的类型和程度，为制订康复计划、判定康复疗效提供重要依据。

3. 认知功能评定的实施方法

（1）筛查法：从总体上大致检出患者是否存在认知障碍的方法。用于筛选检查患者的认知功能有无异常，常用的筛选方法有简易精神状态检查量表、长谷川痴呆量表等。

（2）特异性检查法：大致检出患者存在认知障碍后，还需要对认知障碍进行特异性诊断，通过评定患者属于哪一种特殊类型的认知障碍，有助于制定治疗计划。通过筛查法发现患者存在脑的器质性改变后，需要进一步通过特异性检查法明确这种改变是局灶性的还是弥漫性的，是否需要治疗。

（3）成套测验法：主要用于认知功能的较全面的定量测定，其信度和效度均经过检验，当分值低于正常范围时就提示该患者存在认知障碍。成套测验可以全面评定主要的脑功能，单项的特异性临床检查结果异常仅能说明某种认知功能存在的缺陷。认知功能的常用成套测验主要有 Halstead-Reitan 神经心理学成套测验、洛文斯顿作业认知评定成套试验等。

（二）失认症

1. 定义　失认症是指患者丧失了对物品、人、声音、形状或者气味的识别能力。失认症并非由于感觉障碍、智力衰退、意识不清、注意力不集中等情况所致，而是感觉信息向概念化水平的传输和整合过程受到破坏的结果，是大脑皮质功能障碍所致，包括视觉、听觉、触觉和身体部位的认识能力缺失。

2. 分类　对失认症的分类往往以感觉通路认知过程来分类，分为视觉失认、触觉失认、听觉失认等。

（1）视觉失认：是指患者无法识别视觉刺激的意义，即在“能看见”的情况下，患者对所见的颜色、物体、图形等不能分辨其名称和作用。表现为物体失认、面容失认、颜色失认等。最常见于大脑优势半球的枕叶病变。

（2）触觉失认：是指不能通过触摸识别物品。尽管患者触觉、温度觉、本体感觉等基本感觉正常，但闭目后不能凭触觉辨别物品的大小、形状、性质，从而对早已熟悉的物品的名称、功能及用途等不能确认。最常见于大脑右半球顶叶病变。

（3）听觉失认：是指患者在听力正常的情况下，不能识别听到声音的意义。

（三）失用症

1. 定义　失用症即运用不能，是指由于大脑皮质损害造成的有目的行为障碍。在无运动或感觉障碍时，在做出有目的或精细动作时表现无能为力的状况，有时也意味着不能在全身动作的配合下，正确地使用一部分肢体去做已形成习惯的动作。

2. 分类　失用症分为运动性失用症、观念性失用症、结构性失用症、穿衣失用症、步行失用症、言语失用症和失写症等。

（1）运动性失用症：最简单的失用症，常见于上肢。表现为一侧手指实施精细快速动作或系列灵巧的单个手指的运动障碍，如洗脸、梳头等有障碍，笨拙而不熟练。

（2）观念性失用症：是运动的意念不能传达到中枢，患者不能做模仿动作或不能执行口头指令。如给他牙刷可以下意识的完成刷牙动作，但是告之去刷牙则不能完成。

（3）结构性失用症：是空间失认的一种失用症，患者有形状知觉，也有辨识觉和定位觉，但患者不能模仿拼出立体结构。

（4）穿衣失用症：是视觉空间失认的一种失用症，患者不是由于运动障碍或不理解指令而影响穿衣，而是在穿衣的动作顺序和穿衣的方式方法上错误，导致自己不能穿上衣服。

（5）步行失用症：是指患者不伴有下肢肌力、肌张力和反射异常的情况下出现步行困难，或者患侧瘫痪时，健侧肢体的运动出现失控，造成步行困难。

笔记

第七节 言语和语言功能的评定

语言是人类社会生活中约定俗成的符号系统，人们通过应用这些符号达到交流的目的。语言活动主要有四种形式，即口语表达、口语理解、阅读理解和书写表达。言语通常是指口语的能力，是一种通过口腔、咽喉结构和呼吸器官产生声音实现交流的活动过程。通过评价言语语言的功能障碍，能够了解患者残存的交流能力，对其康复程度进行预测，使患者能达到最大限度地恢复。

一、失语症评定

（一）概述

1. 概念 失语症是由于脑损害所致的语言交流能力的障碍，是指后天获得性的对各种语言符号（口语、文字、手语等）的表达及理解能力的受损或丧失。是患者在没有意识、精神、严重的智能障碍以及视、听觉缺损、发音器官肌肉瘫痪等现象的情况下，听、说、读、写能力的缺陷。

2. 失语症分类 参照以 Benson（1979）为代表的近代失语症分类法，制定了改良波士顿失语症诊断分类，具体内容见表 3-13。

表 3-13 各型失语症

类型	病灶部位	口语	听理解	复述	命名	朗读	阅读理解	书写
Broca 失语	左额下回后部	非流畅、电报式	+~++	+++	+++	+++	+~++	+++
Wernicke 失语	左颞上回后部	流畅但错语	+++	+++	+++	+++	+++	+++
传导性失语	左弓状束及缘上回	流畅但错语	+	++~+++	++	++	+	++
经皮质运动性失语	左额叶内	非流畅	+	-~+	+	+	-~+	+++
经皮质感觉性失语	左颞顶分水岭区	流畅但错语模仿语	++	+	++	+~++	+~++	++~+++
经皮质混合性失语	左分水岭区	非流畅	+++	+	+++	+++	+++	+++
完全性失语	左额顶颞叶	非流畅、刻板语言	+++	+++	+++	+++	+++	+++
命名性失语	左颞顶枕结合部	流畅但语言空洞	+	+	++~+++	-~+	-~+	+
皮质下失语	丘脑或基底节	症状不典型	+~++	+	++	+	+	++

注：-正常，+轻度障碍，++中度障碍，+++重度障碍。

3. 注意事项 语言检查过程中要取得患者和家属的配合，测验时先易后难，回答语言笨拙不扣分，三次失败后中断测验，检查中最好有录音，一般在 1~1.5 小时完成，

笔记

避免患者疲劳。

（二）汉语失语症的常用评定方法

1. 汉语失语症成套测验（aphasia battey of Chinese，ABC） 此法是北京医科大学神经心理研究室参考西方失语症成套测验并结合汉语的特点，于1988年应用于临床，按规范化要求，制定统一指导语、统一评分标准、统一图片及文字卡及统一失语症分类标准。该测验大多测试语句比较简单，不同年龄、性别小学文化程度以上成年人都可以顺利通过，减少文化水平的差异。具体内容见表3-14。

表3-14 汉语失语症成套测验评定项目

评定项目	分测验
谈话	1. 问答；2. 系列语言
理解	1. 是否题；2. 听辨认；3. 执行口头指令
复述	1. 词复述；2. 句复述
命名	1. 词命名；2. 颜色命名；3. 反应命名
阅读	1. 视-读；2. 听字-辨认；3. 字-画匹配；4. 读指令-执行；5. 读句选词填空
书写	1. 写姓名、地址；2. 抄写；3. 系列书写1~24；4. 听写；5. 看图写字；6. 写病情
结构与视空间	1. 照画图；2. 摆方块
运用	1. 面部；2. 上肢；3. 复杂
计算	1. 加法；2. 减法；3. 乘法；4. 除法
失语症总结	1. 患者一般情况；2. 评测结果；3. CT；4. 失语诊断；5. 疾病诊断

2. 中国康复研究中心失语症检查法（Chinese rehabilitation research centre aphasic examination，CRRCAE） 该法是中国康复研究中心参考了日本的标准失语症检查制定的。检查分为2个部分，第一部分让患者自主回答12个问题，以了解患者的口语表达情况。第二部分由30个分测验组成，分成9个大项，包括听、复述、说、读、阅读理解、抄写、描写、听写和计算。在患者的反应时间和提示方法上都有比较严格的要求，还设立了6分制的评分标准和终止标准，通过患者各项目答数连线即可得到患者语言功能测试曲线。此检查只适用于成人失语症患者。

二、构音障碍评定

（一）概述

1. 定义 构音障碍是指由于神经系统损害引起发音器官的肌肉无力、肌张力异常以及运动不能或不协调而引起的言语障碍。表现为发音不准、吐字不清、语调、语速、节奏等言语运动控制障碍。患者通常听理解正常并能正确表达自己的意愿，但不能很好地说清楚以及控制重音、音量和音调。

2. 分类 根据构音障碍的病因将构音障碍分为器质性构音障碍、功能性构音障碍和运动性构音障碍三大类。

（二）构音障碍的常用评定方法

1. Frenchay构音障碍评定法 此法是国际上常用的构音器官功能检查法。包括反射、呼吸、唇的运动、颌的位置、软腭运动、喉的运动、舌的运动和言语8个项目29个

笔记

分测验，每个项目均根据障碍严重程度由轻到重分为 a~e 5 个等级，其中 a 为正常，e 为最严重损伤。根据 a 级所占的比例评定构音障碍的损伤程度，具体内容见表 3-15。

表 3-15　Frenchay 构音障碍损伤程度

评定指标	损伤程度				
	正常	轻度障碍	中度障碍	重度障碍	极重度障碍
a 项数/总项数	(27~28)/29	(18~26)/29	(14~17)/29	(7~13)/29	(0~6)/29

2. 中国康复研究中心构音障碍评定法　此法是中国康复研究中心参考了日本的构音障碍检查方法制定的。按照汉语普通话发音特点和文化特点，于 1991 年研制成功。内容包括构音器官检查和构音检查，可评定有无构音障碍及其种类和程度，推断原发疾病及损伤程度。

第八节　精神和心理功能评定

精神心理功能评定与躯体功能评定同样重要，在康复临床中不容忽视。伤病不仅引起肢体功能的障碍，而且常常伴随认知障碍、性格改变和情绪异常等心理功能的变化，由于损伤多为突发性，其后果常严重影响患者的健康、生活、工作、家庭生活，从而引起反应性精神和心理上的急剧改变。心理功能障碍不仅影响其他功能障碍的康复，也影响各项康复治疗方法的实施和治疗效果。

在 ICF 分类中，精神功能分为两大类：整体精神功能和特殊精神功能。整体精神功能包括意识功能、定向功能、智力功能、整体心理社会功能、气质和人格等。特殊精神功能包括注意力功能、记忆功能、心理运动功能、情感功能、高水平认知功能和计算功能等。

一、智力功能的评定

（一）概述

1. 定义　智力也称智能。是学习、保持知识、推理和应付新情景的能力，也是个人行动有目的、思维合理、应付环境有效聚集的较全面的才能。它是人认识事物方面的各种能力，其核心成分是抽象思维能力和创造性解决问题的能力。

2. 目的　用于评估智力发展水平、智力功能损伤或衰退的程度。

（二）韦氏智力量表

1. 中国修定韦氏成人智力量表　我国修订《中国修订韦氏成人智力量表》(Wechsler adult intelligence-revised in China，简称为 WAIS-RC)。本量表包括两大部分，即言语测验六项和操作测验五项，共十一项测验。言语测验包括知识、领悟、算术、相似性、数字广度和词汇，操作测验包括数字符号、填图、木块图、图片排列、图形拼凑等项目。适用于 16 岁以上成人。

2. 韦氏儿童智力量表　我国目前经过 3 次修订《韦氏儿童智力量表》(简称 WASC-IV)，2008 年正式发行。本量表不再使用言语量表和操作量表，而采用言语理解、知觉推理、工作记忆和加工速度四个指数。可以了解儿童认知能力的具体体现，有助于判断儿童认知活动的相对优势和弱势。适用于 6~16 岁人群。

二、意识功能评定

（一）意识

1. 定义　意识和警觉状态下的一般精神功能，包括清醒和持续的觉醒状态。

2. 分类

（1）嗜睡是最轻的意识障碍，表现为持续性睡眠状态，但可唤醒。唤醒后回答问题正确，但停止呼唤后又立即进入睡眠状态。

（2）意识模糊是意识水平轻度下降，主要表现为觉醒与认知功能方面障碍，患者能保持简单的精神活动，但对时间、地点、人物的定向能力发生障碍。

（3）昏睡是接近于人事不省的意识状态，呼唤或推动患者肢体不能使其觉醒。在强烈疼痛刺激下，可引起较强反应并能短暂觉醒，但不能正确回答问题。

（4）昏迷是严重的意识障碍，意识持续中断或完全丧失，昏迷的深浅与疾病严重程度有关。

（5）谵妄是一种特殊类型意识障碍，是神经兴奋性增高为主的高级神经中枢急性活动失调状态。在意识模糊的同时，伴有明显的精神运动兴奋，如躁动不安、言语杂乱、感觉错乱等。

3. 格拉斯哥昏迷量表评估法　本法主要依据对睁眼、言语刺激的回答及命令动作的情况对意识障碍的程度进行评估的方法。总分 15 分，表示意识正常；最低 3 分，表示深昏迷。按得分多少来评定其意识障碍程度：13~14 分，轻度障碍；9~12 分，中度障碍；3~8 分，重度障碍（多呈昏迷状态）。具体内容见表 3-16。

表 3-16　格拉斯哥昏迷量表

项目	患者反应	得分
睁眼	自动睁眼	4
	闻声睁眼	3
	有疼痛刺激时睁眼	2
	无反应	1
对口头命令或疼痛刺激的最佳运动反应	对口头命令能遵从	6
	指出疼痛	5
	回撤反应	4
	异常屈曲	3
	异常伸展	2
	无反应	1
最佳的言语反应	能朝向发音的方向，切题	5
	错乱的会话，不切题	4
	不合适的言语，答非所问	3
	不理解的声音，难辨之声	2
	无反应	1

笔记

（二）注意力

1. 定义　注意是在指定时间内关注某种特定信息的能力。注意是心理活动指向一个符合当前活动需要的特定刺激，同时忽略或抑制无关刺激的能力，是对事物的一种选择性反应。

2. 分类　根据参与器官的不同，注意可分为视觉注意、听觉注意等。

3. 视跟踪　要求患者的目光跟随光源做上、下、左、右移动，每一方向记1分，正常为4分。

4. 划削测验　有数字划削、字母划削、符号划削等不同的划削测验类型。测试时要求患者在专用的划削表中将指定的数字（或字母、符号）划去，从而对注意进行评定。

5. 听跟踪　在患者闭目的情况下，在其左、右、前、后及头上方摇铃，要求指出摇铃的位置，每个位置记1分，少于5分为不正常。

6. 听认字母　在60秒内以每秒一个字的速度念出没有规则的字母排列，其中有10个为指定的同一字母，要求患者听到该字母举手示意，举手10次为正常。

（三）记忆力

1. 定义　记忆是过去经历过的事物在头脑中的反映，由对信息输入的编码、储存和提取三部分组成。

2. 分类　根据保持时间不同，分为瞬时记忆、短时记忆和长时记忆，这三种记忆可视为记忆系统信息加工过程中相互联系的三个阶段。

3. 瞬时记忆的评定　瞬时记忆常用的检查方法为数字广度测验、词语复述测验和视觉图形记忆。

4. 短时记忆的评定　短时记忆常用的检查方法同瞬时记忆，但要停顿30秒后，再回忆检查中的内容。

5. 长时记忆的评定　长时记忆常用的检查方法可以分别从情节、语义和程序性记忆等不同侧面进行。

6. 标准化的成套记忆测验　韦氏记忆测验是应用较广的成套记忆测验。

三、情感功能评定

（一）概述

1. 定义　情感功能属于特殊的精神功能。一般情感是在多次情绪体验的基础上形成，而情绪是指人对于客观事物是否符合人的需要而产生的一种反应。人们时常把情绪和情感通用。

2. 分类　在临床上常见的消极情绪状态有焦虑与抑郁两种。焦虑是对事件或内部想法与感受的一种紧张和不愉快的体验，它涉及轻重不等，但性质相近而相互过渡的一系列情绪。抑郁是一组消极悲观的情绪状态，既可表现为一组临床综合征，又可作为一种具有特定诊断标准的精神障碍。

（二）评定方法

1. 汉密顿焦虑量表（Hamilton anxiety scale，HAMA）　是英国学者汉密顿于1959年编制的一种医师常用的焦虑测验量表，目前我国常用的HAMA由汤毓华于1984年翻译引进。它能很好地衡量治疗效果，一致性好、长度适中、简便易行，用于测量焦虑

笔记

症以及患者的焦虑程度，是当今应用最广泛的焦虑量表之一。该量表的测试内容有14个项目，可分为躯体性焦虑和精神性焦虑两个因子。

2. 汉密顿抑郁量表（Hamilton depression scale，HAMD）　是汉密顿于1960年在《神经科、神经外科和精神科杂志》上发表的，1967年在美国《社会和临床心理学》上又发表了它的发展版本。HAMD作为最标准的抑郁量表之一，新的抑郁量表在开发时往往以HAMD作平行效度检验的工具。本量表有17项、21项和24项3种版本。

四、人格功能评定

（一）概述

1. 定义　人格又称个性，是个体在适应社会的成长过程中，经遗传与环境的交互作用形成的稳定而独特的心理特征，包括需要、气质、性格、能力等。人格测验是对人格特点的揭示和描述，即测量个体在一定情境下经常表现出来的典型行为和情感反应，通常包括气质或性格类型的特点、情绪状态、人际关系、动机、兴趣和态度等内容。

2. 分类　目前采用的人格测验方法有很多种，最常用的为问卷法和投射法，问卷法也称为自陈量表。临床上常用的人格自陈量表有明尼苏达多相人格调查、艾森克人格问卷等，常用的投射测验有洛夏墨迹测验和主题统觉测验等。

（二）评定方法

1. 艾森克人格问卷（Eysenck personality questionnaire，EPQ）　是由英国伦敦大学的艾森克夫妇在其先前的几个个性调查表的基础上发展起来的，分为儿童（7~15岁）和成人（16岁以上）两种类型。经过多次修订，在不同人群中试测，有可靠的信度和效度，因此为国际所公认。EPQ测验程序简便易行，内容也较适合中国的国情，因此作为人格的评估工具在临床广泛应用，但项目较少，信息量也相对较少，反映的人格特征类型有限。

2. 明尼苏达多相人格调查表（Minnesota multiphasic personality inventory，MMPI）是明尼苏达大学心理学家哈特卫与精神科医师麦金利于20世纪40年代合作编制而成。到目前为止，它已被翻译成各种文字版本达100余种，广泛应用于人类学、心理学和医学领域。我国宋维真等于1980年初完成MMPI修订工作。1989年，MMPI的出版者对MMPI作了重大修改，推出了MMPI-2。1991年开始，中国内地和香港合作着手MMPI-2的修订工作，建立了现代中国常模，至今已基本完善，并已推向使用阶段。MMPI适用于16岁以上且至少有6年以上教育年限者，MMPI-2提供了成人和青少年的常模，可用于13岁以上青少年和成人。

第九节　心肺功能评定

一、心功能评定

（一）概述

1. 定义　心功能评定是对心脏功能的储备及适应能力的评估，对心脏病的诊断、康复方案的制定及判断预后具有重要价值。常在一定运动量的负荷下，使心脏储备力

笔记

全部动员进入最大或失代偿状态，诱发一定的生理或病理反应，从而判断心功能情况。临床以心电运动试验应用最为广泛。

2. 分类　心电运动试验根据运动试验的终止标准以及运动方式的不同可将运动负荷试验分成不同的类型。按终止标准可分为症状限制性运动试验和低水平运动试验。按运动方式的不同可分为运动平板试验、踏车运动试验、手摇车运动试验、等长收缩运动试验、六分钟步行试验等。

3. 作用　心电运动试验可判定冠状动脉病变的严重程度及预后。可判定心功能、体力活动能力和残疾程度。可通过运动试验时心率、血压、运动时间、运动量、吸氧量、心肌耗氧量、心肌缺血的心电和症状以及患者的主观感受来定量评定心功能状态，作为康复治疗效果的依据。

（二）心电运动试验

1. 症状限制性运动试验　此类运动试验以运动诱发呼吸或循环不良的症状和体征、心电图异常表现以及心血管运动反应异常作为运动终点。如试验中出现的心绞痛、呼吸困难或运动引起血压下降≥1. 3kPa（10mmHg），连续 3 个以上室性早搏或室性心动过速就结束。该方法使用终点标准为：①出现胸痛、疲乏、呼吸困难、心悸、头晕等症状；②有冷汗、苍白、步态不稳、低血压等体征；③有室性心律失常，有意义的 ST 段偏移，房室或室内传导阻滞等心电图改变；④收缩压达 30kPa（225mmHg），舒张压较休息时升高 2. 6kPa（20mmHg）以上；⑤血压不升或下降 1. 3kPa（10mmHg）以上；⑥被检测者不愿继续进行试验。

2. 低水平运动试验　此类运动试验以特定的心率、血压和症状作为运动终止指标。一般主张在康复活动早期、出院前后使用。实施时要求：①运动中最大心率<130～140 次/分，比安静时增加<20 次/分；②最高血压<21. 3kPa（160mmHg），比安静时增加<2. 7～5. 3kPa（20～40mmHg）。

3. 平板试验方法　改良 Bruce 方案是目前较常用的活动平板试验方案。该方案通过同时增加速度和坡度以增加负荷，并规定了各级的运动时间，实施时以心率或症状限制选择运动试验的终点，具体内容见表 3-17。

表 3-17　改进的 Bruce 运动试验方案

分级	时间（min）	摄氧量［ml/（kg · min）］	代谢当量	速度（km/h）	坡度（%）
A	2	3. 5	1. 0	2. 4	0
B	2	7. 0	2. 0	2. 4	3
C	2	11. 2	3. 2	2. 74	6
Ⅰ	3	17. 5	5. 0	2. 74	10
Ⅱ	3	24. 5	7. 0	4. 02	12
Ⅲ	3	35. 0	10. 1	5. 5	14
Ⅳ	3	46. 5	13. 3	6. 76	16
Ⅴ	3	56. 5	16. 1	8. 05	18

4. 踏车试验方法　开始时按 3 个代谢当量(MET),给予功率 150kg · m/min,增至 4 个 MET 时,可给 300kg · m/min,转速 60 次/分,前后两次共 4 分钟,中间可休息 2 分钟。

临床采用心电运动试验应注意禁忌证。

(1) 绝对禁忌证:急性心肌梗死(2 天内);药物未控制的不稳定型心绞痛;引起症状和血流动力学障碍的未控制心律失常;严重动脉性狭窄;未控制的症状明显的心力衰竭;急性肺动脉栓塞和肺梗死;急性心肌炎或心包炎;急性主动脉夹层。

(2) 相对禁忌证:左右冠状动脉主干狭窄和同等病变;中度瓣膜狭窄性心脏病;明显的心动过速或过缓;肥厚型心肌病或其他原因所致的流出道梗阻性病变;电解质紊乱;高度房室传导阻滞及高度窦房传导阻滞;严重动脉压升高;精神障碍或肢体活动障碍,不能配合进行运动。

(三) 指导日常生活活动和职业活动

1. 代谢当量(MET)　称之为“梅脱”,系指机体在坐位休息时,摄氧 3.5ml/(kg · min),将此定为 1 个 MET。

2. 指导康复活动　心血管疾病患者体力活动既不应不足,也不应过度,因此,应用 MET 来指导患者进行日常生活活动或职业活动。一般职业活动每天 8 小时的平均能量消耗水平不超过患者峰值 MET 的 40%,峰值强度不超过峰值的 70% ~ 80%。MET 其测定一般应用平板或踏车运动试验,测定时应从最低负荷量开始,在测定时有医师在场,连续监测心电图,直至体力疲惫或出现症状时,即达到终点的负荷量,经折算成 MET,即是心脏或体力工作容量。根据所测得的患者心脏功能容量,指导患者的生活自理、家务、体育娱乐、职业等活动。

另外,在心脏功能评估中还要重视动态心电图和遥测心电图的应用。不仅应用于运动试验过程中,而且在患者出院前及回家后定期监测,以更深入了解日常生活细节和不同体力活动对心脏的影响,及时发现恶性心律失常,更合理地安排日常生活活动。

二、肺功能评定

(一) 概述

1. 定义　肺功能的含义包括广义和狭义两方面,广义的肺功能包括呼吸、防御、代谢、贮血、水液调节等;狭义的肺功能主要指呼吸功能(包括气体代谢功能),即进行内外环境间的气体交换,从而为全身组织细胞提供氧气并清除其代谢产生的二氧化碳,以维持最佳的内环境,这是肺最基本和最重要的功能。

2. 作用　肺功能评定对于早期发现肺与支气管疾病并判断其损害程度与预后以及鉴定职业病和劳动耐力都有着十分重要的意义。

(二) 主观呼吸功能障碍程度评定

通过让患者做一些简单的动作或短距离行走,即可根据患者出现气短的程度对呼吸功能作出初步的评定,通常采用 6 级制,具体内容见表 3-18。

(三) 肺容量测定

肺容量包括 4 个基础容积(潮气量、补吸气量、补呼气量、残气量)和 4 个复合肺容量(深吸气量、肺活量、功能残气量、肺总量)。

表 3-18　主观呼吸功能障碍程度

分级	内容
0 级	日常生活能力和正常人一样
1 级	一般劳动较正常人容易出现气促
2 级	登楼、上坡时出现气促
3 级	慢走 100 米以内即感气促
4 级	讲话、穿衣等轻微动作便感到气短
5 级	安静时就有气短，不能平卧

1. 潮气量(TV 或 VT)　平静呼吸时，每次吸入或呼出的气体量。正常为 0.4~0.6L。

2. 补吸气量(IRV)　平静吸气末，再用力吸气时所能吸入的最大气体量。正常为 1.5~2L。

3. 补呼气量(ERV)　平静呼气末用力呼气时所能呼出的最大气体量。正常为 0.9~1.2L。

4. 残气量(RV)　也称余气量，是指补呼气末仍残留在肺内不能被呼出的气体量。男性为 1.5L，女性为 1L。

5. 深吸气量(IC)　平静呼气末用力吸气时所能吸入的最大气体量。男性为 2.6L，女性为 1.9L。

6. 肺活量(VC)　是指在最大吸气后，再用力呼气所能呼出的最大气体量。VC=TV+IRV+ERV，男性为 3.5L，女性为 2.5L。

7. 功能残气量(FRC)　是指平静呼气末存留于肺内的气体量，正常约为 2.5L。

8. 肺总容量(TLC)　是指用力做最大吸气后肺内所容纳的气体量。男性为 5L，女性为 3.5L。

学习小结

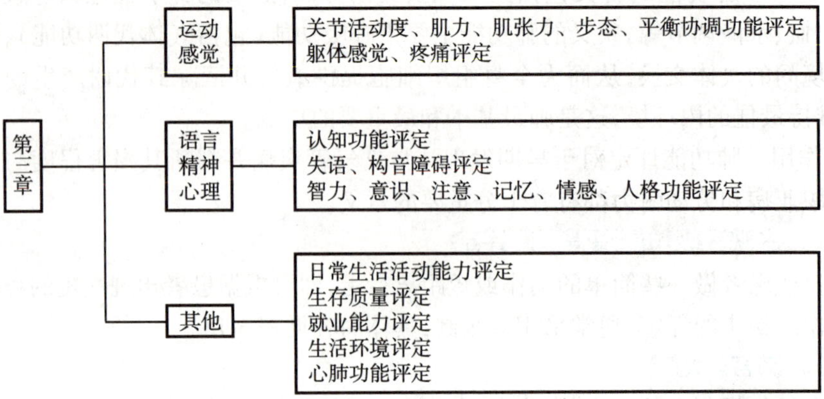

复习思考题

1. 帕金森患者如何进行日常生活活动能力评定？
2. 老年痴呆患者如何进行知觉障碍评定？
3. 脑卒中患者主要从哪些方面进行评定？

（张昊旻）

笔记

第四章

社区康复基本治疗技术

学习目的

通过学习掌握社区常用的中医康复治疗技术(针灸、推拿、导引及刮痧等)、物理疗法、作业疗法、言语疗法、心理疗法;熟悉相关的假肢、矫形器及其他辅助器具的应用,并在此基础上掌握相关的康复护理技术,为学习以后各章节的社区康复治疗内容奠定基础。

学习要点

针灸疗法的概念及毫针刺法、灸法、拔罐法的应用原则、操作要领;推拿疗法的概念及相关手法的应用原则、操作要领;运动疗法的概念及相关技术的治疗原理、治疗作用、治疗方法及临床应用;电疗法、光疗法、超声疗法等物理因子的治疗原理、治疗作用及其临床应用;作业疗法的定义、特点、治疗原则及其在社区中的应用;电针法、头针、耳针及特殊针法的操作方法及适应范围;导引疗法的概念及相关功法的应用原则、操作要领;言语疗法、心理康复、社区常用的康复辅助器具的应用;中医其他疗法包括饮食、熏洗及刮痧的相关内容;常用的康复护理技术在社区中的应用等。

第一节 针灸疗法

针灸疗法是在中医理论尤其是经络腧穴理论的指导下,采用针刺、艾灸等来防治疾病的治疗方法。针灸疗法是重要的中医外治疗法,属于非药物疗法。因此,无药物毒副作用是其突出特点与优势。在疾病的治疗与康复方面,多应用针刺疗法;在以防病延年为目的的养生方面,艾灸法应用最多,其次是拔罐法。

一、毫针刺法

毫针基本操作技术包括持针法、进针法、行针法、留针法、出针法等针刺方法。

(一)持针法

施术者持毫针保持其端直坚挺的方法。临床常用右手持针行针,称为刺手。持针法以三指持针法为主,这是持针法操作的总则。持针法有两指持针法、三指持针法、四指持针法、持针身法和两手持针法。

(二)押手法

施术者用手按压、循摄穴位皮肤和相关经脉,以协同刺手进针行针的方法。临床

笔记

常用左手按压爪切穴位，称为押手。针刺时押手的正确运用，有揣穴定位、爪切固定、减轻疼痛、激发经气等实用意义。押手一般可分为指按和掌按两法。

（三）进针法

又称下针法，是将毫针刺入皮下腧穴的技术方法。临床常用的进针法，有双手、单手、管针三类。如从进针速度而言，又有快速进针与缓慢进针的区别。不论哪一种进针法，其关键在于根据腧穴部位的解剖特点，选择合适的毫针，并重视"治神"和进针的配合，以达到无痛或微痛的进针。

1. 双手进针法　左手按压爪切，右手持针刺入，双手配合进针的操作方法。

（1）指切进针法：又称爪切进针法，用左手拇指或示指端切按在腧穴位置旁，右手持针，紧靠左手指甲面将针刺入腧穴。此法适宜于短针的进针。

（2）夹持进针法：用左手拇、示二指持捏消毒干棉球，夹住针身下端，右手拇、示指持针柄，将针尖固定在腧穴表面，右手捻动针柄，将针刺入腧穴。此法适用于长针的进针。

（3）舒张进针法：用左手拇、示二指或示、中二指将所刺腧穴部位的皮肤向两侧撑开，使皮肤绷紧，右手持针，使针从左手拇、示二指或示、中二指的中间刺入。此法主要用于皮肤松弛部位的腧穴。

（4）提捏进针法：用左手拇、示二指将针刺部位的皮肤轻轻提捏起，右手持针，从捏起的上端将针刺入。此法主要用于皮肉浅薄部位的进针，如面部穴位的进针。

2. 单手进针法　以右手拇、示指夹持针柄，中指指端靠近穴位，指腹抵住针体下段，拇、示指向下用力按压时，中指随之屈曲，将针刺入，直刺至所要求的深度。多用于较短的毫针。

此外，还有管针进针法、快速进针法和缓慢进针法等。

（四）进针的角度和方向

1. 进针角度　指进针时可根据腧穴部位特点与针刺要求，合理选择针体与皮肤所形成角度。一般分为直刺、斜刺和横刺三种。

（1）直刺法：将针体垂直刺入皮肤，针体与皮肤呈 90°。适用于大多数穴位，浅刺与深刺均可。

（2）斜刺法：将针体与皮肤呈 45°左右，斜刺入皮肤。适用于骨骼边缘和不宜深刺者，如需避开血管、肌腱时也可用此法。

（3）平刺法：又称沿皮刺、横刺。沿皮下进针，横刺腧穴，使针体与皮肤呈 15°左右，针体几乎贴近皮肤。适用于头面、胸背及皮肉浅薄处。

2. 针向调整　针刺入穴位后，根据针感强弱及其传导方向等情况，及时退针、调整针向以激发经气的方法。

（五）针刺深浅

针刺深浅，是根据腧穴部位特点和病情需要，在针刺得气取得疗效前提下，结合患者体质、针刺时令等因素，正确掌握针刺深度的方法。

1. 依据腧穴部位定深浅　一般肌肉浅薄，内有重要脏器处宜浅刺；肌肉丰厚之处宜深刺。如头面、胸背部及四肢末端腧穴当浅刺；腰背、四肢、腹部穴位可适当深刺。

2. 依据证候性质定深浅　热证、虚证宜浅刺；寒证、实证宜深刺。表证，可浅刺以

笔记

宜散；里证，宜深刺以调气等。总之，应依据疾病证候之性质来选择针刺深浅。

3. 依据疾病部位定深浅　一般病在表、在肌肤宜浅刺；在里、在筋骨、脏腑宜深刺。

4. 依据体质定深浅　一般肥胖、强壮、肌肉发达者宜深刺；消瘦、虚弱、肌肉脆薄者宜浅刺。成人深刺，婴儿浅刺。

5. 依据时令定深浅　一般是“春夏宜刺浅，秋冬宜刺深”。

（六）行针法

行针是针刺后为了针下得气，产生针感，使针感循经传导的操作技术，主要有基本手法和辅助手法两类。

1. 基本手法

（1）提插法：是针刺过程中行针的一种基本手法，提插法包括上提和下插两个动作，即针体在腧穴空间上下的运动。提针和插针两者相对，一上一下，是进针达到一定深度后，在所要求的层次或幅度内反复操作的手法。

（2）捻转法：是拇、示指持针，捻动针体使针左右均匀旋转的手法，即针体进入穴位一定深度以后，用拇指和示指持针，并用中指微抵针体，通过拇、示指来回旋转捻动，反复交替而使针体转动。作为一种基本手法，本法临床应用广泛。

2. 辅助手法　包括循法、刮柄法、弹柄法、搓柄法、摇柄法等。

（七）导气法

针刺手法名，根据《灵枢・五乱》中：“徐入徐出，谓之导气”。由浅层徐徐插入深层，再从深层徐徐提退至浅层；或由深层徐徐提退至浅层，再从浅层徐徐插至深层。根据从阳引阴、从卫取气，从阴引阳、从营置气的原则，在进针得气后作导气手法。

（八）平补平泻法

进针至穴位一定深度，用缓慢的速度，均匀平和的用力，边捻转、边提插，上提与下插、左转与右转的用力、幅度、频率相等，并注意捻转角度要在90°~180°之间，提插幅度尽量要小，从而使针下得气，留针20~30分钟，再缓慢平和地将针渐渐退出。

（九）留针法

留针法，是针刺得气后，将针体留置穴内，让它停留一段时间后，再予出针的方法。临床可分为静留针法和动留针法两种，根据病情和患者体质不同而分别使用。

（十）出针法

出针是毫针技术操作过程的最后步骤，是针刺达到要求后将针取出的方法。临床上，出针法应根据证候虚实、患者体质、针刺深浅和腧穴特点等具体情况正确施行，否则会影响疗效，甚至会引起出血、血肿等不良后果。

出针前，稍捻转针柄，待针下轻松滑利时方可出针。出针时，左手持一消毒干棉球按压穴位（或夹持针体底部），右手拇、示指持针柄，捻针退出皮肤。出针后，一般宜用棉球按压针孔，以防出血。

（十一）得气及候气的相关技术

得气，是毫针进针后施以一定的行针手法，使针刺腧穴部位产生针刺的感应，这种针刺的感应就是得气。得气与否与针刺疗效关系密切，《灵枢・九针十二原》说：“刺之要，气至而有效”。一般来说，得气迅速，疗效就好；得气迟缓，疗效就差；若不得气，

笔记

就没有治疗效果。常用的方法介绍如下：

1. 候气法　针刺入腧穴后，留针等待经气而至的方法，又称留针候气法。进针后气不至，留针片刻，有候气、待气而至的作用。候气时，可以安静地等待较长时间，也可以间歇地运针，施以各种催气手法，直到气至为止。

2. 催气法　针刺入腧穴后，通过一些手法，催促经气速至针下的方法。临床常用的催气方法有搜气法、循摄法和弹震法，临床上使用摇、搓、捻、飞、刮等方法，常常也能达到催气的目的。

3. 守气法　针下得气之后使气留守勿去的方法。本法可使已经出现的得气感应保持一定的强度和时间。常用的守气方法有推弩法和搬垫法。

4. 调气法　从广义上讲，针刺的目的就是通过调整人体经络之气，使失去平衡的阴阳之气得到调理归于平秘。故《灵枢·刺节真邪论》说："用针之类，在于调气"。临床上得气后可以使阻滞的经气流通，因而使"痛则不通"变为"通则不痛"，致疼痛减轻或消失。

二、灸法

灸，灼烧的意思。灸法主要是借灸火的热力给人体以温热性刺激，通过经络腧穴的作用，以达到防治疾病目的的一种方法。施灸的原料很多，但以艾叶作为主要原料。灸法的作用主要有温经散寒、扶阳固脱、消瘀散结、防病保健，临床上多用于治疗以虚证、寒证及阴证为主的各类病证。灸法的种类如下：

（一）艾炷灸

艾炷灸是将纯净的艾绒放在平板上，用手搓捏规格大小不同的圆锥形艾炷，置于施灸部位点燃而治病的方法。常用的艾炷小者如麦粒大，中者如半截枣核大，大者如半截橄榄大。每燃烧尽一个艾炷，称为一壮。施灸时，即以艾炷的大小和壮数多少来掌握刺激量的轻重。艾炷灸可分为直接灸和间接灸两类。

1. 直接灸　又称明灸、着肤灸，是将大小适宜的艾炷直接放在皮肤上施灸的一种方法。根据灸后皮肤有无烧伤化脓，又分为瘢痕灸和无瘢痕灸两种。

2. 间接灸　是指用药物或其他材料将艾炷与施灸腧穴部位的皮肤隔开进行施灸的方法，故又称隔物灸。间接灸所用间隔药物或材料很多，如以生姜间隔者，称隔姜灸；用食盐间隔者，称隔盐灸；以附子饼间隔者，称隔附子饼灸。

（二）艾条灸

艾条灸即用桑皮纸将艾绒包裹卷成圆筒形的艾卷，将其一端点燃，对准穴位或患处进行施灸的一种方法。

艾条灸可分为悬灸和实按灸两种方式。

1. 悬灸　施灸时将艾条悬放在距离穴位一定高度上进行熏烤，不使艾条点燃端直接接触皮肤。根据实际操作方法不同，分为温和灸、雀啄灸和回旋灸。

2. 实按灸　将点燃的艾条隔布或隔棉纸数层实按在穴位上，使热气透入皮肉深部，火灭热减后重新点燃按灸，称为实按灸。常用的实按灸有太乙针灸和雷火针灸。

（三）温针灸

温针灸是针刺与艾灸相结合的一种方法，适用于既需要留针又适宜用艾灸的病

笔记

证。操作方法是:在针刺入腧穴,得气后并给予适当补泻手法而留针,将针留在适当的深度,在针柄上穿置一段长约2cm的艾卷施灸,直待燃尽,除去灰烬,再将针取出。此法是一种简而易行的针灸并用的方法,其艾绒燃烧的热力可通过针身传入体内,使其发挥针和灸的作用,达到治疗的目的。

(四)温灸器灸

温灸器是一种专门用于施灸的器具,用温灸器施灸的方法称温灸器灸。临床常用的温灸器有温灸盒和温灸筒。施灸时,将艾绒点燃后放入温灸筒或温灸盒里的铁网上,然后将温灸筒或温灸盒放在施灸部位即可。适用于灸治腹部、腰部的一般常见病,对小儿孕妇及畏惧灸治者最为适宜。

(五)灯火灸

灯火灸又名"灯草灸""油捻灸",是民间沿用已久的简便灸法。方法是取10~15cm长的灯心草一根,以麻油浸之,燃着后快速对准穴位猛一接触,听到"叭"的一声迅速离开,如无爆淬之声可重复1次。具有疏风解表、行气化痰、清神止搐等作用,多用于小儿痄腮、喉蛾、吐泻、胃痛、腹痛、惊风等病证。

(六)天灸

天灸又称药物灸、发泡灸,是用对皮肤有刺激性的药物涂敷于穴位或患处,使局部充血、起泡,犹如灸疮,选取一年中气候最冷和最热的冬至和三伏天前后在相应穴位上进行敷贴,故名天灸,对过敏性鼻炎、慢性支气管炎、肺气肿、哮喘和体质虚弱等病症疗效较好。

(七)其他

1. 穴位敷贴法　穴位敷贴法是指在某些穴位上敷贴药物,通过药物和腧穴的共同作用以治疗疾病的一种方法。其中某些带有刺激性的药物(如斑蝥、白芥子、甘遂、蓖麻子等)捣烂或研末,敷贴穴位,可以引起局部发泡化脓如"灸疮",则又称为"天灸"或"自灸"。若将药物贴敷于神阙穴,通过脐部吸收或刺激脐部以治疗疾病时,又称"敷脐疗法"或"脐疗"。除极少数有毒,本法一般无危险性和毒副作用,较为安全、简便,对于衰老稚弱者、药入即吐者尤宜。

凡是临床上有效的汤剂、丸剂,一般都可以熬膏或研末用作穴位敷贴。但与内服药相比,其自身又有以下特点:

(1) 应用通经走窜、开窍活络之品,如:冰片、麝香、丁香、花椒、白芥子、姜、葱、蒜、细辛、白芷等。

(2) 多选气味俱厚之品,有时甚至选用力猛有毒的药物,如生南星、生半夏、川乌、草乌、巴豆、斑蝥、附子、大戟等。

(3) 选择适当溶剂调和敷贴药物或熬膏,以达药力专、吸收快、收效速的目的。

本法临床应用范围相当广泛,既可治疗某些慢性病,又可治疗一些急性病。治疗病症主要有:感冒、急慢性支气管炎、支气管哮喘、风湿性关节炎、面神经麻痹、神经衰弱、胃肠神经官能症、腹泻、阳痿、月经不调、痛经、子宫脱垂、厌食、遗尿等。此外还可用于防病保健。

2. 热敏灸　即腧穴热敏化艾灸疗法,又称热敏悬灸,简称"热敏灸",属于灸疗法的一种。能激发透热、扩热、传热、局部微热远部热、表面微热深部热、非热觉等热敏灸感和经气传导,并施以个体化的饱和消敏灸量,从而提高艾灸疗效的一种新疗法。优

笔记

点是不用针、不接触人体，无伤害、痛苦小、副作用小。临床上对一些寒性痛证效果较好，对前列腺炎、阳痿、性冷淡、肠胃不适、月经不调、痛经、乳腺小叶增生、面瘫等各类慢性退行性、功能性病变也有一定的疗效。

三、拔罐法

拔罐法是以罐为工具，利用燃烧、抽气等方法排除罐内空气，造成负压，使之吸附于腧穴或应拔部位的体表，产生刺激，使局部皮肤充血、瘀血，以达到防治疾病的目的。拔罐法具有操作简便、使用安全、适应广泛等优点。罐的种类很多，目前临床常用的是竹罐、陶罐、抽气罐和玻璃罐。

（一）火罐法

火罐法主要使用玻璃罐，即利用火燃烧的热力排除罐内空气，以形成负压，使罐体吸拔在皮肤上。火罐法吸拔力的大小与罐具的大小和深度、罐内燃火的温度和方式、扣罐的时机与速度及在扣罐时空气进入罐内的多少等因素有关。如罐具深而且大，在火力旺时扣罐，罐内热度高，扣罐动作快，下扣时空气进入罐内少，则罐的吸拔力大，反之则小。

火罐法具体操作有闪火法、投火法、贴棉法、架火法和滴酒法五种，可根据具体需要灵活选择，临床应用较多的是闪火法。闪火法的操作：用镊子或止血钳等夹住95%乙醇棉球，点燃后在火罐内壁中段绕1~2圈，或稍作短暂停留后，迅速退出并及时将罐扣在施术部位上。

（二）水罐法

水罐法常用竹罐。将竹罐放入水中或药液中煮沸2~3分钟，然后用镊子将罐倒置（罐口朝下）夹起，迅速用多层干毛巾捂住罐口片刻，以吸去罐内的水液，降低罐口温度（但保持罐内热气），趁热将罐拔于应拔部。此法适用于任何部位拔罐。其吸拔力小、操作需快捷。

（三）抽气罐法

先将抽气罐紧扣在应拔部位，用抽气装置将罐内的部分空气抽出，使其吸拔于皮肤上。常用有注射器抽气罐法、按压抽气罐法、橡皮排气球抽气罐法及电动抽气罐法等种类。此法适用于任何部位拔罐。

四、电针法

电针法，是将针刺入腧穴得气后，在针具上通以接近人体生物电的微量电流，利用针和电两种刺激相结合，以防治疾病的一种方法。其优点是能代替人做较长时间的持续运针，节省人力；且能比较客观地控制刺激量；集毫针刺法和电疗于一体。电针器的种类很多，主要有交流、直流可调电针机，音频振荡电针机，晶体管电针机等。

（一）操作方法

1. 配穴处方　电针的处方配穴与针刺法相同。一般选其中的主穴，配用相应的辅助穴位，多选同侧肢体的1~3对穴位为宜。

2. 电针方法　针刺入穴位有得气感应后，将输出电位器调至0位，负极接主穴，正极接配穴，也有不分正负极，将两根导线任意接在两个针柄上，然后打开电源开关，选好波型，慢慢调高至所需输出电流量。通电时间一般在5~20分钟，用于镇痛则一般在15~45分钟。如感觉弱时，可适当加大输出电流量，或暂时断电1~2分钟后再行通电。当达到预定时间后，先将输出电位器退至0位，然后关闭电源开关，取下导线，最后按一般起针方法将针取出。

3. 电流的刺激强度　当电流开到一定强度时，患者有麻刺感，这时的电流强度称为“感觉阈”。如电流强度再稍增加，患者会突然产生刺痛感，能引起疼痛感觉的电流强度称为“痛阈”。感觉阈和痛阈因人而异，在各种病理状态下其差异也较大。一般情况下在感觉阈和痛阈之间的电流强度，是治疗最适宜的刺激强度。但此范围较小，须仔细调节。超过痛阈的电流强度，患者不易接受，应以患者能耐受的强度为宜。

（二）作用和适应范围

电针可调整人体生理功能，有止痛、镇静、促进气血循环、调整肌张力等作用。电针的适应范围基本和毫针刺法相同，故其治疗范围较广。临床常用于各种痛证、痹证和心、胃、肠、胆、膀胱、子宫等器官的功能失调，以及癫狂和肌肉、韧带、关节的损伤性疾病等，并可用于针刺麻醉。

脉冲电是指在极短时间内出现的电压或电流的突然变化，即电容的突然变化构成了电的脉冲。一般电针仪输出的基本波就是这种交流脉冲，常为双向尖脉冲或双向矩形脉冲。常用的电针输出波形有：①疏密波，常用于扭挫伤、关节周围炎、坐骨神经痛、面瘫、肌无力、局部冻伤等病症；②断续波，常用于治疗痿证、瘫痪等；③连续波，常用于治疗痿证和各种软组织损伤及慢性疼痛等。

五、头针

头针又称头皮针，是在头部特定的穴位进行针刺防治疾病的一种方法。头针的理论依据主要有两个：一是根据传统的脏腑经络理论，二是根据大脑皮质的功能定位在头皮的投影，选取相应的头穴线。因头部肌肉浅薄、血管丰富，在临床上常采用沿皮透刺穴的方法，并结合捻转、提插等手法施术。

头针常以国际通用的头皮针标准治疗线为刺激部位，沿皮透刺，以下介绍一些主要的头穴定位和主治。

（一）额中线

在额部正中发际内，自发际上5分处即神庭穴起，向下刺1寸。主治神志病，头、鼻、舌、眼、咽喉病等。如神昏、失眠、头痛、鼻塞、目赤、咽痛等。

（二）额旁1线

在额部，位于额正中线外侧，直对眼内角，自发际上5分处即眉冲穴起，向下刺1寸。主治肺、心等上焦病症。如咳嗽、胸痛、感冒、气喘、失眠、眩晕、心悸、胸痹心痛等。

（三）额旁2线

在额部，位于额旁1线外侧，直对瞳孔，自发际上5分处即头临泣穴起，向下刺1寸。主治脾、胃、肝、胆等中焦病症，如胃痛、泄泻、腹胀、胁痛等。

（四）额旁3线

在额部，位于额旁2线外侧，直对眼外角，在头维穴内侧0.75寸处发际上5分处，向下刺1寸。主治肾、膀胱等下焦病症，如阳痿、遗精、癃闭、尿频、遗尿等。

（五）顶中线

在头顶部，位于前后正中线上，自百会穴至前顶穴。主治腰腿足病症，如瘫痪、麻木、疼痛，及脱肛、阴挺、小儿遗尿、眩晕、头痛等。

（六）顶颞前斜线

在头部侧面，头顶至头颞部，自前神聪穴起至悬厘穴的连线。主治运动功能障碍病症，如瘫痪等。可将全线分为5等份，上1/5治下肢瘫痪，中2/5治上肢瘫痪，下2/5治面瘫、运动性失语、流涎。

（七）顶颞后斜线

在头部侧面，头顶至头颞部，位于顶颞前斜线之后1.5寸，即自百会穴至曲鬓穴的连线。主治感觉功能障碍病症，如疼痛、麻木、瘙痒等。可将全线分为5等份，上1/5治下肢感觉异常，中2/5治上肢感觉异常，下2/5治头面部感觉异常。

（八）顶旁1线

在头顶部，位于顶中线外侧1.5寸，即自通天穴起沿经向后刺1.5寸。主治腰腿病症，如下肢瘫痪、麻木、疼痛等。

（九）顶旁2线

在头顶部，位于顶旁1线外侧0.75寸，即自正营穴起沿经向后刺1.5寸。主治肩、臂、手等病症，如上肢瘫痪、麻木、疼痛等。

（十）颞前线

在头颞部，自颔厌穴至悬厘穴的连线。主治偏头痛、运动性失语、周围性面瘫及口腔病症等。

（十一）颞后线

在头颞部，自率谷穴至曲鬓穴的连线。主治偏头痛、眩晕、耳鸣、耳聋等。

（十二）枕上正中线

在头枕部，为枕外粗隆上方正中的垂直线，即自强间穴起至脑户穴的连线。主治眼病、腰脊痛等。

（十三）枕上旁线

在头枕部，与枕上正中线平行，并与之相距0.5寸处的直线。主治同枕上正中线。

（十四）枕下旁线

在头枕部，为枕外粗隆下方两侧2寸长的垂直线，即自玉枕穴至天柱穴。主治小脑疾病引起的平衡障碍、后头痛等。

六、耳针

耳针是在耳廓穴位上用针刺或其他方法进行刺激，从而防治疾病的一种方法。其治疗范围较广，操作方便，且对疾病的诊断也有一定的参考意义。

耳穴是指分布在耳廓上的一些特定区域。耳穴在耳廓的分布有一定的规律，根据形如胚胎的耳穴分布图看到：与头面相应的穴位在耳垂，与上肢相应的穴位居耳周，与躯干和下肢相应的穴位在对耳轮体部和对耳轮上、下脚，与内脏相应的穴位集中在耳甲。

耳穴的适应证主要有：

1. 疼痛性疾病：如各种扭挫伤、头痛和神经性疼痛等。

笔记

2. 炎性疾病及传染病：如急慢性结肠炎、咽喉炎、扁桃体炎、胆囊炎、流感、腮腺炎等。

3. 功能紊乱性疾病：如自主神经功能紊乱、心律不齐、高血压病、眩晕、月经不调、遗尿、神经衰弱等。

4. 过敏及变态反应性疾病：如荨麻疹、哮喘、过敏性鼻炎、过敏性结肠炎、过敏性紫癜等。

5. 内分泌代谢紊乱性疾病：如甲状腺功能亢进或低下、糖尿病、肥胖症、围绝经期综合征等。

6. 其他：耳穴有催乳、催产，预防和治疗输血、输液反应，同时还有美容、戒烟、戒毒、延缓衰老、防病保健等作用。

临床上耳穴常用的刺激方法主要有压丸法、针刺法、埋线法和穴位注射法，以压丸法最常用，即在耳穴表面贴敷压丸的一种简易疗法。此法既能持续刺激穴位，又安全无痛，无副作用，目前广泛应用于临床。压丸所选用材料就地取材，如王不留行籽、油菜籽、绿豆、小米、白芥子及磁珠等，临床多用王不留行籽。

七、特殊针法

（一）穴位注射法

穴位注射法，是将药水注入穴位以防治疾病的一种治疗方法。它可将针刺刺激和药物的性能及对穴位的渗透作用相结合，发挥其综合效应，故对某些疾病有特殊的疗效。

针具可用消毒的注射器和针头，可根据需要选用不同型号。选穴原则同针刺法，但作为本法的特点，常结合经络、穴位按诊法以选取阳性反应点。如在背部、胸腹部或四肢的特定穴部位出现的条索、结节、压痛以及皮肤的凹陷、隆起、色泽变异等，软组织损伤可选取最明显的压痛点。一般每次 2~4 穴，不宜过多。

凡是可供肌内注射用的药物，都可供穴位注射用。常用于制作注射液的中药有当归、丹参、红花、板蓝根、徐长卿、补骨脂、柴胡、鱼腥草、川芎等；西药有 25%硫酸镁，维生素 B_1、B_{12}、C、K_3，0. 25%~2%盐酸普鲁卡因，生理盐水，骨宁注射液等。

穴位注射法的适应范围很广，凡是针灸治疗的适应证大部分均可采用本法，如痹证、腰腿痛等。

（二）三棱针法

用三棱针刺破人体的一定部位，放出少量血液，达到治疗疾病的目的的方法，叫三棱针法。古人称之为“刺血络”或“刺络”，现代称为“放血疗法”。

三棱针的针刺方法一般分为点刺法、散刺法、刺络法、挑刺法 4 种。具有通经活络、开窍泻热、消肿止痛等作用。其适应范围较为广泛，凡各种实证、热证、瘀血、疼痛等均可应用。较常用于某些急症和慢性病，如昏厥、高热、中暑、中风闭证、咽喉肿痛、目赤肿痛、顽癣、痈疖初起、扭挫伤、痔疮、顽痹、头痛、丹毒、指（趾）麻木等。

（三）皮肤针法

运用皮肤针叩刺人体一定部位或穴位，激发经络功能，调整脏腑气血，以达到防治疾病的方法，叫皮肤针法。

笔记

皮肤针的叩刺部位，一般可分为循经叩刺、穴位叩刺、局部叩刺3种。针具和叩刺部位用75%乙醇消毒后，以右手拇指、中指、无名指握住针柄，示指伸直按住针柄中段，针头对准皮肤叩击，运用腕部的弹力，使针尖叩刺皮肤后，立即弹起，如此反复叩击。叩击时针尖与皮肤必须垂直，弹刺要准确，强度要均匀，可根据病情选择不同的刺激部位或刺激强度，刺激强度可以根据刺激的部位、患者的体质和病情的不同而决定，一般分轻、中、重3种。

皮肤针的适应范围很广，临床各种病症均可应用，如近视、视神经萎缩、急性扁桃体炎、感冒、慢性胃肠炎、便秘、头痛、失眠、腰痛、皮神经炎、斑秃、痛经等。

（四）皮内针法

皮内针法是将特制的小型针具固定于腧穴部位的皮内作较长时间留针的一种方法，又称“埋针法”。针刺入皮肤后，固定留置一定的时间，给腧穴以长时间的刺激，可调整经络脏腑功能，达到防治疾病的目的。

针刺部位多以不妨碍正常活动的腧穴为主，一般多选用背俞穴、四肢穴和耳穴等，临床多用于某些需要久留针的疼痛性疾病和久治不愈的慢性病症，如神经性头痛、面神经麻痹、胆绞痛、腰痛、痹证、神经衰弱、高血压病、哮喘、小儿遗尿、痛经等。

第二节　推拿疗法

推拿疗法也是中医防治疾病的重要方法之一。推拿又称按摩，属于中医外治法的范畴，是指用手或肢体的其他部位，或借助一定的器具，在人体体表做规范化的动作，达到防治疾病的一种治疗方法。推拿疗法具有操作简便、适应证广、疗效显著、经济安全等特点。

目前根据手法的动作形态，把手法分为摆动类、摩擦类、挤压类、振动类、叩击类和运动关节类等六大类手法，每类各由数种手法组成，并选择其中常用手法予以介绍。

一、摆动类手法

以指、掌、鱼际部着力，吸定患者体表的穴位或部位，使指、掌、鱼际部和腕部作连续摆动的一类手法，称为摆动类手法。这类手法有㨰法、一指禅推法、揉法等。

（一）㨰法

以手背近小指部吸附于体表施术部位，通过腕关节的屈伸和前臂的旋转运动，使小鱼际与手背在施术部位上做持续不断的滚动，称为㨰法(图4-1)。

1. 操作　拇指自然伸直，余指自然屈曲，无名指与小指的掌指关节屈曲约90°，手背沿掌横弓排列呈弧形，以手背近小指部吸附于体表施术部位上，以肘关节为支点，前臂做旋转运动，带动腕关节做屈伸运动，使小鱼际和手背尺侧在施术部位上进行持续不断的滚动。

2. 临床应用　本法着力面积大，压力也大，刺激柔和舒适，主要用于颈项、肩背、腰臀、四肢等肌肉丰厚处。具有舒筋通络、滑利关节、缓解肌肉痉挛等作用。临床主要用于颈椎病、肩周炎、腰椎间盘突出症、偏瘫、痛经等病症。

笔记

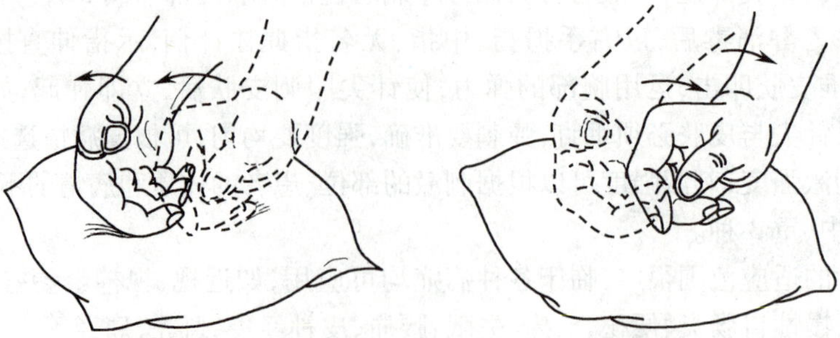

图 4-1　㨰法

（二）揉法

以手指指腹、大鱼际、掌根或全掌着力，吸定于体表施术部位上，做轻柔和缓的环旋转动，且带动吸定部位组织运动，称为揉法。根据操作接触面的不同分为掌揉法和指揉法。掌揉法分为大鱼际揉法、掌根揉法和（全）掌揉法；指揉法分为中指揉法、三指揉法和拇指揉法。

1. 操作

（1）大鱼际揉法：沉肩、垂肘，腕关节放松，呈微屈或水平状。拇指内收，余四指自然伸直，用大鱼际附着于施术部位上。以肘关节为支点，前臂作主动运动，带动腕关节摆动，使大鱼际在施术部位上轻缓柔和的环旋揉动，并带动吸定部位的皮下组织一起运动。

（2）掌根揉法：肘关节微屈，腕关节放松并略背伸，手指自然弯曲，以掌根附着于施术部位。以肘关节为支点，前臂作主动运动，带动腕及手掌连同前臂作小幅度的回旋揉动，并带动吸定部位的皮下组织一起运动。

（3）拇指揉法：以拇指指腹着力于施术部位，余四指置于相应的位置以支撑助力，腕关节微悬。以肘关节为支点，前臂作主动运动，带动拇指，使拇指指腹在施术部位上做轻柔的环旋运动，并带动吸定部位的皮下组织一起运动。

（4）中指揉法：中指伸直，示指搭于中指远端指间关节背侧，腕关节微屈，用中指指腹着力于施术部位。操作术式与拇指揉法相同。

（5）三指揉法：示指、中指、无名指并拢，三指指腹着力，操作术式与拇指揉法相同。

2. 临床应用　本法轻柔缓和，刺激平和舒适，适用于全身各部位。具有醒神明目、宽胸理气、健脾和胃、活血祛瘀、缓急止痛等作用。临床主要用于软组织损伤、胸闷、胁痛、便秘、泄泻、头痛、眩晕等病症。

（三）一指禅推法

以拇指指端、指腹或桡侧偏峰着力，通过腕部的往返摆动，使手法所产生的功力通过拇指持续不断的作用于施术部位或穴位上，称为一指禅推法。

1. 操作　拇指伸直，余指自然屈曲，以拇指指端或指腹着力于体表施术部位或穴位上。沉肩、垂肘、悬腕，前臂主动运动，带动腕关节有节律地摆动，使产生的功力通过指端或指腹轻重交替，持续不断地作用于施术部位或穴位上。操作时必须做到：沉肩、垂肘、悬腕、指实、掌虚。

2. 临床应用 其接触面积小，深透性好，适用于全身各部，以经络、穴位、头面、胸腹部应用较多。临床治疗头痛、失眠、面瘫、高血压、近视、月经不调及消化系统等病症。

二、摩擦类手法

以掌、指或肘贴附在体表作直线或环旋移动称摩擦类手法。本类手法包括推法、擦法、摩法、搓法、抹法等。

（一）推法

以指、掌、拳或肘部着力于体表一定部位或穴位上，做单方向的直线或弧形推动，称为推法。

1. 操作

（1）指推法：以拇指端着力于施术部位或穴位上，余四指置于相应的位置以固定助力，腕关节略屈曲。拇指及腕部主动施力，向示指方向单方向直线推动。

（2）掌推法：以掌根部着力于施术部位，腕关节略背伸，以肩关节为支点，上臂部主动施力，通过肘、前臂、腕，使掌根部向前方做单方向直线推动。

（3）拳推法：手握实拳，以示指、中指、无名指及小指的近侧指间关节的突起部着力于施术部位，腕关节挺劲伸直，肘关节略屈。以肘关节为支点，前臂主动施力，向前呈单方向直线推动。

（4）肘推法：屈肘，以肘关节尺骨鹰嘴突起部着力于施术部位，另一手臂抬起，以掌扶握屈肘侧拳顶以固定助力。以肘关节为支点，上臂部主动施力，做较缓慢的单方向直线推动。

2. 临床应用 适用于全身各部。具有疏通经络、行气活血、消肿止痛、舒筋缓急等作用。临床多用于头痛、头晕、失眠、腰腿痛、项强、风湿痹痛及软组织损伤等病症。

（二）摩法

用指或掌在体表做环形摩动，称为摩法。分为指摩法和掌摩法两种。

1. 操作

（1）指摩法：指掌部自然伸直，示指、中指、无名指和小指并拢，腕关节略屈。以示指、中指、无名指及小指指面附着于施术部位，以肘关节为支点，前臂主动运动，使指面随同腕关节做环形摩动。

（2）掌摩法：手指自然伸直，沉肩、垂肘，腕关节放松并略背伸，将手掌平放于施术部位上。以肘关节为支点，前臂主动运动，使手掌随同腕关节做环形摩动。

2. 临床应用 本法刺激量较小，轻柔而舒适，适用于全身各部，尤以腹部应用较多。摩法消瘀散结的作用较好。临床主要用于脘腹胀满、消化不良、泄泻、便秘、月经不调、痛经及软组织损伤等病症。

（三）擦法

用指或掌贴附于一定部位，做快速的直线往返运动，使之摩擦生热，称为擦法。

1. 操作 以示指、中指、无名指和小指指面或掌面及手掌的大、小鱼际置于体表施术部位，腕关节放平。以肘或肩关节为支点，前臂或上臂做主动运动，使着力部位在

笔记

体表做均匀的上下或左右直线往返摩擦移动，使施术部位产生一定的热量。有指擦法、掌擦法、大鱼际擦法及小鱼际擦法等。

2. 临床应用　适用于全身各部。具有温经通络、活血化瘀、消肿止痛、温肾壮阳等作用。临床主要用于消化系统、呼吸系统及运动系统疾病。

（四）搓法

用双手掌面对称地夹住肢体的一定部位，做相反方向的快速搓动，称为搓法。

1. 操作　以双手掌面夹住施术部位，令受术者肢体放松。以肘关节和肩关节为支点，前臂与上臂主动施力，做相反方向的较快速搓动，并同时缓慢地做上下往返移动。

2. 临床应用　搓法是一种刺激较为温和的手法，主要适用于四肢、胸胁等部位，尤以上肢部应用较多。具有滑利关节、舒筋通络、调和气血、疏肝理气、消除疲劳等作用。临床常用于肢体酸痛、关节活动不利等病症。

（五）抹法

以拇指指腹或掌面着力，紧贴于体表一定部位，做上下或左右直线或弧形曲线的往返抹动，称为抹法。分指抹法与掌抹法两种。

1. 操作

（1）指抹法：以单手或双手拇指指腹置于施术部位上，余指置于相应的位置以固定助力。以拇指的掌指关节为支点，拇指主动运动，做上下或左右直线或弧形曲线的往返抹动。

（2）掌抹法：以单手或双手掌面置于一定的施术部位上。以肘关节和肩关节为支点，前臂主动施力，腕关节放松，做上下或左右直线或弧形曲线的往返抹动。

2. 临床应用　本法具有镇静安神、活血通络、解除痉挛等作用。临床主要用于感冒、头痛、面瘫及肢体酸痛等病症。

三、挤压类手法

用指、掌或肢体其他部分按压或对称性挤压体表，称挤压类手法。本类手法包括按法、点法、捏法、拿法、捻法、拨法、踩跷法等。

（一）按法

以指或掌按压体表一定部位或穴位，逐渐用力，按而留之，称为按法。按法以指按法和掌按法应用较多，常与揉法结合应用，组成“按揉”复合手法。

1. 操作

（1）指按法：以拇指端或指腹置于施术部位或穴位上，余指张开，置于相应部位以支撑助力，腕关节悬屈。以腕关节为支点，拇指主动施力，垂直向下按压。当按压力达到所需的力度后，要稍停片刻，即所谓的“按而留之”，然后松劲撤力，再做重复按压（图 4-2）。

（2）掌按法：以单手或双手掌面重叠置于施术部位。以肩关节为支点，利用身体上半部的重量，通过上臂、前臂传至手掌部，垂直向下按压（图 4-3）。

2. 临床应用　指按法适用于全身各部，尤以经络、穴位常用；掌按法适用于腰背部、胸腹部及下肢后侧等。具有活血止痛、疏通经络、调节脏腑、开通闭塞、矫正畸形等作用。临床常用于头痛、腰背痛等各种痛症及软组织损伤等病症。

笔记

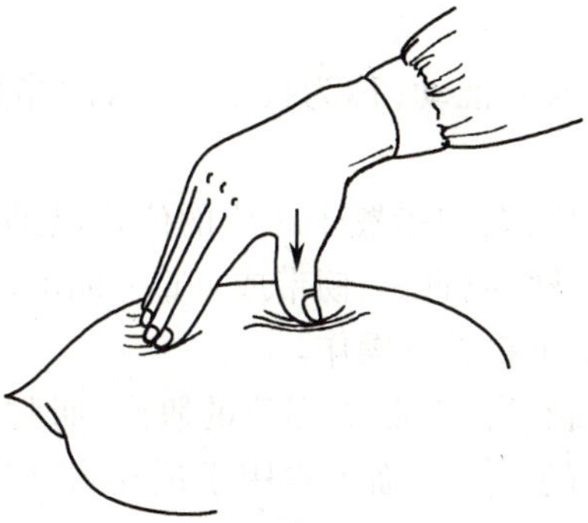

图 4-2　指按法

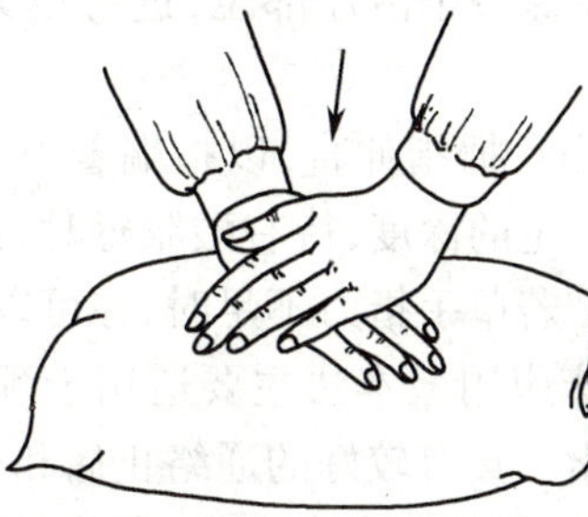

图 4-3　掌按法

（二）点法

以指端或关节突起部着力于一定的施术部位或穴位，持续地进行点压，称为点法。主要包括指点法和肘点法。

1. 操作

(1) 指点法：手握空拳，拇指伸直并紧靠示指中节，以拇指端着力于施术部位或穴位上。前臂与拇指主动发力，进行持续点压。

(2) 肘点法：屈肘，以尺骨鹰嘴突起部着力于施术部位或穴位上。以肩关节为支点，用身体上半部的重量通过肩关节、上臂传递至肘部，进行持续点压。

2. 临床应用　点法着力面小，刺激量大，感应强。适于全身各部穴位。具有较明显的通经止痛作用。临床主要应用于各种痛症。

（三）捏法

用拇指和其他手指在施术部位作对称性的挤压，称为捏法。

1. 操作　用拇指和示指、中指指面或拇指与其余四指指面夹住施术部位肢体或肌肤，相对用力挤压，随即放松，再用力挤压、放松，重复上述动作，并不断循序移动。

2. 临床应用　本法主要适用于头、颈项、四肢部。具有舒筋通络、行气活血等作用。临床常用于颈椎病、疲劳性四肢酸痛等病症。

（四）拿法

用拇指和其余手指的指腹相对用力，有节律性地提捏或揉捏肌肤或肢体，称为拿法。

1. 操作　以单手或双手的拇指与其他手指的指腹相对用力，捏住施术部位的肌肤或肢体，腕关节适度放松。以拇指同其余手指的对合力进行轻重交替，连续不断的捏提，并施以揉动。

2. 临床应用　本法主要用于颈、肩、四肢及头部。具有舒筋通络、行气活血等作用。临床常用于颈椎病、肩周炎、四肢酸痛等病症。

（五）捻法

用拇指、示指夹住治疗部位进行捏揉捻动，称为捻法。捻法一般为推拿辅助手法。

1. 操作　用拇指指腹与示指桡侧缘或指腹相对捏住施术部位，拇指与示指做相反方向主动运动，稍用力做较快速的捏、揉捻动，状如捻线。

2. 临床应用　本法主要适用于四肢小关节。具有理筋通络的作用，临床常用于指间关节扭伤、屈指肌腱腱鞘炎等病症。

笔记

（六）拨法

以拇指深按于治疗部位，进行单方向或往返的推动，称为拨法。又名“指拨法”“拨络法”。

1. 操作　拇指伸直，以指端着力于施术部位，余四指置于相应的位置以助力，拇指下压至一定的深度，待有酸胀感时，再做与肌纤维或肌腱、韧带成垂直方向的单向或来回推动。若单手指力不足时，亦可以双手拇指重叠进行操作。

2. 临床应用　本法主要适用于颈、肩、背、腰、臀、四肢等部位的肌肉、肌腱、韧带及痛性筋索。具有较好的通络止痛和松解粘连的作用。临床常用于颈椎病、肩周炎、腰背筋膜炎、腰椎间盘突出症、梨状肌综合征等病症。

（七）勒法

以屈曲的示、中两指的近侧指间关节紧夹住受术者的手指（足趾）根部，并用力向指（趾）端方向迅速捋出的手法，称为勒法。

1. 操作　以一手握住受术者的腕或踝部，另一手示、中两指屈曲呈“钳”状，夹持指（趾）根部。保持一定的勒压力量，由指（趾）根滑向指（趾）端。当最后滑移至指（趾）端时，还要稍加钳力，以加重对指（趾）端的刺激，并加快滑移的速度，迅速通过指（趾）端，往往可听到“嗒”的拔指声。

2. 临床应用　本法是一种主要用于四肢指、趾末端的辅助性治疗手法，具有舒筋活血、滑利关节、消麻止痛的功效。临床上常配合捻法、拿法等，以治疗指（趾）关节外伤以及颈椎病、腕管综合征、类风湿关节炎、中风偏瘫等疾病所致的指（趾）关节酸痛、肿胀、麻木及屈伸不利等。

四、振动类手法

以较高频率的节律性轻重交替刺激，持续作用于人体，称振动类手法。本类手法包括抖法、振法等。

（一）抖法

以单手或双手握住受术者肢体远端，用力做缓缓的连续不断的小幅度的上下抖动，称为抖法。抖法常与牵引法结合应用而成牵抖复合手法。

1. 操作

（1）抖上肢法：受术者取坐位或站立位，肩臂部放松。术者站在其前外侧，取马步势，身体略为前倾。沉肩，垂肘，肘关节屈曲约130°，腕部自然伸直，术者用双手握住受术者腕部，然后两前臂微用力做连续的小幅度的上下抖动，使抖动所产生的抖动波似波浪般地传递到肩部。

（2）抖下肢法：受术者仰卧位，下肢放松。术者站立其足端，准备态势同抖上肢法，用双手分别握住受术者两足踝部，将两下肢抬起，然后上、前臂部同时施力，做连续的上下抖动，使其下肢及髋部有舒松感。

2. 临床应用　本法适用于四肢、腰部，以上肢最为常用。具有调和气血、舒筋活络、放松肌肉、滑利关节等作用。临床常作为肩周炎、颈椎病、髋部伤筋、腰椎间盘突出症等病症的辅助治疗手法。

（二）振法

以掌或指着力于人体体表的一定部位或穴位上，做连续不断的振动，称为振法。

笔记

分为掌振法和指振法两种。

1. 操作　以掌面或示指、中指指腹着力于施术部位或穴位上，注意力集中于掌部或指部。掌、指及前臂部静止性用力，产生较快速的振动波，使受术部位或穴位有振动感，或有温热感。

2. 临床应用　指振法适用于全身各部穴位；掌振法多用于胸腹部。具有温中散寒、理气和中、消食导滞、行气活血等作用。临床主要用于头痛、失眠、胃下垂、胃脘痛、月经不调等病症。

五、叩击类手法

用手掌、拳背、手指、掌侧面等叩打体表，称叩击类手法。本类手法包括拍法、击法、弹法等。

（一）拍法

五指并拢用虚掌有节奏地拍打体表，称为拍法。

1. 操作　术者五指并拢，掌指关节微屈，使掌心空虚。上肢放松，肘关节微屈，腕部背伸，前臂主动运动，上下挥臂平稳而有节奏地用虚掌拍打施术部位。拍法可用单手操作，亦可双手同时操作。

2. 临床应用　本法主要适用于肩背、腰骶及下肢部。具有消除疲劳、解痉止痛、活血通络等作用。临床上常用于治疗慢性劳损、急性损伤、腰椎间盘突出症等病症。

（二）击法

用拳背、掌根、掌侧小鱼际、指尖及桑枝棒等击打体表施术部位，称为击法。分为拳击法、掌击法、侧击法、指击法和棒击法等。

1. 操作

（1）拳背击法：手握空拳，肘关节屈曲，腕关节伸直，前臂主动施力，用拳背有节律地平击施术部位。

（2）掌击法：手指自然松开，腕关节略背伸。前臂主动施力，用掌根有节律地击打施术部位。

（3）侧击法：掌指部伸直，腕关节略背伸，前臂主动施力，用小鱼际部有节律地击打施术部位。

（4）指击法：手指半屈，腕关节放松，前臂主动施力，以指端有节律地击打施术部位。

（5）棒击法：手握桑枝棒下端的1/3为击打着力面，前臂主动施力，节律性平击施术部位。

2. 临床应用　本法具有舒筋通络、调和气血、缓解痉挛等作用。临床常用于颈、腰椎疾患引起的肢体酸痛麻木、风湿痹痛、疲劳酸痛、肌肉萎缩等病症。

（三）弹法

1. 操作　用一手指的指腹紧压住另一手的指甲，用力弹出，连续弹击治疗部位。

2. 临床应用　本法可适用于全身各部，尤以头面、颈项部最为常用，具有舒筋通络、祛风散寒的作用。对项强、头痛等症，常用本法配合治疗。

笔记

六、运动关节类手法

使关节或半关节在生理活动范围内进行屈伸或旋转、内收、外展及伸展等被动活动，称为运动关节类手法。本类手法包括摇法、扳法、拔伸法等。

（一）摇法

使关节或半关节做被动的环转运动，称为摇法。包括颈项部、腰部和四肢关节部摇法。

1. 操作

（1）颈项部摇法：受术者取坐位，颈项部放松。术者立于其背后或侧方，以一手扶按其头顶后部，另一手托扶下颌部，两手协调，以相反的方向缓缓地使头颈部按顺时针或逆时针方向进行环形摇转。

（2）腰部摇法：受术者仰卧位，两下肢并拢，屈髋屈膝。术者双手分按其两膝部或一手按膝，另一手按于踝部，两手协调用力，做环形摇转运动。

（3）肩关节摇法：包括托肘摇肩法、握手摇肩法等。

1）托肘摇肩法：受术者坐位，术者立于其侧方。以一手按压于肩关节上方以固定，另一手托握肘部，使其前臂搭放于术者前臂上，手臂部协调施力，使肩关节做中等幅度的环形摇转运动。

2）握手摇肩法：受术者坐位，术者立于其侧方，一手扶住其肩关节上方，另一手握住其腕部，做肩关节顺时针或逆时针方向的环形摇转运动。

（4）肘关节摇法：受术者坐位，屈肘45°左右。术者一手托其肘后部，另一手握住腕部，双手协调，使肘关节做环形摇转运动。

（5）腕关节摇法：受术者坐位，掌心朝下。术者双手合握其手掌部，以两手拇指分按于腕背侧，余指端扣于大小鱼际部，两手臂协调用力，在稍牵引情况下做腕关节的环形摇转运动。

（6）髋关节摇法：受术者仰卧位，一侧下肢屈髋屈膝。术者一手扶按其膝部，另一手握其足踝部或足跟部。将髋、膝关节的屈曲角度调整到90°左右，然后两手协调用力，使髋关节做环形摇转运动。

（7）膝关节摇法：受术者俯卧位，一侧下肢屈膝。术者一手扶按股后部以固定，另一手握住足踝部，做膝关节的环形摇转运动。

（8）踝关节摇法：受术者仰卧位，下肢自然伸直。术者位于其足端，一手托住足跟，另一手握住足背部，在稍用力拔伸的情况下做环形摇转运动。

2. 临床应用　摇法重在活动关节，具有滑利关节、舒筋活血、分解粘连等作用。适用于全身各关节，临床用于各种软组织损伤及运动功能障碍等病症。

（二）扳法

使关节瞬间突然受力，做被动的旋转或屈伸、展收等运动，称为扳法。

1. 操作

（1）颈项部扳法

1）颈项部斜扳法：受术者坐位，颈项部放松，头略前倾。术者位其侧后方，以一手扶按头顶后部，另一手扶托其下颌，两手协同，使其头部向一侧旋转，当旋转至有阻力时，做一突发性的有控制的增大幅度的快速扳动，常可听到“喀”的弹响声（图4-4）。

2）颈椎旋转定位扳法：受术者坐位，颈项部放松，术者站其侧后方。以一手拇指顶按病变颈椎棘突旁，另一手托住对侧下颌部，令其低头，屈颈至拇指下感到棘突活动、关节间隙张开时，即保持这一前屈幅度，再使其向患侧屈至最大限度。然后将头部慢慢旋转，当旋转到有阻力时，随即做一突发性的有控制的增大幅度的快速扳动，常可听到"喀"的弹响声，同时拇指下亦有棘突弹跳感。

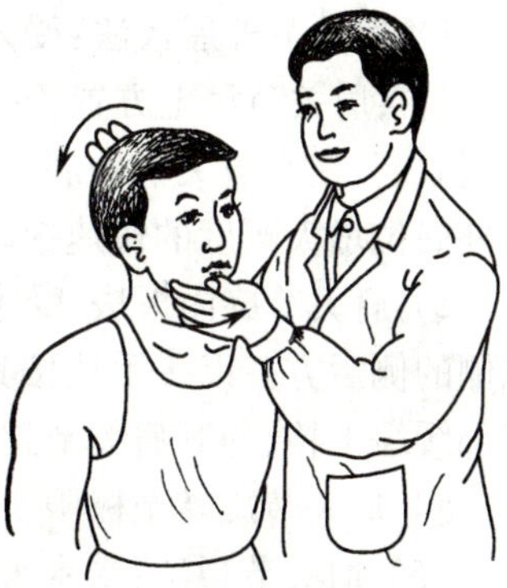
图 4-4　颈部斜扳法

（2）胸背部扳法

1）扩胸牵引扳法：受术者坐位，两手十指交叉扣住并抱于枕后部。术者立其后方，以一侧膝关节抵住其背部胸椎病变处，两手分别握扶住两肘部。先嘱其做前俯后仰运动，并配合深呼吸。如此活动数遍，待身体后仰至最大限度时，术者将其肘部向后方突然拉动，与此同时膝部向前顶抵，常可听到"喀"的弹响声。

2）胸椎对抗复位法：受术者坐位，两手十指交叉扣住并抱于枕后部。术者立于其后方，两手臂自其两腋下伸入并握住其两前臂下段，一侧膝部抵顶病变胸椎棘突处。然后握住前臂的两手用力下压，两前臂则用力上抬，使颈椎前屈并将其脊柱向上向后牵引，而抵顶病变胸椎的膝部也同时向前向下用力，与前臂的上抬形成对抗牵引。持续牵引片刻后，两手、两臂与膝部协同用力，做一突发性的有控制的增大幅度的快速扳动，常可听到"喀"的弹响声。

（3）腰部扳法

1）腰部斜扳法：受术者侧卧位，患侧下肢在上并屈曲，健侧下肢在下并自然伸直。术者面向其站立，以一肘或手抵住其肩前部，另一肘或手抵于臀部。两肘或两手协调施力，先做数次腰部小幅度的扭转活动，即按于肩部的肘或手同按于臀部的另一肘或手同时施用较小的力使肩部向前下方、臀部向后下方按压，使腰部形成连续的小幅度扭转而放松。待腰部完全放松后，再使腰部扭转至有明显阻力时，略停片刻，随即做一突发性的有控制的快速扳动，常可听到"喀"的弹响声(图 4-5)。

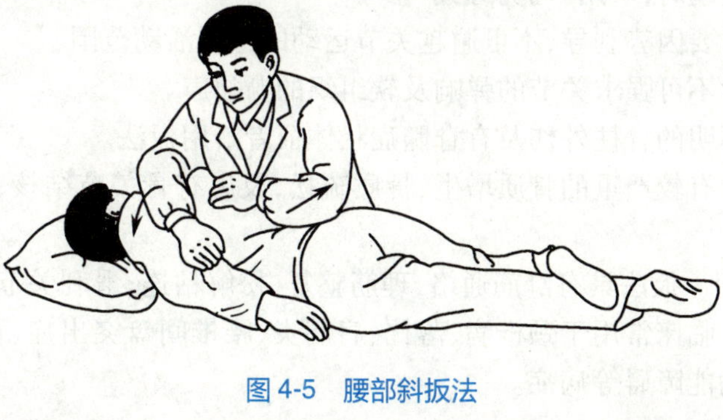
图 4-5　腰部斜扳法

2）腰部后伸扳法：受术者俯卧位，两下肢并拢。术者一手按压腰部，另一手臂托抱住其两下肢膝关节上方并缓缓上抬，使其腰部后伸。当后伸至最大限度时，两手协调用力，做一增大幅度的下按腰部与上抬下肢的相反方向的用力扳动。

笔记

(4) 肩关节扳法

1) 肩关节外展扳法:受术者坐位,术者半蹲于其肩的外侧。将其患侧手臂外展45°左右,肘关节稍上方置于一侧肩上,以两手从前后方将其肩部扣住锁紧。然后术者缓缓立起,使其肩关节外展至有阻力时,略停片刻,双手与身体及肩部协同,做一肩关节外展位增大幅度的快速扳动。

2) 肩关节旋内扳法:受术者坐位,患侧上肢的手与前臂置于腰部后侧。术者立其患侧的侧后方。以一手扶按其患侧肩部以固定,另一手握住其腕部将患肢前臂沿其腰背部缓缓上抬,使其肩关节逐渐内旋至最大限度时,做较快速的、有控制的上抬前臂动作,使其肩关节旋转至极限。

(5) 肘关节扳法:受术者仰卧位,一侧上肢的上臂平放于床面,术者坐于其侧。以一手托握其肘关节上部,另一手握住前臂远端,先使肘关节做缓慢的屈伸活动。如系肘关节屈曲功能受限,则在其屈伸活动后,将肘关节置于屈曲位,缓慢地施加压力,使其进一步屈曲。当遇到明显阻力时,以握前臂一手施加一个稳定而持续的压力,两手协调用力,做一短促的、有控制的肘关节屈曲位加压扳法。如为肘关节伸直功能受限,则向反方向行扳法。

(6) 髋关节扳法:髋关节后伸扳法:受术者俯卧位,术者立于其侧。以一手按于其一侧臀部以固定,另一手托住其同侧下肢的膝上部,两手协调用力,使其髋关节尽力过伸,至最大阻力时,做一增大幅度的快速过伸扳动。

(7) 膝关节扳法

1) 膝关节伸膝扳法:受术者仰卧位,术者立于其侧方。以一手按于一侧下肢膝部,一手置于其小腿下端后侧,两手相对协调用力,至有阻力时,做一稍增大幅度的下压扳动。

2) 膝关节屈膝扳法:受术者俯卧位,术者立其侧方。以一手扶于股后部以固定,另一手握住足踝,使其膝关节屈曲,至阻力位时,做一稍增大幅度的快速扳动。

2. 注意事项

(1) 要顺应、符合各关节的生理功能。

(2) 扳法操作要分阶段进行。

(3) 实施扳动时,须用"巧力寸劲"。

(4) 操作时要因势利导,不可逾越关节运动的生理活动范围。

(5) 扳动时不可强求关节的弹响及软组织的撕裂声。

(6) 诊断不明的脊柱外伤及有脊髓症状体征者禁用扳法。

(7) 老年人有较严重的骨质增生、骨质疏松,及患有骨关节结核、骨肿瘤者,禁用扳法。

3. 临床应用　扳法具有舒筋通络、理筋整复、松解粘连、滑利关节等作用,适用于全身各关节部。临床常用于颈椎病、落枕、肩周炎、腰椎间盘突出症、脊柱小关节紊乱及外伤后关节功能障碍等病症。

(三) 拔伸法

固定关节或肢体的一端,应用对抗的力量使关节得到伸展,称为拔伸法。

1. 操作

(1) 颈椎拔伸法:受术者坐位,术者站于其后。以双手拇指端及指腹分别顶抵其

笔记

枕骨下方的两风池穴处，两掌分别置于两侧下颌部以托挟助力，两前臂置于其双侧肩上部的肩井穴内侧。两手臂协调用力，即拇指上顶，双掌上托，同时前臂下压，缓慢地向上拔伸1~2分钟。以使颈椎在较短时间内得到持续牵引。

（2）肩关节拔伸法：肩关节上举拔伸法：受术者坐低凳，术者站于其后方，一手托住其患肩侧上臂下段，并自前屈位或外展位将其手臂缓慢抬起，另一手握住其前臂近腕关节处，两手协调用力，向上缓慢拔伸，至阻力位时，以钝力持续进行牵引。

（3）肘关节拔伸法：受术者坐位，术者站于其侧方，将其上肢置于外展位，助手两手握住其上臂上段以固定，术者一手握其腕部，另一手握其前臂下段进行持续拔伸1~2分钟。

（4）腰部拔伸法：受术者俯卧位，双手抓住床头或助手固定其肩部，术者站于其足端，两手分别握住其两踝部，身体宜后倾，逐渐向其足端用力拔伸。

（5）髋关节拔伸法：受术者仰卧位，术者站于其侧方，助手以双手按于其两髂前上棘以固定。使其一侧下肢屈髋屈膝，术者以一手扶于膝部，另一侧上肢屈肘以前臂托住其腘窝部，胸胁部抵住其小腿。双手臂及身体协调施力，将其髋关节向上持续拔伸。

（6）膝关节拔伸法：受术者仰卧位，术者站于其足端，助手以双手握住其一侧下肢股部中段以固定，术者以两手分别握住足踝部和小腿下段，身体后倾，向其足端持续进行拔伸。

2. 临床应用　本法主要适用于全身关节，具有舒筋活血、理筋整复、松解粘连、滑利关节等作用。临床主要用于软组织损伤、骨折及关节脱位等病症。

第三节　导引疗法

导引疗法是指通过形体的运动，来导引气机、畅通经络、调节脏腑机能，从而达到强身健体、延年益寿、促进身心康复的方法。其与现代体育运动健身机制不同之处在于，中国传统的导引调摄健身法是在中国古代生命观的指导下对人体生命的修炼，而现代体育运动是基于西医学及运动生理之上的锻炼。

一、太极拳

太极拳是我国传统健身锻炼方法之一，以太极为名，是取古代《易经》中的“易有太极，是生两仪”之说。太极拳在整个运动过程中自始至终都贯穿着“阴阳”和“虚实”，每个拳式都具有“开与合”“圆与方”“卷与放”“虚与实”“轻与沉”“柔与刚”“慢与快”，并在动作中有左右、上下、里外、大小和进退等对立统一的独特形式，这是构成太极拳的基本原则。

太极拳有陈氏、杨氏等不同版本，目前24式太极拳较为常用，也叫简化太极拳，是国家体委（现为国家体育总局）于1956年组织太极拳专家汲取杨氏太极拳之精华编串而成的。尽管它只有24个动作，但相比传统的太极拳套路来讲，其内容更显精练，动作更显规范，并且也能充分体现太极拳的运动特点。24式动作名称是起势、野马分鬃、白鹤亮翅、搂膝拗步、手挥琵琶、倒卷肱、左揽雀尾、右揽雀尾、单鞭、云手、高探马、右蹬脚、双峰贯耳、转身左蹬脚、左下势独立、右下势独立、右玉女穿梭、左玉女穿梭、海底针、闪通臂、搬拦捶、如封似闭、十字手和收势。

太极拳刚柔相济，动作缓慢柔和，很适合中国人锻炼使用，常练能够使人呼吸自然、细长、均匀，肢体筋骨柔软灵活。太极拳缓柔的特点能够使血液流向周身各处，人体的微循环得以扩张，改善血液循环，促进新陈代谢，增强人体体质，提高免疫力，对防治高血压、糖尿病、支气管炎、失眠、内分泌失调等慢性病症具有良好疗效。

二、五禽戏

五禽戏是东汉末年名医华佗创造的，指模仿虎、熊、猿、鸟、鹿五种禽兽的游戏动作，用以防病治病、延年益寿的医疗体育运动，是古代导引术之一。导气令和，引体令柔，精气神相合，动作简朴而协调，活动范围广阔，使机体各部分功能得到改善，具有养精神、调气血、和脏腑、通经络、柔筋骨、利关节的功能。由于此种运动方法是模仿五种禽兽的动作，所以意守的部位有所不同，动作也各有特色，所起的作用也有区别。

五禽戏的动作要领如下：全身放松——练功时全身放松，情绪乐观；呼吸调匀——呼吸平静，均匀而和缓，采用腹式呼吸，舌抵上腭；意守一处——排除杂念，集中于意守部位；动作自然流畅——练功动作舒展自然，不要拘紧。

三、八段锦

八段锦是深受中国人民喜爱的一套古代医疗保健体操，在民间流传甚为广泛。其特点是术式简单，运动量适中，不受环境场地限制，男女老幼皆可锻炼，不但能柔筋健骨，养气壮力，而且可行气活血，协调五脏六腑功能，改善神经体液调节功能，增强机体免疫力，达到强身壮体，祛病延年的目的。八段锦包括八种术式，连贯成套，要求呼吸均匀、意守丹田，刚柔相合，现在分述如下：

（一）双手托天理三焦

双手托天可舒展筋骨，经脉畅达，有利于三焦气机运转，促进肺部呼吸及胸腔血液循环。

（二）左右开弓似射雕

左右开弓有扩胸、屈腿、动臂等动作，有宽胸理气作用，同时可使肌肉坚实有力。

（三）调理脾胃单举手

单举手可活动肩腕掌，也可活动内脏，有增强胃肠蠕动，促进消化之功。

（四）五劳七伤向后瞧

此动作可消除疲劳，醒神明目，使颈部活动灵活，用于颈椎病、后天斜颈的防治。

（五）摇头摆尾去心火

此法可活动腰膝，适用于腰肌劳损、肌筋膜炎、腰椎退行性病变等。

（六）两手攀足固肾腰

此法有疏通膀胱经、肾经、固肾和延年壮腰的功效。适用于各种腰痛。

（七）攒拳怒目增气力

此法可促进气血运行，活动关节，适于胸背腰功能锻炼。

（八）背后七颠百病消

此法通过背后颠动使重力直接刺激足跟，震动力自下上达巅顶，达到通调督脉的功效。

笔记

四、易筋经

易筋经中的“易”指活动、改变，“筋”泛指肌肉、筋骨，“经”指方法，意为改变或增强人体肌肉筋骨的方法，经常练习可以使全身各部分得到锻炼，从而增进健康、祛病延年的一种传统养生康复方法。

易筋经以形体屈伸、俯仰扭转为特点，以达到“伸筋拔骨”的锻炼效果。对青少年来说，这种方法可以纠正身体的不良姿态，促进肌肉、骨骼的生长发育；对于年老体弱者来讲，经常练此功法，可以防止老年性肌肉萎缩，促进血液循环，调整和加强全身的营养和吸收；对慢性疾病的恢复，延缓衰老都很有益处，尤对于腰背疼痛康复有重要作用。

易筋经共计十二势，分别为韦驮献杵势、横担降魔杵势、掌托天门势、摘星换斗势、倒拽九牛尾势、三盘落地势、青龙探爪势、出爪亮翅势、九鬼拔马刀势、卧虎扑食势、打躬势和掉尾势。其共同的预备式为：两腿开立，头端平，目前视，口微闭，调呼吸。含胸，直腰，蓄腹，松肩，全身自然放松。

五、六字诀

六字诀即六字诀养生法，是我国古代流传下来的一种养生吐纳方法，通过呬、呵、呼、嘘、吹、嘻六个字的不同发音口型，唇齿喉舌的用力不同，以牵动不动的脏腑经络气血的运行。它的最大特点是强化人体内部的组织机能，通过呼吸导引，充分诱发和调动脏腑的潜在能力来抵抗疾病的侵袭，预防随年龄的增长而出现的过早衰老。

六字诀通过特定的发音来引动与调整体内气机的升降出入。以“嘘、呵、呼、呬、吹、嘻”六种不同的特殊发音，分别与人体肝、心、脾、肺、肾、三焦六个脏腑相联系，从而达到调整脏腑气机的作用。在六字的对音和口型方面有其相应特殊规范，在众多的健身功法中独具特色。

六字诀的呼吸方法是顺腹式呼吸，一般先呼后吸，呼时读字，同时提肛缩肾，体重移至足跟。每个字读六遍后，为调息一次，稍事休息，恢复自然，并顺读另外一个字。

第四节　中医其他疗法

其他疗法主要包括饮食疗法、熏洗疗法以及刮痧疗法等方法，通过外界物质对人体的作用以及养生者自己积极主动的参与，来调节人的精神情志、脏腑机能、阴阳气血状态，最终达到增进健康、防病治病、延年益寿的目的。

一、饮食疗法

饮食疗法又称食疗或食治，即利用食物来影响机体各方面的功能，使其获得健康或愈疾防病的一种方法。我国饮食疗法文化源远流长，已有数千年历史，它是在中医基础理论指导下不断实践，总结经验发展形成的，并不同于现代医学中的“营养学”和“饮食学”。

笔记

中医历来强调“药疗不如食疗”，食物不仅能提供生长发育和健康生存所需的各种营养素，而且还能疗疾祛病，无病先防。因为食物一般没有毒副作用，长期食用往往不如药物治病会产生各种副作用和依赖性，而且还可能对人体的某些健康造成影响；另外，食物多为我们日常生活中所见的平凡之物，价格较低廉，让我们在日常用餐中便可达到治病的目的。饮食疗法既可预防疾病、延年益寿，又可对疾病起治疗作用。

（一）食疗的作用

1. 补充营养　饮食是补充营养，维持生命活动的根本。饮食入胃，通过脾胃化生成人体所需要的精气血津液供生命活动所用。

2. 防病延衰　合理地安排饮食，保证机体有充足营养供给，可以使气血充足，脏腑功能正常，机体的调节适应能力增强，身体强健，从而避免疾病的发生，正所谓“正气存内，邪不可干。”

3. 调偏纠弊　食物不仅能为生命活动提供营养物质，而且也可以调整阴阳之盛衰偏颇，补虚泻实，故可以用于疾病的治疗、辅助治疗以及病后康复。食物养生康复的作用机制与药无异，正如《素问・至真要大论》所言“谨察阴阳所在而调之，以平为期”。

（二）食疗的特点

1. 预防为主　中医的“预防”包括未病先防和既病防变两层意义，食疗也是如此。人体在患病之后更需要注意营养卫生，以饮食作为调治疾病，防止病情加重或诱发其他疾病的主要手段。

2. 辨证配膳　辨证就是要根据人不同的体质、情志、身体状况以及环境变化等，全面综合分析，从而能针对不同的“证”配伍膳食。生活中，多种疾病都有其饮食宜忌。

3. 三因制宜　“三因”，即因人、因地、因时。不同的人的禀赋、体质、性格类型等各不相同，各人之嗜味也不同，即使在同一人体，在不同的地域和时期，其体质及气血盛衰也有变化，食疗时就是要根据不同的人、地域、天时而灵活选用不同食物。

4. 性味辨解　食物之所以具有不同的治疗作用，主要是因为它们与药物一样，本身有性味的偏胜，食疗可以利用食物的不同性味针对疾病的性质，采用正治、反治等方法，以恢复健康。

5. 贵在调和　食物的不同性味归于不同的脏腑，要保持健康就必须使五味调和，注意食物营养的要求和宜忌，掌握其节制宜忌的规律。

总之，日常的食物包括谷物、豆类、果品、肉类等，不同的食物有不同的性味和功能，其主治也不同，因此，必须了解各类食物的性味和功效等。在应用食疗保健时，需要根据具体情况才能收到满意的效果。

二、熏洗疗法

熏洗疗法是在中医理论指导下，选配中草药煎汤在患部皮肤熏蒸、淋洗、浸浴以达到内病外治的一种疗法。

中药熏洗具有药物和药液温热的双重刺激作用，使皮肤附属器如汗腺、毛囊、皮脂腺等开放，促使炎性致病介质和代谢产物排除，增加药物穿透、吸收的通道，加速提高

笔记

中药活性离子透皮功效，较迅速消除或改善临床症状。当利用药物煎汤趁热熏洗时，由于温热刺激，引起皮肤和患处的血管扩张，促进局部和周身的血液和淋巴液循环，使新陈代谢加快，改善局部组织营养和全身机能，并且能疏通经络，促进经络的调节活动功能。熏洗所选用的药物可直接与局部病灶发生作用，不仅能清洁病灶毒邪，而且药物吸收人体内，对人体的影响是整体性的。

正确使用熏洗疗法，才能取得应有的疗效，而熏洗时所用的方药不同，也有不同的作用。熏洗疗法煎药时，一般在药中加水 1.5L 左右，沸后 20 分钟，再将芳香药加入，煎沸后即可使用，将煎好的药汤趁热倒入盆内。先用药热气熏蒸患处约 5~10 分钟，再用毛巾浸汁热敷局部，待药液的温度降到 40℃左右时，泡洗患处约 15 分钟。整个过程以 20~30 分钟为宜，每天 2 次。坐浴中应随时保持药液温度，持续温热熏洗，但切不可烫伤皮肤或黏膜，特别是老年患者。辨证施治是中药熏洗的核心。

熏蒸疗法也是祖国传统医学的重要组成部分，它也是以中医学基本理论为指导，选配中草药，用煮沸后产生的气雾进行熏蒸，借药力热力直接作用于所熏部位，达到扩张局部血管、促进血液循环、温通血脉、祛毒杀菌、止痒、清洁伤口、消肿止痛，最后达到治病、防病、保健、美容的目的。针对不同疾病不同分型辨证论治，配制相应不同的中药，以 4~8 味为宜，进行全身或局部的熏蒸。

足浴疗法也同属中医外治法。中医认为，双脚上有 60 余个穴位，占全身穴位总数的 10%，均与全身器官有相应的关系。通过水的温热作用、机械作用、化学作用及借助药物蒸汽和药液熏洗的治疗作用，有疏通腠理，透达筋骨，理气和血，从而达到增强心脑血管机能、改善睡眠、消除疲劳、消除亚健康状态、增强人体抵抗力等一系列保健功效。

三、刮痧疗法

刮痧疗法是以中医基础理论为指导，运用刮痧器具施术于一定的体表部位，形成痧痕（俗称“出痧”），从而防治疾病的一种外治方法。刮拭时通过良性刺激经络穴位，充分发挥营卫之气的作用，使经络穴位处充血可以扩张毛细血管，改善局部微循环，促进血液循环，增加汗腺分泌，对于高血压、中暑、肌肉酸疼等所致的痹症都有立竿见影之效，也能够调整经气，祛除邪气，解除疲劳，增加人体免疫功能，从而达到扶正祛邪，防病治病的作用。

用于养生保健时，多选取背腰部的两侧，背腰部正中也可作为操作部位。此外，头面部也是刮痧调摄法的常用部位，头面部刮痧有显著的醒脑与抗疲劳等保健作用，对头痛头晕亦有较好的康复治疗效果，还有面部美容功效。面部刮痧时不要求“出痧”。

刮痧器具很多，有刮痧板、瓷匙、玉石片、金属针具等光滑的硬物。常用的为刮痧板，一般用水牛角或木鱼石制作而成，或沉香木、檀香木制成的木质刮痧板，要求板面洁净，棱角光滑。为保护皮肤及增加刮痧疗法的舒适度，刮痧时多在刮拭部位涂以刮痧油等介质。刮痧介质除了油性介质外，还有水剂、乳膏剂及鸡蛋清等，临床中可根据需要选用不同的介质。

常用刮痧法包括直接刮法和间接刮法两种。直接刮法：患者取坐位或俯伏位，术者用热毛巾擦洗欲刮部位的皮肤，均匀地涂上刮痧介质后，持刮痧器具，直接在患者体表的特定部位沿一个方向进行反复刮拭。刮痧器具直接接触患者皮肤，刮拭至皮下出

笔记

现紫红色瘀痕。间接刮法:患者取坐位或俯伏位,先在患者将要刮拭的部位上放一层薄布,然后再用刮痧器具以每秒 2 次的速度,朝一个方向在布上快速刮拭,每处刮 20~40 次,直到刮拭至局部皮肤发红,出现瘀痕即止。适用于儿童、年老体弱者及某些皮肤病患者。

第五节 物 理 治 疗

物理治疗(physical therapy,PT)是运用运动力、电、光、声、磁、热、冷等物理因子进行预防、治疗、康复的方法,是康复医学中重要的治疗手段之一,也是社区康复治疗技术的重要组成部分,主要有运动疗法和物理因子疗法。

一、运动疗法

(一)概述

1. 定义 运动疗法是利用运动的方法,对身体的功能障碍和功能低下起到预防、改善和恢复作用的一种特殊疗法。

2. 治疗作用 运动疗法是按照科学性、针对性、循序渐进的原则,最大限度地恢复或改善患者已经丧失或减弱的器官功能,预防和治疗肌肉萎缩、关节僵硬等并发症。其治疗作用主要有维持和改善运动器官的形态和功能,增强心肺功能,促进代偿功能的形成和发展,提高神经系统的调节能力和增强内分泌系统的代谢能力等。

3. 运动疗法分类

(1)主动运动:根据运动时有无外力的参与又分为随意运动、助力运动和抗阻力运动。

1)随意运动:动作完全由患者主动收缩肌肉来完成。

2)助力运动:运动的完成部分由患者主动收缩肌肉来完成,部分需要借助于外力的帮助。外力可以来自机械(如滑轮、悬吊等),也可以来自健侧肢体或他人的帮助。

3)抗阻力运动:运动时必须克服外界阻力才能完成,阻力可以是器械或徒手的,多用于肌肉的力量训练和耐力训练。

(2)被动运动:是指运动时患者完全不用力,肌肉不收缩,肢体处于放松状态,由外力完成整个过程。

(3)等长运动:是指肌肉收缩时张力明显增加,但关节不产生肉眼可见的运动,又称为静力性收缩,主要用于骨科疾患。

(4)等张运动:是指肌肉收缩时张力基本保持不变,但肌纤维长度缩短或延长,由此导致关节发生肉眼可见的运动。根据肌肉收缩时肌纤维长度变化的方向,等张运动又分为以下两种。

1)向心性等张运动:是指肌肉收缩时肌纤维的长度变短,如屈肘时的肱二头肌收缩。

2)离心性等张运动:是指肌肉收缩时肌纤维的长度被拉长,如下蹲时的股四头肌收缩等。

(5)等速运动:是指利用专门设备(如 Cybex),根据运动过程的肌力大小变化调

笔记

节外加阻力，使整个关节依照预先设定的速度运动，而在运动过程中只有肌肉张力和力矩输出的增加。

（6）放松性运动：以放松肌肉和神经为主要目的，如医疗步行、医疗体操、保健按摩、太极拳等，一般适合于心血管和呼吸系统疾病的患者、年老体弱者。

（7）力量性运动：以增加肌肉力量为主要目的，如各种利用器械的医疗体操，抗阻力训练（沙袋、实心球、哑铃、拉力器等）。一般适合于骨骼肌和外周神经损伤引起的肌肉力量减弱。

（8）耐力性运动：以增加心肺功能为主要目的，如医疗步行、骑自行车、游泳，适合于心肺疾患及需要增加耐力的体弱患者。

（9）局部运动和整体运动：前者是指以改善局部功能为主的运动，如四肢骨折患者的关节活动训练，周围神经损伤患者的肌肉力量训练，局部按摩手法治疗等。后者是指以恢复体力，提高身体素质为主的运动治疗，如有氧运动的健身训练、医疗体操等。

（10）徒手运动和器械运动：前者包括各种徒手医疗体操，关节活动训练，手法治疗，有氧训练，太极拳等；后者包括各种器械体操，肢体悬吊牵引，利用器械的肌力训练等。

（11）个人治疗和小组治疗：个人治疗是指治疗人员为患者制定好运动处方后，由患者自己完成或治疗师、患者之间"一对一"完成的治疗。例如，用于偏瘫患者肢体功能恢复的神经发育疗法，用于骨关节损伤患者的按摩或关节松动手法治疗等。小组治疗是指治疗人员将病情相同或类似的患者组织起来进行同一目的的治疗，如儿童脑瘫的引导式教育等。

4. 临床应用　运动疗法项目很多，在疾病的不同时期，只要按照科学性、针对性和循序渐进的原则进行，都能起到良好的作用，即使是疾病的急性期或因各种原因卧床的重症患者，同样可以实施适当的运动疗法，关键在于选择好适当的治疗项目，掌握好适宜的运动量。主要适用于神经系统疾病如脑血管意外、颅脑损伤、脊髓损伤、周围神经损伤等；运动器官疾病如四肢骨折、关节手术后、颈肩腰腿痛、骨质疏松症等；内脏器官疾病如高血压病、冠心病、慢性阻塞性肺病等；代谢障碍性疾病如糖尿病、高脂血症、肥胖症等。运动疗法的相对禁忌证主要为感染性疾病、发热（体温38℃以上）、出血性疾病或出血倾向、器官功能失代偿、严重衰弱等。

（二）关节活动度训练

1. 关节活动度训练概述　关节活动范围（range of motion，ROM）的维持和改善是运动功能恢复的前提和关键，是恢复肌力、耐力、协调性、平衡等运动要素的基础，也是进行日常生活活动训练、职业训练，使用各种矫形器、假肢、轮椅的必需条件。ROM训练的目的是运用多种康复训练的方法增加或维持ROM，提高肢体运动能力。

（1）适应证

1）被动ROM训练：患者不能主动活动肢体；处于昏迷、麻痹状态；主动关节活动导致疼痛。

2）主动-辅助ROM训练：适应于可主动收缩肌肉，但肌力相对较弱，不能完成全关节活动范围的患者。

3）主动ROM训练：适应于可主动收缩肌肉且肌力大于3级的患者。

笔记

(2) 禁忌证:各种原因所致关节不稳、骨折未愈合又未做内固定、骨关节肿瘤、全身情况极差、病情不稳定等。

2. 被动 ROM 训练　被动运动常用于肌力<2 级,或者需要保持 ROM 但又不能或者不宜进行主动运动的情况下。被动训练的目的是增强瘫痪肢体本体感觉、刺激屈伸反射、放松痉挛肌肉、促发主动运动;同时牵张挛缩或粘连的肌腱和韧带,维持或恢复 ROM,为进行主动运动做准备。操作应在无痛范围内进行,活动范围逐渐增加,以免损伤。用于增大 ROM 的被动运动可出现酸痛或轻微的疼痛,但可耐受,不应引起肌肉明显的反射性痉挛或训练后持续疼痛。从单关节开始,逐渐过渡到多关节;不仅有单方向的,而且应有多方向的被动活动。每一动作重复 10~30 次,每日 2~3 次。

3. 主动-辅助 ROM 训练　适用于肌力为 2 级以上的患者。在外力的辅助下,患者主动收缩肌肉来完成的运动或动作。其目的是逐步增强肌力,建立协调动作模式。训练时,助力可提供平滑的运动,常加于运动的开始和终末,并随病情好转逐渐减少。训练中应以患者主动用力为主,并作最大努力;任何时间只给予完成动作的最小助力,以免助力替代主动用力。关节的各方向依次进行运动,每一动作重复 10~30 次,每日 2~3 次。

4. 主动 ROM 训练　适用于肌力在 3 级以上的患者。其目的是改善与恢复肌肉功能、关节功能和神经协调功能等。动作要平稳缓慢,尽可能达到最大 ROM,用力到引起轻度疼痛为最大限度,关节的各方向依次进行运动。每一动作重复 10~30 次,每日 2~3 次。

(三) 牵张训练

软组织牵张训练是通过牵张缩短的软组织(肌腱、肌肉、韧带、关节囊等),使其恢复长度,肌张力降低,关节活动度增加的一种训练方法。

1. 治疗作用　牵张训练可减轻由某些疾病引起的肌痉挛所致的疼痛,防止肌力失衡;通过刺激肌肉内的肌梭,调整肌张力;通过持续牵张,可直接或间接反射性地提高肌肉的兴奋性,有利于发挥更大的肌收缩力。

2. 牵张训练的基本方法

(1) 被动牵张:主要包括手法被动牵张和机械被动牵张两种。

1) 手法被动牵张:由治疗师用力并控制牵张方向、速度、强度和持续时间,为短时间牵张训练方式,持续时间 15~30 秒,重复 8 次,总时间 2~4 分钟。一般用缓和、轻柔的低强度持续性牵张,也可用高强度极短促的牵张,但后者牵张方式不易控制且有潜在撕裂柔弱组织的危险性。

2) 机械被动牵张:可采用重锤、滑轮系统、夹板等,持续时间可达 20 分钟或更多。

(2) 主动抑制:患者在实施牵张前和牵张过程中反射性地放松肌肉并使之伸展,使阻力降低至最小。此牵张方式仅放松肌肉收缩性结构,对结缔组织无效,适合于神经肌肉支配完整、可自主控制者,对肌无力、痉挛、瘫痪等患者无作用。训练方式包括紧张肌的收缩-放松、伴随拮抗肌收缩的紧张肌收缩-放松、拮抗肌的收缩(交互抑制)。

(3) 自我牵张:患者利用自身重量作为牵张力而进行的柔韧性训练,牵张强度和持续时间与被动牵张相同。

笔记

3. 临床应用

（1）适应证：由于各种原因所致肌肉、肌腱等软组织挛缩，关节活动范围受限，影响患者日常功能活动或护理的肌挛缩等。

（2）禁忌证：骨性关节活动障碍、新近的骨折又未做内固定、局部组织有血肿或急性炎症、神经损伤或吻合术后1个月内、严重的骨质疏松等。

（四）关节松动技术

1. 概述　关节松动术是在关节活动允许范围内完成的一种针对性很强的手法操作技术，具体应用时常选择关节的生理运动和附属运动作为治疗手段。当关节因疼痛、僵硬而限制了活动时，其生理运动和附属运动均受到影响。通常，在改善生理运动之前，先改善附属运动；而附属运动的改善，又可以促进生理运动的改善。

2. 治疗作用　主要表现在三个方面，即缓解疼痛，改善ROM，增加本体感觉反馈。关节松动可以促进关节液的流动，增加关节软骨和软骨盘无血管区的营养，缓解疼痛；通过抑制脊髓和脑干致痛物质的释放，提高痛阈；由于直接牵拉了关节周围的软组织，可改善ROM；可为中枢神经系统提供有关姿势动作的感觉信息，如关节的静止位置和运动速度及其变化、关节运动的方向、肌肉张力及其变化等。关节松动技术，特别是Ⅲ、Ⅳ级手法，由于直接牵拉了关节周围的软组织，可以保持或增加其伸展性，改善ROM。

3. 手法分级　关节松动术分为Ⅰ~Ⅳ级。Ⅰ级：在关节活动的起始端，小范围、节律性地来回推动关节；Ⅱ级：在关节活动允许范围内，大范围、节律性地来回推动关节，但不接触关节活动的起始端和终末端；Ⅲ级：在关节活动允许范围内，大范围、节律性地来回推动关节，每次均接触关节活动的终末端，并能感觉到关节周围软组织的紧张；Ⅳ级：在关节活动的终末端，小范围、节律性地来回推动关节，每次均接触关节活动的终末端，并能感觉到关节周围软组织的紧张。Ⅰ、Ⅱ级手法用于治疗因疼痛引起的关节活动受限；Ⅲ级手法用于治疗关节疼痛伴有僵硬；Ⅳ级手法用于治疗关节因周围组织粘连、挛缩而引起的关节活动受限。

4. 操作程序

（1）治疗前评定：手法操作前，对拟治疗的关节先进行评定，找出关节存在的问题（疼痛、僵硬）及其程度。当疼痛和僵硬同时存在时，一般先采用Ⅰ、Ⅱ级手法缓解疼痛后，再采用Ⅲ、Ⅳ级手法改善关节的活动。治疗中要不断询问患者的感觉，根据患者的反馈来调节手法强度。

（2）操作体位

1）患者体位：舒适、放松、无疼痛的体位，通常为卧位或坐位，尽量暴露所治疗的关节并使其放松，以达到关节的最大活动范围。

2）治疗师体位：靠近所治疗的关节，一手固定关节的一端，一手松动另一端。

（3）手法操作要点

1）运动方向：治疗时运动方向应该是平行或垂直治疗平面的方向。治疗平面是指垂直于关节面中点旋转轴线的平面。一般来说，关节分离垂直于治疗平面，关节滑动和长轴牵引平行于治疗平面。

2）治疗力度：不论是附属运动还是生理运动，手法操作力度均应达到关节活动受限处。例如：治疗疼痛时，手法应达到痛点，但不超过痛点；治疗僵硬时，手法应超过僵

笔记

硬点。操作中，手法要平稳，有节奏。不同的松动速度产生的效应不同，小范围、快速度可抑制疼痛；大范围、慢速度可缓解紧张或挛缩。

3）治疗强度：不同部位的关节，手法操作的强度不同。一般来说，活动范围大的关节，手法的强度可以大一些，移动的幅度要大于活动范围小的关节。

4）治疗时间：每种手法可以重复3~4次，每次治疗总时间为15~20分钟。根据患者对治疗的反应，每天或隔1~2天治疗1次。

5. 临床应用

（1）适应证：适用于任何因力学因素（非神经性）引起的关节功能障碍，包括关节疼痛、肌肉紧张及痉挛、可逆性关节活动降低、进行性关节活动受限、功能性关节制动。

（2）禁忌证：关节活动过度、外伤或疾病引起的关节肿胀（渗出增加）、关节的炎症、恶性疾病以及未愈合的骨折。

（五）肌力训练

1. 概述　肌力训练是根据超量恢复的原理，通过肌肉的主动收缩来改善或增强肌肉力量的治疗方法。可用于防治肢体制动以后的失用性肌萎缩；防治创伤、疼痛引起的反射性脊髓前角细胞抑制性肌萎缩；治疗神经损伤后的失神经性肌萎缩；促进肌病造成的肌舒缩功能的恢复；还可治疗脊柱疾病或手术后躯干肌的肌力减退、调整腹背肌的失衡、增强脊柱的稳定性，以及治疗颈椎病和下腰痛等。

2. 肌力增强训练的机制　肌力增强训练的生理学基础是超量恢复。训练后肌肉的即时变化为疲劳和恢复的变化过程。如果下一次肌力训练在前一次训练后的超量恢复阶段内进行，可将该超量恢复阶段的生理生化水平作为起点，使超量恢复叠加和巩固，实现肌肉形态及功能的逐步发展，达到增强肌力的目的。为了达到增强肌力的目标，运动训练计划至少持续6周。

3. 肌力增强训练的原则

（1）施加适当阻力：肌力强化必须给予一定的阻力，使患者发挥最佳能力。

（2）超量负荷：在训练时施加的阻力负荷应适当超过患者现有的活动水平。

（3）反复训练：训练必须多次反复进行，而非单次收缩。

（4）适度疲劳：根据超量恢复原理，肌力训练应引起一定的肌肉疲劳。

（5）选择适当的运动强度：收缩强度增加时运动单位募集率增高，对增强肌力有效。

4. 按肌力选择的训练方式

（1）0级肌力

1）电刺激：延缓肌萎缩的发生。

2）传递神经冲动的训练：通过主观努力试图引起瘫痪肌肉的主动收缩，此时大脑皮质运动区发放的神经冲动，通过脊髓前角细胞向周围传递，直至神经轴突再生达到瘫痪肌群。这种主观努力，可以活跃神经轴突流，增强神经营养作用，促进神经本身的再生。传递神经冲动的训练可与被动运动结合进行。

（2）1~2级肌力

1）肌肉电刺激疗法：此时由于肌肉已有随意的肌电活动，因此既可以进行肌电反馈训练，也可使用肌肉电刺激法训练。肌电反馈训练和肌肉电刺激相结合，有可能取得较好疗效。

笔记

2）主动-辅助训练：在肌肉主动收缩的同时施加外力，以帮助患者完成大幅度的关节运动。应强调主观用力，仅给予最低限度的助力，避免以被动运动替代助力运动。

（3）2级肌力：主要开展免负荷运动，即减除重力负荷的主动训练。可用带子悬挂肢体或把肢体放在敷有滑石粉的光滑平板上进行水平面上运动，或在温水浴中运动，利用水的浮力消除部分肢体自身的重力，使训练易于完成。

（4）3~4级肌力：由主动运动进展到抗阻运动。对抗较大阻力进行收缩，可增加运动单位募集率，从而提高训练效果。

5. 常用的肌力增强训练方法

（1）渐进抗阻训练：先测定连续重复10次全幅度活动所能承受的最大重量，即10RM（RM表示幅度活动所能承受的最大重量）。训练分三组进行：第1组用50%的10RM重量，以10~15次/分的速度做10次锻炼；第2组用75%的10RM重量，以10~15次/分的速度做10次锻炼；第3组用100%的10RM重量，以10~15次/分的速度做10次锻炼；组间休息1分钟，每日或隔日1次。最大负荷量每周重新测量10RM后进行调整。

（2）短促等长训练：训练肌群在可耐受的最大负荷下等长收缩，持续6秒，重复20次，每次间歇休息20秒，每天训练1次。

（六）平衡功能训练

平衡训练是指针对平衡障碍的关键因素，提高患者坐、站和行动时平衡能力的锻炼方法。平衡障碍的关键环节包括本体感受器、前庭系统、视觉系统和高级中枢对平衡信息的整合能力。

1. 平衡训练的基本方法　平衡训练时常常需要一些平衡训练设备，如大小不同的治疗球、平衡板、平行杠、体重秤、滑板、踩踏板、面罩、眼镜、镜子、静态和动态平衡训练仪等。

（1）训练顺序：从稳定支持面至不稳定支持面；由最稳定体位逐步进展到最不稳定体位；从静态平衡进展到动态平衡；从简单动作到复杂动作。

（2）训练时间：通常由患者的疲劳程度所决定。若患者不能保持开始训练时的平衡水平则停止训练。

（3）训练频率：原则上训练频率越高则效果越佳。训练频率应尽可能达到平衡反应可成为习惯性动作时为止。

2. 常用平衡训练方法

（1）基本原则

1）从静态平衡（1级平衡）训练开始，过渡到自动态平衡（2级平衡），再过渡到他动态平衡（3级平衡）。

2）逐步缩减人体支撑面积和提高身体重心，在保持稳定性的前提下逐步增加头颈和躯干运动，从睁眼训练逐步过渡到闭眼训练。

3）训练时注意患者安全，避免发生意外损伤。

（2）训练方法

1）坐位平衡训练：患者取坐位，手置于身体两侧，或大腿部，保持心情放松。①1级坐位平衡训练：指不受外力和无身体动作的前提下保持独立坐位姿势的训练，

笔记

患者通过协调躯干肌肉以保持身体直立。开始时需要有人在身旁保护，逐步过渡到无保护独立坐位。②2 级坐位平衡训练：指患者可以独立完成身体重心转移、躯干屈曲、伸展、左右倾斜及旋转运动，并保持坐位平衡的训练。可以采用拾取身体周围物品或坐位作业的方式进行。③3 级坐位平衡训练：指可以抵抗外力保持身体平衡的训练。患者在胸前双手抱肘，由治疗师施加外力破坏患者坐位的稳定，诱发头部及躯干向正中线的调正反应。

2）站立位平衡训练：①1 级静态站立位平衡训练：指不受外力和无身体动作的前提下保持独立站立姿势的训练，患者用下肢支撑体重保持站立位，必要时治疗师可用双膝控制患者下肢，或使用支架帮助固定膝关节。开始时两足间距较大，以提高稳定性；在能够独立站立后逐步缩小两足间距，以减小支撑面，增加难度。②2 级平衡训练：指患者可以在站立姿势下，独立完成身体重心转移、躯干屈曲、伸展、左右倾斜及旋转运动，并保持平衡的训练。开始时由治疗师双手固定患者髋部，协助完成重心转移和躯体活动，逐步过渡到由患者独立完成动作。③3 级平衡训练：指在站立姿势下抵抗外力保持身体平衡的训练。患者可以采用平衡板训练、站立作业训练等。

3）利用设备的动态平衡训练：可利用平衡板、大球或滚筒等进行动态平衡训练。

3. 临床应用

（1）适应证：因中枢性瘫痪或其他神经疾患所致感觉、运动功能受损或前庭器官病变引起的平衡功能障碍；下肢骨折、软组织损伤或手术后有平衡功能障碍的患者等。

（2）禁忌证：严重认知损害不能理解训练目的和技能者；骨折、关节脱位未愈者；严重疼痛或肌力、肌张力异常而不能维持特定级别平衡者。

（七）协调训练

协调训练是指恢复平稳、准确、高效的运动能力的锻炼方法，即利用残存部分的感觉系统以及视觉、听觉和触觉来促进随意运动的控制能力。

1. 训练方法

（1）种类：上肢、下肢、躯干分别在卧位、坐位、站立位、步行和增加负荷的步行过程中训练。

（2）步骤

1）无论症状轻重，患者均应从卧位训练开始，待熟练后再在坐位、站立位、步行中进行训练。

2）从简单的单侧动作开始，逐步过渡到比较复杂的动作；最初几日的简单运动为上肢、下肢和头部单一轴心方向的运动，然后逐渐过渡到多轴心方向；复杂的动作包括双侧上肢（或下肢）同时动作、上下肢同时动作、上下肢交替动作、两侧肢体做互不相关的动作等。

3）可先做容易完成的大范围、快速的动作，熟练后再做小范围、缓慢动作的训练。

4）上肢和手的协调训练应从动作的正确性、反应速度快慢、动作节律性等方面进行；下肢协调训练主要采用下肢各方向的运动和各种正确的行走步态训练。

5）先睁眼训练后闭眼训练。

6）两侧轻重不等的残疾者，先从轻侧开始；两侧残疾程度相同者，原则上先从右

笔记

侧开始。

7）每一动作重复3~4次。

（3）注意事项:训练完成后要用与训练相等的时间进行休息。所有训练要在可动范围内进行,并应注意保护患者安全。

2. 临床应用

（1）适应证:深部感觉障碍,小脑性、前庭迷路性和大脑性运动失调、震颤性麻痹,因不随意运动所致的一系列协调运动障碍。

（2）禁忌证:严重认知损害不能理解训练目的和技能者,骨折、脱位未愈者,严重疼痛或肌力、肌张力异常者。

（八）有氧训练

有氧训练是指采用中等强度、大肌群、动力性、周期性运动,以提高机体氧化代谢能力的锻炼方式。其治疗原理是通过反复进行的以有氧代谢为主的运动,使机体产生肌肉和心血管适应,提高全身耐力和心肺功能,改善机体代谢。

1. 训练方案

（1）训练目标:如果有心电运动试验条件,最好在训练前先进行症状限制性心电运动试验,以确定患者的最大运动强度、靶运动强度（50%~85%最大运动强度）及总运动量。如果没有心电运动试验条件,可以按照年龄预计的靶心率[（220-年龄）×（70%~85%）]作为运动强度指标。每周运动量阈值为700~2000卡,约相当于步行或慢跑10~32km。运动量小于700卡只能达到维持身体活动水平的目的,而不能提高运动能力;而运动量大于2000卡则并不增加训练效果。

（2）运动处方:主要包括运动方式、运动量以及运动中注意事项。

1）运动方式:根据患者的个人兴趣、训练条件和康复治疗目标选择运动方式,如步行、骑车、手摇车、游泳、有氧舞蹈等。

2）运动量:运动量是指运动过程中所做的功或消耗的能量,基本要素包括运动强度、运动持续时间和运动频度。①运动强度:运动训练的目标强度称为靶强度,常用计算方法包括代谢当量（MET）法、主观用力记分（RPE）法和心率法。由于心血管活性药物的广泛使用,常用MET进行运动量计算,采用靶心率的方法受到限制。②运动持续时间:除去准备活动和整理活动外,靶强度的运动时间为15~40分钟。运动时间与运动强度成反比。在特定运动总量的前提下,运动强度越大,所需要的时间越短。在没有医学监护的条件下,一般采用减小运动强度和延长时间的方法,提高训练安全性。③运动频度:一般为每天或隔天1次（3~5次/周）。运动频度少于2次/周则训练效果不佳。④训练疗程:4~8周为基本疗程,但最好长期坚持。

3）注意事项:在实施运动治疗时要注意掌握好适应证,对不同的疾病应选择不同的运动治疗方法;要循序渐进,内容应由少到多,程度由易到难,运动量由小到大,使患者逐渐适应;要持之以恒,坚持经常性才能积累治疗效果;要个别对待,在制订治疗方案时,因人而异,因病而异;要根据患者实施的情况,及时评定,及时调整治疗方案。

2. 操作实施

（1）训练安排:每次训练包括热身运动、训练运动和放松整理运动三部分。

1）热身运动（准备活动）:指训练运动之前进行的活动,逐渐增加运动强度以提

笔记

高肌肉、肌腱和心肺组织对即将进行的较大强度运动的适应和准备，防止因突然的运动应激导致肌肉损伤和心血管意外。强度一般为训练运动的1/2左右，时间5~10分钟，方式包括医疗体操、关节活动、肌肉牵张、呼吸练习或小强度的有氧训练。

2）训练运动：指达到靶强度的训练。一般为15~40分钟，是耐力运动的核心部分。根据训练安排的特征可分为持续训练、间断训练和循环训练。

3）放松整理运动：指靶强度运动训练后进行较低强度的训练，以使肌体逐步从剧烈运动应激"冷却"到正常状态。其强度、方法和时间与热身活动相似。

（2）合理运动的判断

1）运动强度指标：下列情况提示运动强度过大：①不能完成运动；②活动时因气喘而不能自由交谈；③运动后无力或恶心。

2）运动量指标：下列情况提示运动量过大：①持续性疲劳；②运动当日失眠；③运动后持续性关节酸痛；④运动次日清晨安静心率明显变快或变慢，或感觉不适。

（九）牵引疗法

牵引疗法是应用力学中作用力与反作用力的原理，通过徒手、器械或电动牵引装置，对身体某一部位或关节施加牵拉力，使关节面发生一定的分离，周围软组织得到适当的牵伸，从而达到复位、固定、减轻神经根压迫、纠正关节畸形的一种物理治疗方法。牵引技术根据牵引作用的部位分为脊柱牵引和四肢关节牵引，其中脊柱牵引又分为颈椎牵引和腰椎牵引；根据牵引的动力来源可分为手法牵引、机械牵引、电动牵引；根据牵引持续的时间可分为间歇牵引和持续牵引；根据牵引的体位可分为坐位牵引、卧位牵引和直立位牵引等。

1. 治疗作用　牵引的治疗作用主要表现在以下几个方面。

（1）增大关节间隙：脊柱牵引可增大脊柱的椎间隙，改变椎间盘突出物与周围组织的关系，减轻神经根受压。

（2）解除肌肉痉挛：牵引可以牵张挛缩或紧张的肌群，降低肌肉的紧张度，松解组织粘连，牵伸挛缩的关节囊和韧带。

（3）改善局部血液循环：间歇性牵引通过肌肉等软组织间断性的紧张、放松，达到挤压血管、改善血液循环的目的，从而促进软组织损伤的修复、水肿的吸收和炎症的消退，并缓解疼痛。

（4）改善或恢复ROM：颈椎病、腰椎间盘突出等脊柱疾患常可导致ROM受限，通过牵引治疗，可以达到改善或恢复ROM的目的。

（5）矫治关节畸形：对于轻度的脊柱侧突或四肢关节骨折且不能采用手术复位者，可通过牵引的力学作用以达到缓慢复位和矫治畸形的目的。

2. 治疗方法

（1）颈椎牵引

1）牵引体位：根据患者病情和治疗需要，选择坐位或仰卧位。

2）颈椎牵引的角度：一般在中立位到30°颈前屈范围内。牵引角度的选择一定要根据患者牵引后的反应加以调整。

3）应用模式：可选择持续牵引或间歇牵引。

4）牵引力量：应在患者适应的范围内。常用的牵引力为6~15kg。

5）治疗时间：大多为10~30分钟。

笔记

6）频度和疗程：每日 1 次，或每周 3~5 次，疗程为 3~6 周。

（2）腰椎牵引

1）牵引体位：根据患者病情和治疗需要，选择仰卧位和俯卧位。

2）腰椎牵引的角度：通常以髋或膝的位置改变腰椎的角度，髋或膝的位置可在全伸展位到 90°屈曲范围内调节。

3）应用模式：根据需要选择持续牵引或间歇牵引。间歇牵引可使患者更为舒适些。

4）牵引力量：应在患者适应的范围内。通常首次牵引力量选择>25%的体重，适应后逐渐增加牵引力量。常用的牵引力为 20~60kg。

5）治疗时间：大多为 10~30 分钟。

6）频度和疗程：每日 1 次，或每周 3~5 次，疗程为 3~6 周。

3. 临床应用

（1）适应证：脊柱牵引适用于椎间盘突出、脊柱小关节紊乱等。四肢牵引适用于四肢关节挛缩、四肢关节骨折且不能或不适宜手术复位的患者。

（2）禁忌证：年迈体弱、全身状态不佳者。如较严重的心肺疾病及脑血管病、有出血性倾向、恶性肿瘤、糖尿病、高热、结核、肿瘤等骨质破坏和骨质疏松症、癫痫、精神严重障碍的患者；椎体融合术后、重型椎管狭窄、颈椎严重畸形，经确诊后可以进行牵引治疗，但牵引后即感症状加重、疼痛剧烈的患者；孕妇及妇女在月经期；其他如风湿性关节炎、急性拉伤扭伤、腹疝、裂孔疝、严重痔疮、急性消化性溃疡或胃食道反流等患者禁用。

（十）神经肌肉促进疗法

神经肌肉促进疗法，又称为神经发育疗法（neurodevelopmental therapy，NDT）或神经发育促进技术，是应用神经发育学、神经生理学的基本原理和法则来治疗脑损伤后肢体运动障碍的一类康复治疗技术与方法，其典型代表为 Bobath 技术、Brunnstrom 技术、Rood 技术、本体感觉神经肌肉促进技术（PNF 技术）及运动再学习技术等。

1. 具有的共同特点

（1）以神经系统作为治疗的重点对象，按照个体发育的正常顺序，通过对外周（躯干和肢体）的良性刺激，抑制异常的病理反射和病理运动模式，引出并促进正常的反射和建立正常的运动模式。

（2）治疗中应用多种感觉刺激，包括躯体、语言、视觉等，并认为重复强化训练对动作的掌握、运动的控制及协调具有十分重要的作用。

（3）按照头至尾，近端至远端的顺序治疗，将治疗变成学习和控制动作的过程。在治疗中强调先做等长训练，后做等张训练；先训练离心性控制，再训练向心性控制；先掌握对称性的运动模式，后掌握不对称性的运动模式。

（4）把治疗与功能活动特别是日常生活活动结合起来，在治疗环境中学习动作，在实际环境中使用已经掌握的动作并进一步发展技巧性动作。

2. Bobath 技术

（1）定义：通过抑制不正常的姿势、病理性反射或异常运动模式，尽可能诱发正常运动，达到提高患者日常生活活动能力的目的。

(2) 目的:改善和提高患者生活自理能力,增强运动功能。

(3) 途径:维持正常姿势、抑制病理反射和异常运动模式、控制痉挛。

(4) 特点:遵循人体发育的规律,制定针对运动功能障碍的训练方法,特别是关键点的控制是此技术手法操作的核心;利用各种反射促进或抑制肌肉张力的平衡反应,增加运动功能;采用感觉刺激帮助肌张力的调整。

(5) 原则:关键点的选择与施用;应用反射性抑制模式控制肢体的张力。

3. Brunnstrom 技术

(1) 定义:在中枢神经系统损伤初期,利用协同运动等异常运动模式和反射模式作为促进手段,然后再把这些运动模式逐步修整成功能性运动,以恢复运动控制能力的方法。

(2) 目的

1) 早期通过健侧抗阻随意运动而使兴奋扩散,以引出患侧联合反射,使较弱肌肉发生收缩。

2) 使患者体验运动感觉,随意用力相结合,产生共同运动。

3) 应用于功能性活动中,以便反复训练,使控制能力得到增强,动作渐趋完善。

4) 利用各种感觉刺激增强治疗作用。

5) 通过大脑皮质水平来调节运动和提高控制能力,训练患者主动参与随意用力,促进中枢神经系统功能恢复。

(3) 原则:遵循恢复六阶段理论(表 4-1),按每一阶段进行针对性的训练;利用反射和联合反应启动运动,并对运动进行修正。

表 4-1　Brunnstrom 恢复六阶段

分期	内容
第Ⅰ阶段	急性期发作后,患侧肢体失去控制,运动功能完全丧失,称为弛缓阶段
第Ⅱ阶段	随着病情的控制,患肢开始出现运动,而这种运动伴随着痉挛、联合反应和共同运动的特点,称为痉挛阶段
第Ⅲ阶段	痉挛进一步加重,患肢可以完成随意运动,但由始至终贯穿着联带运动的特点,因联带运动达到高峰,故此阶段称为共同运动阶段
第Ⅳ阶段	痉挛程度开始减轻,运动模式开始脱离共同运动的控制,出现了部分分离运动的组合,称为部分分离运动阶段
第Ⅴ阶段	运动逐渐失去共同运动的控制,出现了难度较大的分离运动的组合,称为分离运动阶段
第Ⅵ阶段	由于痉挛的消失,各关节均可完成随意的运动,协调性与速度均接近正常,称为正常阶段

4. PNF 技术

(1) 定义:神经肌肉本体感觉促进技术(proprioceptive neuro-muscular facilitation,PNF)是通过刺激人体本体感受器,激活和募集最大数量的运动肌纤维参与

笔记

活动，促进瘫痪肌肉收缩，同时通过调整感觉神经的兴奋性以改变肌肉的张力，缓解肌痉挛。

（2）目的

1）改善日常生活活动功能：①活动，进入或离开一个姿势；②维持姿势（平衡）；③当躯干稳定时，移动肢体；④当肢体移动时，固定躯干。

2）增加肌肉功能：①增加运动幅度；②发展稳定性和动态平衡；③增加力量；④增加肌肉耐力；⑤协助放松；⑥减轻疼痛；⑦改善协调及运动控制能力。

（3）特点

1）肢体、躯干和头部等多关节、多轴位的螺旋对角旋转的运动模式。

2）通过发展感觉，尤其是本体感觉促进运动，并注重运动的控制。

3）可通过被动或主动活动实现。

（4）原则

1）遵循运动功能发育顺序：从头到尾，由近端到远端。先由屈曲性动作逐渐发展到伸展性动作。

2）利用反射运动维持机体的活动功能：反射活动对于维持机体的运动功能非常重要。正常的运动和姿势的维持依靠肌群间的相互平衡与协调收缩完成。

3）通过感觉刺激和重复活动促进运动学习：运动过程中，应用言语、视觉和适当的环境等促进患者运动的学习和掌握；不断地反复学习可巩固学习过的运动技能。

4）通过有目的的活动促进功能活动的完成：目标的完成常由一些方向相反的动作组成（如进食动作、坐站动作），主要由组合运动群来实现目标，而这些组合活动模式常贯穿在日常生活训练中进行。

5. Rood 技术

（1）定义：利用温、痛、触、视、听、嗅等多种感觉刺激，调整感觉通路上的兴奋性，以加强与中枢神经系统的联系，达到神经运动功能的重组。

（2）目的：通过感觉刺激，增加感觉和运动功能。

（3）特点：强调有控制的感觉刺激，根据人体的发育顺序，利用运动来诱发有目的的反应。

（4）治疗原则

1）分析患者的肌肉与关节的功能状态，采用准确有效的手法治疗。

2）了解各种促进与抑制的皮肤或本体感觉刺激的方法，适时施用。

6. 运动再学习技术

（1）定义：运动再学习技术（motor relearning programme，MRP）是把中枢神经系统损伤后恢复运动功能的训练视为一种再学习或重新学习的治疗方法。此法利用了学习和动机的理论以及在人类运动科学和运动技能获得的研究结果，在强调患者主观参与和认知重要性的前提下，着重按照运动学习的信息加工理论和现代运动学习的方法，对患者进行再教育，以恢复其运动功能。

（2）特点

1）主动性：患者是主动参与者，治疗人员只是指导者。

2）科学性：以生物力学、运动科学、神经科学和认知心理学理论为指导，针对卒中患者常见的运动障碍，制订出训练内容并提出科学的学习（训练）方法。

笔记

3）针对性：强调从患者现存功能出发，针对患者运动功能存在的主要问题进行有针对性的学习或训练。对其他有关功能缺损，也要结合康复训练。

4）实用性：学习运动要与作业、日常生活的功能活动紧密联系。

5）系统性：运动再学习不只是在治疗室学习，要考虑学习的转移和坚持，要创造良好的学习环境，并要亲属和有关人员参与才能达到目的。

（3）原则

1）强化训练：包括诱发肌肉活动、控制力量的产生和协同肌肉的活动，增强肌力和与作业有关的运动锻炼。

2）保持软组织的长度和柔韧性：主要用主动锻炼的方法，对失去知觉或瘫痪的患者注意早期姿势放置，包括用支具以维持肌肉长度；肌肉电刺激对维持瘫痪肌肉的收缩性有好处。

3）预防失用性肌萎缩：尽可能缩短卧床时间，鼓励主动活动的生活。进行激活高阈值运动单位的运动，如伸肌的离心训练。

4）对严重的肌肉过度活动，可用较长时间的冰疗；肉毒素注射也提供一种抑制肌肉痉挛、使训练得以进行的方法。

二、物理因子疗法

（一）概述

1. 定义　物理因子疗法是指应用电、光、声、磁、水、蜡等物理因子作用于人体，通过人体的神经、体液、内分泌等生理调节机制，来防治疾病的治疗方法。

2. 作用机制　物理因子作用于机体可产生物理反应（能量吸收转换）、理化效应（能量吸收后产生的理化反应）和生物效应（由理化效应直接作用于局部产生，或通过神经反射、经络或体液引起节段反应和全身反应）。

3. 临床作用　改善血液循环、消炎、解痉、镇痛、兴奋神经肌肉、软化瘢痕、松解粘连、促进骨折和创面愈合、增加机体免疫功能、镇静、安眠、脱敏，甚至抗肿瘤。

（二）电疗法

电疗法是指应用电治疗疾病的方法。根据所采用电流频率的不同，通常分为直流电疗法、低频电疗法（0～1000Hz）、中频电疗法（1～100kHz）、高频电疗法（100kHz～300GHz）等。

1. 直流电及直流电药物离子导入疗法　直流电是一种方向不随时间变化的电流。应用直流电作用人体以治病的方法称为直流电疗法。多用平稳直流电，电压一般不超过100V。

目前临床上较多采用直流电药物离子导入疗法，其治疗作用具有直流电与药物的复合作用。直流电药物离子导入是根据电学上“同性相斥”的原理，使电解质溶液中的阳离子从阳极、阴离子从阴极导入体内。所导入药物主要经皮肤汗腺管口、毛孔进入皮内或经黏膜上皮细胞间隙进入黏膜组织。导入用的药必须具备以下条件：①易溶于水；②易于电离、电解；③需导入药物有效离子及其极性明确；④成分纯；⑤局部用药有效；⑥一般不选用贵重药。

（1）直流电的治疗作用

1）镇静和兴奋作用：全身电疗时，下行电流具有镇静作用，上行电流具有兴奋作

笔记

用。对局部来说，直流电阳极区及附近组织的兴奋性降低，能加强神经系统的抑制过程；阴极区及其附近组织的兴奋性增高，可提高神经系统的兴奋性。

2）对自主神经和内脏神经的调节作用：在直流电的影响下，特别是在有关反射区通电时，对自主神经失调、张力不足等有促进平衡的作用，对内分泌腺的功能也有调节作用。

3）消炎作用：直流电可使局部小血管扩张，增强血液循环，改变细胞膜的渗透性，促进病理炎症产物的排出。

4）其他作用：在脊柱部位作阳极置于项部、阴极置于腰骶部的下行电流，通过脊髓时可使反射过程的兴奋性降低，缓解痉挛；阴极置于上端、阳极置于下端的上行电流，可使反射过程的兴奋性增高，增高肌张力。阴极有软化瘢痕和促进骨折愈合的作用。阳极可使局部皮肤干燥，治疗多汗症。

（2）治疗方法：治疗采用直流电疗机，薄铅片或导电橡胶电极，铅板电极的衬垫厚 1cm，导电橡胶电极的衬垫用 2~3 层绒布，衬垫周边应比电极大 1cm 左右。衬垫用温水浸湿后以对置、并置于病变或相应部位。成人常用的电流强度以衬垫面积 0.05~0.1mA/cm^2计，最大不超过 0.20mA/cm^2。一般部位治疗应有均匀的针刺感，或轻微的紧束感、蚁走感；眼部治疗时可出现闪光感、色感；头部治疗口腔内可出现金属味等。每次治疗 15~25 分钟，每日或隔日 1 次，10~20 次为一疗程。

（3）临床应用

1）适应证：神经炎、神经痛、自主神经功能紊乱、高血压病、慢性关节炎、慢性前列腺炎、慢性盆腔炎、周围神经损伤等疾病。

2）禁忌证：高热、急性湿疹、急性化脓性炎症、癌肿、心衰、出血倾向、对直流电不能耐受者。

2. 低频脉冲电疗法　应用频率 1000Hz 以下的脉冲电流治疗疾病的方法称低频脉冲电疗法。常用的低频脉冲电疗法有神经肌肉电刺激疗法、功能性电刺激、经皮神经电刺激疗法、间动电疗法、感应电疗法、超刺激电疗法等。

（1）神经肌肉电刺激疗法（neuromuscular electrical stimulation，NMES）：应用低频脉冲电流刺激神经肌肉引起肌肉收缩的方法称神经肌肉电刺激疗法。

1）治疗作用：加速神经的再生和传导功能的恢复，促使失神经支配肌肉恢复运动功能；肌肉收缩的泵效应改善肌肉本身的血液循环，减轻失水和代谢紊乱，防止、延缓或减轻失用性肌萎缩和挛缩的发生，抑制肌肉纤维化、硬化；刺激平滑肌并提高其张力。失神经支配后第一个月肌萎缩最快，因此尽早进行电刺激。当不能肯定但怀疑肌肉有失神经支配的情况时，也应尽早进行电刺激治疗。失神经支配数月后，为防止纤维化仍有必要施用电刺激治疗。

2）治疗方法：用点状电极阴极刺激病肌，用双极法时阴极置远端，电流强度以能引起病肌的明显收缩为准。一次治疗每条病肌至少收缩 40~60 次，每日治疗 1~6 次，直到神经支配恢复，再改为主动训练。

3）临床应用：①适应证：失用性肌萎缩，周围神经病损所致失神经支配的肌肉，以及内脏平滑肌无力等；②禁忌证：有心脏起搏器、痉挛性瘫痪者禁用。

（2）感应电疗法：应用感应电流治疗疾病的方法称感应电疗法。传统的感应电流是应用感应线圈所获得的双相不对称的低频脉冲电流，峰值电压 40~60V，频率

笔记

60～80Hz，脉冲波的尖峰部分为高尖三角形，有效波宽 1.5～2ms，并有低平的负波。新感应电流由电子管或晶体管震荡电流产生，其波形类似传统感应电的高尖三角形，没有负波，频率 50～100Hz，有效波宽 0.1～1ms。

1）治疗作用：感应电疗法有兴奋神经肌肉、促进局部血液循环、防治粘连和镇痛等作用。

2）治疗方法：与直流电疗法基本相同。电极衬垫可稍薄，可采用对置法和并置法，还可用手柄间断电极、金属刷式电极等。治疗时电流强度为治疗部位有麻刺感或肌肉收缩反应，治疗癔症性瘫痪时在患肢上做尽可能强的刺激，引起肌肉强烈收缩，同时结合言语暗示，令患者活动患肢。治疗剂量一般分为强、中、弱三种。治疗时间为 20 分钟，每日 1～2 次，10～15 次为一疗程。

3）临床应用：①适应证：失用性肌萎缩、神经失用症、肌张力低下、胃下垂、弛缓性便秘、癔症性瘫痪、癔症性失语等；②禁忌证：急性化脓性炎症、肿瘤、出血性疾病、痉挛性麻痹等。

（3）经皮神经电刺激疗法：经皮神经电刺激疗法（transcutaneous electrical nerve stimulation，TENS）是通过皮肤将特定的低频脉冲电流输入人体，刺激神经达到镇痛、治疗疾病的方法。这种疗法所采用的电流为频率 1～160Hz、波宽 2～500μs、单相或双相不对称方波脉冲电流。

1）治疗作用：①缓解各种急慢性疼痛：不同参数的电流的镇痛作用略有不同。一般来说，兴奋神经粗纤维最适宜的电流是频率 100Hz、波宽 100μs 的方波；②促进局部血液循环；③加速骨折愈合；④加速伤口愈合。

2）治疗方法：治疗仪为可随身佩带的袖珍式或台式；治疗时将两个电极对置或并置于痛点、扳机点、穴位或相应神经节段；根据患者的病情及个人耐受性选择电流类型与强度，每次治疗 20～60 分钟，每日 1～3 次；急性疼痛的治疗以 15～30 次为 1 个疗程，慢性疼痛的疗程较长。

3）临床应用：①适应证：各种急慢性疼痛、骨折后骨连接不良、慢性溃疡、中枢性瘫痪后感觉运动功能障碍等；②禁忌证：置入心脏起搏器者，颈动脉窦部位、孕妇下腹部与腰部。认知障碍者不得自己使用本仪器。

3. 中频电疗法

（1）等幅中频电疗法：应用频率为 1～20kHz 等幅正弦电流治疗疾病的方法称为等幅中频电疗法。

1）治疗作用：有镇痛、促进血液循环、软化瘢痕、松解粘连、消散慢性炎症及加快浸润吸收等作用。

2）治疗方法：将电极和温水浸湿的衬垫对置或并置于治疗部位。电流强度以患者有麻、颤、刺感为度，也可以患者耐受为度，但治疗时电极下不应有疼痛感。治疗时间每次 20～30 分钟，每日 1 次，10～20 次为一疗程。

3）临床应用：①适应证：关节僵硬、瘢痕、术后粘连、术后尿潴留、腰肌劳损、神经炎、神经痛等；②禁忌证：急性化脓性炎症、出血性疾病、肿瘤、带有心脏起搏器、有局部金属异物者。

（2）调制中频电疗法：应用由低频电流调制的中频电流治疗疾病的方法称为调制中频电疗法。用两个电极将电流输入人体，通常有连调、断调、间调、变调四种波形。

笔记

除兼有低、中频的特点外，由于四种波形和不同的调制频率，调制幅度又可交替出现，人体不易对其产生适应性。

1）治疗作用：有镇痛、促进血液循环、促进淋巴回流、锻炼骨骼肌、提高平滑肌张力、消散炎症及调节神经等作用。

2）治疗方法：治疗时根据病情需要选定治疗部位、治疗处方，按患者耐受度调节电流强度，具体操作方法同等幅中频电疗法。

3）临床应用：①适应证：关节和软组织损伤、颈椎病、腰椎间盘突出症、肩周炎、周围神经损伤、肌萎缩、内脏平滑肌张力低下等；②禁忌证：同等幅中频电疗法。

（3）干扰电疗法：利用干扰电流治疗疾病的方法称为干扰电疗法。治疗时四个电极将两路频率分别为 4000Hz 与（4000±100）Hz 的正弦交流电通过两组电极交叉输入人体，在电场线交叉处形成干扰场，产生差频为 0~100Hz 的低频调制的中频电流，这种内生的低频调制中频电流含有中频成分，克服了低频电流不能深入组织内部的缺陷，而且可应用较大的电流强度，兼有低频和中频电疗的特点。

1）治疗作用：有镇痛、促进血液循环、兴奋运动神经和肌肉、加速骨折愈合的作用。干扰电由于作用部位较深，可加强内脏器官的血液循环，提高平滑肌的张力，改善内脏功能；作用于颈腰交感神经节可分别调节上肢、下肢血管的功能，改善血液循环。

2）治疗方法：采用四个电极或四联电极，使两路电极在病灶处交叉。包括固定法、移动法或吸附固定法。电流输出强度一般以患者耐受量为宜，每次 20~30 分钟，每日 1 次，10~15 次为一疗程。

3）临床应用：适应证和禁忌证同调制中频电疗法。

4. 超短波电疗法　应用波长为 1~10m，频率为 30~300MHz 的高频电磁波治疗疾病的方法称为超短波电疗法，又称高频电场疗法。

（1）治疗作用：主要为热效应及非热效应。根据治疗剂量的不同，具有止痛、促进血液循环、消散炎症、缓解痉挛、加速组织再生修复、调节神经功能、调节内分泌腺和内脏器官的功能、抑制和杀灭肿瘤细胞等作用。

（2）治疗方法：常用电容场法，电极放置分为对置法和并置法。治疗剂量按患者的温热感觉程度分为 4 级：

1）无热量（Ⅰ级剂量）：无温热感，在温热感觉阈下，适用于急性炎症早期、水肿显著、血液循环障碍部位。

2）微热量（Ⅱ级剂量）：有刚能感觉到的温热感，适用于亚急性、慢性疾病。

3）温热量（Ⅲ级剂量）：有明显而舒适的温热感，适用于慢性疾病、急性肾衰竭。

4）热量（Ⅳ级剂量）：有能耐受的强烈热感，适用于恶性肿瘤。

治疗时应调节“调谐”钮，使治疗机的输出谐振。治疗一般为 10~20 分钟/次，每日 1 次，10~20 次为一疗程。

（3）临床应用

1）适应证：超短波适应范围很广，适用于各种皮肤皮下软组织、骨关节、胸腔、腹腔、盆腔内脏器官的急性、亚急性和慢性炎症（包括各种细菌性炎症和非细菌性炎症）。

2）禁忌证：恶性肿瘤（高热疗法时例外）、活动性结核、出血倾向、局部金属异物、

笔记

置有心脏起搏器、心肺功能不全、颅内压增高、青光眼、妊娠等。

（三）光疗法

1. 红外线疗法 应用红外线治疗疾病的方法，称为红外线疗法。红外线可分为近红外线及远红外线，近红外线（短波红外线）的波长为760nm~1.5μm，照射深度可达皮下组织，如白炽灯发出的红外线；远红外线（长波红外线）波长为1.5~15μm（也有把远红外线范围扩展到1.5~1000μm者），照射深度只达表皮。

（1）治疗作用：红外线作用于人体组织的主要生物学作用是产生热效应，又称为热射线。机体在红外线照射下浅表组织产热后，通过热传导或血液传送可使较深层组织温度升高、血管扩张、血流加速，并降低神经的兴奋性，因而有改善组织血液循环、增强组织营养、促进水肿吸收、消散炎症、镇痛、解痉等作用。

（2）治疗方法：一般红外线灯适用于局部疾患。治疗时裸露病患部位，使灯头对准治疗中心，灯与皮肤距离30~50cm，以患者感到有舒适的温热感为度。每天1~2次，每次15~30分钟，15~20次为一个疗程。

（3）临床应用

1）适应证：软组织扭挫伤恢复期，肌纤维组织炎，关节炎，神经痛，软组织炎症感染吸收期，伤口愈合迟缓，慢性溃疡，压疮，烧伤，冻伤，肌痉挛，关节纤维性挛缩等。

2）禁忌证：恶性肿瘤，高热，急性炎症，活动性出血，活动性结核。局部感觉或循环障碍者慎用。

2. 紫外线疗法 利用波长为180~400nm紫外线治疗疾病的方法称为紫外线疗法。紫外线又可分为长波紫外线（320~400nm）、中波紫外线（280~320nm）和短波紫外线（180~280nm）。

身体某一部位距光源一定距离进行紫外线照射，经历一定潜伏期后，照射局部出现的肉眼可见的最弱红斑的对应照射时间，称为一个生物剂量。最小红斑量用MED表示。紫外线红斑又分为亚红斑（1个生物剂量以下）、阈红斑（1个生物剂量MED）、弱红斑（2~4MED）、中红斑（5~6MED）、强红斑（7~10MED）和超强红斑（10MED以上）。紫外线红斑区微血管扩张，血液和淋巴循环增强，代谢加快，单核巨噬细胞等增多，从而加快炎症的吸收，促进组织的生长。紫外线照射后会使皮肤出现色素沉着，停止照射后皮肤可自然恢复。

（1）治疗作用：紫外线有杀菌、消炎、止痛、促进伤口愈合、抗佝偻病、脱敏、增强机体免疫等功能。

（2）治疗方法：患者治疗前应进行生物剂量测定或可用平均生物剂量确定首次治疗剂量。

1）红斑量照射法：按不同治疗目的采用不同强度的红斑量开始照射，以后根据皮肤反应和病情适当增加剂量，以达到经常保持红斑反应为目的。

2）无红斑量照射法：用亚红斑量开始照射，如1/8~1/2生物剂量开始，隔次或隔2次增加1/4~1/2生物剂量，达3~5倍生物剂量为止。多用于全身照射，按照患者病变和体质可采用基本进度、缓慢进度和加速进度。

（3）临床应用

1）适应证：较表浅组织的化脓性炎症、伤口、皮下瘀斑、急性神经痛、关节炎、佝偻病和软骨病等；皮肤病和过敏性疾病、静脉炎、急性坐骨神经痛、急性关节炎、急性支气

笔记

管炎、肺炎、支气管哮喘等。体腔照射适用于外耳道、鼻、咽、口腔、阴道、直肠、窦道等腔道感染;全身照射适用于佝偻病、骨软化症、骨质疏松症、过敏症、免疫功能低下、银屑病、白癜风等。

2)禁忌证:心肝肾衰竭,出血倾向,急性湿疹,结核病活动期,红斑狼疮,日光性皮炎,光敏性疾病,应用光敏药物(光敏诊治时除外)等。

(四)超声波疗法

利用超声波治疗疾病的方法为超声波疗法。常用超声波频率为800~1000kHz。超声波作用于人体组织产生机械作用、温热作用和理化作用,可引起人体局部组织血流加速,血液循环改善,细胞膜通透性增强,离子重新分布,新陈代谢加速,组织中pH值增加,酶活性增强,组织再生修复能力加强,肌张力下降,疼痛减轻等。

1. 治疗作用

(1)使神经兴奋性降低,神经传导速度减慢,有较好的镇痛、解痉作用。

(2)加速局部血液循环,增强细胞的通透性,促进水肿吸收,改善组织营养。

(3)提高结缔组织弹性,使胶原纤维分解,松解粘连、挛缩,瘢痕组织变细而松软。

(4)低强度或脉冲式超声波可刺激组织的生物合成和再生修复,加速骨痂的生长愈合。

(5)低强度超声波作用于神经节段,可以调节其支配区神经血管和内脏器官的功能。

2. 治疗方法

(1)接触法:即声头与治疗区体表涂以耦合剂(如液状石蜡、凡士林等),直接垂直接触进行治疗,接触法又分为移动法与固定法。

1)移动法:声头在治疗区内作往返直线缓慢移动或环形移动,移动的速度1~2.5cm/s,在骨隆起部位不要停留过久,每次时间为8~15分钟。小剂量为0.5~1W/cm^2,中剂量为1~2W/cm^2,大剂量为2~3W/cm^2(一般不超过2W/cm^2)。治疗中如患者有明显酸痛不适或骨膜刺痛,即应减少剂量。

2)固定法:声头固定于病变区。剂量在1W/cm^{2}以下,时间为3~5分钟。

(2)超声综合治疗法:是将超声治疗技术与其他治疗方法(包括其他物理因子和化学治疗等)结合作用于机体以治疗疾病,可以取得较单一治疗更好的疗效。这种联合治疗称为超声综合治疗法。包括:超声雾化吸入疗法、超声-电疗法(低中频电疗)、超声药物透入疗法等。

(3)水囊法:治疗部位皮肤上涂布耦合剂后将不含气的水袋置于其上,再在水袋面上涂以耦合剂,将声头紧压固定于水袋上进行治疗,适用于面积较小、表面不平部位的治疗。

(4)水下法:在水盆内盛入不含气泡的温水,患部浸入水中,声头放在水下,距离皮肤表面1~2cm固定或移动,适用于表面凹凸不平的手、足的治疗。

以上各种操作时不得使声头与皮肤之间有任何空气间隙,以免超声波全反射而不能进入人体。

3. 临床应用

(1)适应证:软组织损伤、皮肤皮下粘连、关节纤维性挛缩、注射后硬结、血肿机化、狭窄性腱鞘炎、瘢痕增生、骨关节炎、肩关节周围炎、肱骨外上髁炎、骨折后愈合不

笔记

良、慢性溃疡、压疮、坐骨神经痛等。

(2) 禁忌证:恶性肿瘤(超声波抗癌药物透入时例外)、急性炎症、出血倾向、孕妇腰腹部、小儿骨骺部。眼与睾丸部慎用超声波疗法。

(五) 磁疗法

利用磁场治疗疾病的方法称磁疗法。磁场对人体内生物电泳方向、细胞内外离子分布状态、细胞膜的电位和通透性、细胞器和酶的功能产生影响,从而达到临床治疗作用。

1. 磁场的分类

(1) 恒定磁场:磁场的大小和方向不随时间而变化,如磁铁、电磁铁通直流电所产生的磁场。

(2) 交变磁场:磁场的大小和方向随时间发生变化,如异名极旋转磁疗器所产生的磁场。

(3) 脉动磁场:磁场的强度随时间而变化,而方向不随时间发生变化。如同名极旋转磁疗器所产生的磁场。

(4) 脉冲磁场:用脉冲电流通入电磁铁线圈所产生各种形状的脉冲磁场,如各种磁疗机所产生的磁场,其频率、波形和峰值可根据需要进行调节。

2. 治疗作用　磁疗有止痛、消肿、消炎、镇静、降压、止泻、促进创面愈合、软化瘢痕与松解粘连、促进骨折愈合及可使良性肿瘤缩小或消失等作用。

3. 治疗技术

(1) 治疗剂量:按磁场强度分为3级。

1) 小剂量:磁场强度0.1T以下,适用于头、颈、胸部及年老、年幼、体弱者。

2) 中剂量:磁场强度0.1~0.3T,适用于四肢、背、腰、腹部。

3) 大剂量:>0.3T,适用于肌肉丰满部位及良性肿瘤患者。

(2) 治疗方法

1) 静磁场法:属于恒定磁场。多采用磁片法。可直接将磁片敷贴于体表病变部位或穴位,一般采用持续贴敷3~5天。磁场强度为0.05~0.3T。治疗时可采用单磁片、双磁片、多磁片。磁片放置可采用并置法或对置法。

2) 动磁场法:常用的方法有:①旋磁疗法:用微电机带动机头固定板上的2~6块磁片旋转产生旋磁场,对局部进行治疗。包括脉动磁场法和交变磁场法。由于微电机旋转时有震动,对局部有按摩和磁场的双重作用;②电磁疗法:用电流通过感应线圈使铁心产生磁场进行治疗的方法。常用的有低频交变磁疗法、脉动磁疗法和脉冲磁疗法等。动磁场疗法常用的磁场强度为0.2~0.3T,局部治疗时间20~30分钟,每日1次,10~20次为1个疗程。

4. 临床应用

(1) 适应证:软组织扭挫伤、血肿、注射后硬结、乳腺小叶增生、耳廓浆液性软骨膜炎、关节炎、肌筋膜炎、肱骨外上髁炎、肩关节周围炎、肋软骨炎、颞颌关节功能紊乱、单纯性腹泻、婴儿腹泻、神经衰弱等。

(2) 禁忌证:高热、出血倾向、孕妇下腹部、心力衰竭、极度虚弱、皮肤溃疡、恶性肿瘤晚期、佩戴心脏起搏器者。

（六）石蜡疗法

利用加热溶解的石蜡作为导热体将热能传递至机体以治疗疾病的方法称为石蜡疗法。医用石蜡为白色或黄色半透明固体，无臭无味，不溶于水，熔点 50~60℃，沸点 110~120℃，热容量大，导热性差。加热时吸收大量热能，冷却时热能释放缓慢，保温时间长。

1. 治疗作用

（1）温热作用：可以减轻疼痛，缓解痉挛，加强血液循环，改善组织营养，促进炎症消散吸收，加速组织修复，降低结缔组织张力，增加其弹性。

（2）机械作用：石蜡有很好的可塑性、黏滞性和延展性，因此治疗时石蜡可紧贴皮肤，冷却时体积缩小 10%~20%，对组织产生机械压迫作用，从而促进水肿消散。

（3）润滑作用：石蜡具有油性，可润滑敷蜡部位的皮肤，软化瘢痕。

2. 治疗方法

（1）蜡饼法：适于躯干、四肢、面部。将石蜡溶解成液体后，置于浅盘中，待其冷凝成厚约 2cm 的块状时取出直接放置患者病变部位，包裹保温进行治疗，时间 30 分钟左右。

（2）浸蜡法：适于手、足部位。将石蜡溶解后降至 50~60℃将手足浸入蜡液中后迅速提出，使表面冷却成一层薄的蜡膜，稍冷后再浸入蜡液中，反复多次，使蜡膜厚至 1cm 左右。治疗时间 30~40 分钟。再次浸蜡时高度不要超过第一次浸蜡时的位置，以免烫伤。

（3）刷蜡法：适于四肢。将溶解的石蜡液用排笔涂刷在病变部位，使蜡液在皮肤表面冷却成一层薄膜，反复涂刷，直至蜡膜增厚至 1~2cm，再置一块蜡饼于蜡膜上，即行保温治疗，治疗时间 30~40 分钟，10~20 次为一疗程。

3. 临床应用

（1）适应证：软组织扭挫伤恢复期、肌纤维组织炎、慢性关节炎、肩关节周围炎、腱鞘炎、术后或外伤后瘢痕增生、骨折或关节术后挛缩、肌痉挛、坐骨神经痛等。

（2）禁忌证：高热、昏迷、急性化脓性炎症、风湿性关节炎活动期、结核、孕妇腰腹部、恶性肿瘤、出血倾向者。

（七）冷疗法

冷疗作为物理治疗的因子之一，在临床上应用广泛，特别对急性创伤的患者是不可缺少的有效方法。利用低于体温与周围空气温度但在 0℃以上的低温治疗疾病的方法称为冷疗法。治疗时机体温度下降要缓慢，防止对机体造成不可逆的损害。

1. 治疗作用

（1）冷刺激可使组织温度下降、小血管收缩、血管通透性降低，可以止血、减少渗出、减轻水肿。

（2）冷刺激可降低感觉神经末梢的兴奋性和神经传导速度，降低感觉神经的敏感性，掩盖或阻断痛觉向中枢的传导，从而减轻疼痛。

（3）瞬时的冷刺激可易化 α 运动神经元的活性，使松弛的肌肉立即发生收缩；延长冷刺激时 γ 运动神经元活性降低，运动神经传导速度下降，肌张力与肌力下降，肌痉挛缓解。

（4）冷刺激可使体温降低，组织代谢率下降。

笔记

2. 治疗方法

(1) 冰水冷敷:将毛巾浸入冰水后拧出多余水分,敷于患部,每2~3分钟更换1次,可持续15~20分钟。

(2) 冰袋冷敷:将碎冰块放入橡胶囊中,或使用化学冰袋,敷于患部,或缓慢移动摩擦,持续15~20分钟。

(3) 冰块按摩:将冰块直接放在患部,反复往返移动按摩,每次5~7分钟。

(4) 冰水局部浸浴:将病患的手、肘或足浸入含碎冰的4~10℃的冰水中,数秒钟后提出,擦干,做被动活动或主动活动,复温后再浸入。如此反复浸、提,0.5小时内浸入3~5次,以后逐渐延长浸入的时间达1分钟。

(5) 冷吹风:应用冷空气治疗仪,治疗仪内液氮汽化后产生冷气,通过吹风机或喷射器吹向患部,持续数分钟至10分钟,此法适用于肢体。

(6) 冷气雾喷射:将装有易气化的冷冻剂(一般多用氯乙烷)的喷雾器,在距体表2cm处向患部喷射5~20秒,间歇0.5~1分钟后再喷,反复数次,共3~5分钟,直至皮肤苍白为止。此法多用于肢体,禁用于头面部。

(7) 冷疗机:冷疗机有不同大小的冷疗头,温度可调节。治疗时将冷疗头置于患部缓慢移动,每次10~15分钟。

3. 临床应用

(1) 适应证:高热、中暑、急性扭挫伤、关节炎急性期、软组织感染早期、骨关节术后肿痛、肌肉痉挛、烧伤、烫伤、鼻出血、上消化道出血、偏头痛、神经痛等。

(2) 禁忌证:动脉硬化、闭塞性脉管炎、雷诺综合征、红斑狼疮、高血压病、心肺肾功能不全、恶病质、冷过敏等。冷刺激不宜用于局部血液循环障碍、感觉障碍等部位。

第六节 作业治疗

作业治疗是应用有目的、经过选择的作业活动,对躯体和心理功能障碍者,以及不同程度地丧失生活自理和劳动能力的病、伤、残者进行治疗和训练,以增强躯体、心理、社会功能,恢复或改善其生活自理能力、学习和劳动能力,达到最大的生活自理,提高其生存质量的康复治疗方法。作业治疗实施过程中所采用的基本方法是作业活动,包括生活、工作或生产劳动、休闲游戏、社会交往等活动形式。

在制定作业治疗方案时,需要根据患者的功能障碍确立作业治疗目标、同时还要结合患者身体基本状态、本人的愿望和所处环境等诸多因素,选择其能力范围内可以完成的作业治疗方法。

一、日常生活活动社区训练

患者每日起床要进行穿脱衣服、洗漱、吃饭、转移、上厕所、沐浴等一系列日常生活活动,围绕以上目标,根据患者的具体情况,教给他一些技巧并做指导,必要时为患者配置辅助具。

1. 翻身训练

(1) 向患侧翻身:患者仰卧位,双手交叉握住,患侧拇指在上(Bobath 握手);健侧

笔记

带动患侧伸直肘关节;健侧下肢膝关节屈曲至立位,脚用力蹬床,身体及双上肢顺势翻向患侧。

(2) 向健侧翻身:患者仰卧位,健侧腿插入患侧腿下面;双手交叉握住,患侧拇指在上(Bobath 握手),健侧带动患侧伸直肘关节;健侧上下肢带动患侧顺势翻向健侧。

2. 穿脱训练

(1) 穿脱上衣训练:①套头上衣的穿脱:穿衣时,先将患侧上肢穿衣袖至肘以上,再穿健侧衣袖,最后套头。脱衣时,先将衣身拉到胸以上,再用健手拉住衣服,在背部从头脱出,出健手,最后脱患手侧。②开身上衣的穿脱:穿衣时,先将患手伸入袖内,再将衣领拉到肩部,然后用健手转到身后拉过衣服穿上袖子,最后系扣。脱衣时,先将患侧脱至肩以下,将健侧衣领拉到肩以下,让两侧自然下滑,健手侧先出,再脱患手侧。

(2) 穿脱裤子训练:①床上穿裤子:患者坐起将患腿屈膝屈髋,放在健腿上;患腿穿上裤腿后尽量上提,健腿穿上裤腿;然后躺下,做桥式动作把裤子拉到腰部;最后臀部放下,整理系带。脱的顺序与穿相反即可。②坐位穿裤子:患腿放在健腿上,套上裤腿拉至膝以上,放下患腿;健腿穿上裤腿,拉到膝以上后,站起来向上拉至腰部,然后整理。脱的顺序与穿相反进行即可。

3. 转移训练

(1) 偏瘫患者的转移训练:①从床到轮椅的转移:将轮椅放在患者健侧,与床成45°,刹住车闸,将脚踏板向两边分开。患者站起,健手扶外侧扶手上,以健腿为轴旋转,身体使臀部正对椅子坐下。②从轮椅至床的转移:将轮椅(健侧)靠近床边,与床成45°,刹住车闸,将脚踏板从两边拉开。患者从轮椅上站起来,健手扶床,以健侧下肢为轴,转动身体,使臀部正对床面坐下。

(2) 截瘫患者的转移训练:①利用滑板转移:轮椅靠在床边成30°,刹住车闸,卸下靠床侧扶手,将滑板架在轮椅与床之间,患者上肢支撑将身体转到床上。患者至少有伸肘功能(颈7以下损伤)才能完成此类转移。②直角转移:轮椅上前与床成直角,刹住车闸,患者背向轮椅,双手反复支撑身体向后移到床边后,双手扶住轮椅扶手支撑起上身,使臀部向后坐在轮椅内,打开车闸,向后移动轮椅到足跟离开床边,刹住车闸,将双脚放在脚踏板上。③侧方转移(以向左侧转移为例):轮椅与床边成30°,刹住车闸,左手支撑床面,右手支撑扶手,同时撑起身体,向左侧方移至床面上。④轮椅到坐便器:从坐便器前方转移是将轮椅面向坐便器,像骑马一样骑在坐便器上;从坐便器的侧方转移,方向同侧方转移。

4. 进食训练

(1) 偏瘫患者进食训练:多可用健手进食,少数需用辅助具,如碟档、戴吸盘的碗、万能袖带及特别的勺子、筷子等。

(2) 截瘫患者进食训练:颈6~7以下损伤患者经训练可以独立进食,颈5损伤者需要他人辅助。常用的自助具有C形箍、万能袖带等。

5. 洗漱训练　偏瘫患者可用健手进行,可用小支架固定牙刷,用健手挤牙膏进行刷牙。拧毛巾时,将毛巾绕在水龙头上固定,再用健手拧干。带吸盘的牙刷固定在洗手盆上,用健手打开它刷牙。截瘫患者上肢功能较好,基本可以完成洗漱。四肢瘫患者需要他人帮助洗漱。

笔记

6. 注意事项

(1) 在日常生活活动训练前,家属要观察和了解患者自理能力的程度和范围。训练要尽早从床旁开始,急性期过后就应与其他基础训练同时进行。

(2) 在训练患手的同时,应鼓励用健手活动,并学会一些单手操作的技巧;当患手能起到一定的辅助作用的时候,就应鼓励双手操作。

(3) 训练的目标不要定得太高,要让患者经过努力能够完成。由易到难,循序渐进。训练时可将复杂的动作分解成若干单一动作。开始时可让患者完成其中一部分。对于学习困难的患者,每一个动作要反复多次训练。

(4) 对于患者的每一个进步,都要给予肯定和鼓励,使之有兴趣、有信心地继续锻炼下去。

(5) 强调注意安全,偏瘫患者多伴有感觉减退等多种障碍。洗脸、洗手时水温不要过高,先用健侧试一下,再用患侧,以免烫伤;浴室地面滑,最好放置防滑布;要小心厨房的刀、叉等尖锐物品,避免扎伤;煤气、明火的安全也应十分注意。

二、社会交往能力的训练

社会交往是个体之间相互往来的社会活动。每个人都生活在一定的社会环境中,他的行为也受着社会文化的制约。社交技能的缺陷使得许多患者难以建立和维持社会关系、难以成功地扮演社会角色、难以满足自身各种需要。

增强社会交往的训练包括组织参加各种集体劳动、集体文娱活动和集体体育活动等。具体的社交训练课程旨在训练基本技能(倾听、表达积极的感受、提要求、表达不愉快的感受)和会谈技能、有主见的技能、处理矛盾的技能、职业技能共五方面的常用技能。

1. 基本技能　基本社交技能是有效人际交往的基石。这些社交技能包括倾听、以明确而有策略的方式向别人提出要求、向他人表达自己的感受(包括正性和负性)。

2. 会谈技能　包括以友好的、令人满意的、符合社交习惯的方式发起并维持和结束同他人的会谈。会谈技能的训练目的既要增加人际交往的频率,也要改善人际交往的质量。良好的会谈技能要求能追踪对方的主题变化和非语言暗示。

3. 有主见的技能　有主见的技能是能坦率地说出自己的要求、表达自己的感受(尤其是负性感受)、拒绝做自己不愿意做的事。患者一般遇到的需要良好的有主见的技能的场合,包括处理和朋友、家人、医师(及其他治疗团队成员)、同事以及主管之间的关系。对于那些不知道什么时候有主见才合适的患者,会受益于对一般社交场合的讨论和从其他学员那里得到的反馈。最后,可能还有必要告诉其他与患者接触的人,比如治疗团队成员或者家庭成员,告诉他们患者在训练有主见的技能,以便这些人能支持适当的有主见的社交技能训练,而不是打击患者的积极性。

4. 处理矛盾的技能　解决同他人的矛盾的技能复杂而重要,包括从他人的亲密关系中获得乐趣,以及使工作富有成效。对矛盾的一般反应包括躲开出现矛盾的环境,或者简单地否认存在矛盾。教授处理矛盾的技能,很重要的一部分是教患者如何理解他人的观点,如何回应他人的观点,同时也要教他们如何表达自己的观点。积极的倾听技能,例如换一种说法重复对方所说的话,对解决矛盾有非常大的帮助,这种技

笔记

能可以通过经常的练习来掌握。

5. 职业技能　有一系列与工作有关的社交场合需要进行训练。很多学员可以受益于面试的技能训练，尤其是当他想要找工作而没有专门的职业咨询师帮助。在工作中难免和同事、客户、领导进行交流，这就需要有效的社交技能。这些技能包括我们会谈技能、有主见的技能和处理冲突的技能，所以拥有这些技能有助于适应工作环境。

三、心理状态的作业训练

帮助患者解决存在的各种心理和角色适应问题，尽可能为他们创造一个有利于治疗和康复的最佳心理状态。改善心理状态的作业训练包括转移注意力的作业训练、镇静情绪的作业训练、增强兴奋的作业训练、宣泄情绪的作业训练、减轻负罪感的作业训练、增强自信的作业训练等。在帮助病、伤、残者获得康复的过程中，康复人员首先必须克服一切阻碍患者康复的心理障碍、排除不利因素的干扰，才能有效落实康复措施，发挥康复效果。

1. 培养积极的情绪状态　通过心理与社会支持，结合启发开导，帮助病、伤、残者形成乐观、积极、自信、顽强、自尊的心理品质，重塑健康人格。常用的方法有：感情通融法、开导支持法、宣泄消抑法、转移刺激法、兴趣诱导法、同类相劝法、激励信念法等。还可以通过建立相关的民间组织，组织残疾人参加各种活动。其指导思想是让残疾人通过战胜困难以培养合理的乐观情绪，看到自己的价值，增强对生活的信心。

2. 纠正错误认知活动　错误的认知会歪曲客观事实；偏听偏信会干扰和阻碍康复进程。纠正的方法主要是靠宣传、讲科学、介绍卫生保健知识，与愚昧落后作斗争；揭露、批判、制裁一切散布迷信活动的诈骗行为，清除引人误入歧途的舆论，指导病、伤、残者正确的求医行为。当然，社会也应提供求医条件和求医途径。

3. 正确运用心理防卫方式　应用积极的心理防卫机制可有效化解心理危机，帮助患者树立信心，促使患者克服困难和寻求新的出路，最大限度地体现自己的社会价值，对个人、家庭和社会都有益。有些残疾人是强者，他们在不幸面前，不屈服、不低头、顽强拼搏，最终自学成才或成为学有专长的人。善于运用心理防卫方式的患者，能较好的康复。因此，帮助患者建立有效的防卫机制是康复心理护理的重要目标之一，常用的积极心理防卫机制有幽默、升华、补偿等，也可以恰当利用退化、合理化、否认、转移等。

4. 合理应用心理治疗方法　可以针对患者所患疾病、情感问题、生活疑虑、心理方面的问题、康复后工作和职业方面等问题进行咨询。对于心理症状突出患者，应有针对性的进行特殊心理护理，即采用一些心理治疗方法。心理治疗方法很多，选择哪一种方法，取决于患者个体特点和所患疾病类型。此外，还应考虑到患者的年龄、文化水平、职业、民族、性格与社会环境的关系等因素。

5. 建立良好的医患关系　医患关系是一种服务者与服务对象之间特殊的人际关系。医患关系的好坏，对患者态度的取向和医疗工作的质量、患者康复的进程有直接的影响。因此要为患者康复创造良好的条件，创造优美舒适的休养环境，防止医源性影响。医院整洁舒适的环境、医护人员娴熟的技术和权威性的语言和暗示，都会对病、伤、残者的心理活动起到积极的影响。

笔记

6. 提供康复信息和社会支持 积极开展健康教育，提供康复信息和社会支持，争取家属、亲友、领导、社会的支持和配合。全面考虑残疾者和患者面临的不幸和困难，在学习、特殊训练、就业、职业选择、恋爱和婚姻等方面，使他们都能得到全社会的关心与支持，并使他们的人格受到尊重，能享受普通人应该享受的待遇。发展社会福利事业，例如公共设施的改造、岗位的变化、社会良好的道德风尚等。

四、职业技能的训练

职业技能训练可以改善患者的躯体功能障碍和心理障碍，同时也是患者返回工作岗位或重新就业的体能和技能训练。护理人员应熟悉常用的训练方法及适用范围以便为患者提供指导。

1. 木工、木雕作业训练 适用于上肢关节活动受限、手部肌力较弱、手指精细动作协调性差、下肢肌力较弱的患者。不适用于坐位平衡、认知及感觉障碍的患者。主要方法有推刨木头、锯木、砂磨、锤打、拧螺钉等练习。

2. 编织、刺绣作业训练 适用于手眼协调性差、双手协调性差、手指精细动作差、关节活动受限的患者；不适用于认知功能障碍、严重视力障碍、共济失调的患者。主要方法有设计图案、编织衣物、刺纹绣图练习。

3. 黏土制陶作业训练 适用于手部肌力差、手部关节活动度受限、手指精细动作协调性差的患者。主要方法有调和黏土、塑形烧制练习，也可用橡皮泥、硅胶土等代替黏土。

4. 缝纫裁剪作业训练 适用于关节活动范围受限、手部肌力差、手眼协调性差、手指精细动作协调性差的患者；不适用于认知功能障碍、严重视力功能障碍、共济失调和帕金森病的患者。主要方法有裁剪布料、缝补衣物、脚踏或手摇缝纫机制作衣服练习。

5. 镶嵌作业训练 适用于手部肌力较弱、手指精细动作差、双手协调性差者；不适用于视力功能低下、手部皮肤疾病和认知障碍的患者。

6. 办公文书作业训练 具有增加上肢关节活动范围，增强各种协调性，提高注意力、记忆力，增强社会交往能力等作用。主要方法有书写、打字、计算机操作、资料管理、接听电话、传真等方面。

第七节 言语治疗

言语治疗是指通过各种手段对有语言和言语障碍的患者进行的针对性治疗。其治疗手段是言语训练，或借助于交流替代设备如交流板、交流手册、手势语等。目的是改善言语功能，促进交流能力的恢复或再获得。

言语障碍的治疗包括对各种言语障碍进行评定、诊断、治疗和研究，对象是存在各类言语障碍的成人和儿童。言语障碍包括失语症、构音障碍、儿童语言发育迟缓、发声障碍和口吃等。治疗形式有“一对一”训练、自主训练、小组训练、家庭训练等方法。下面主要介绍失语症和构音障碍的言语训练。

笔记

一、失语症的康复训练

1. 听理解训练

(1) 单词认知(听词指图):治疗师将若干张图片摆放在桌面上,说出一物品的名称,令患者指出所听到单词的图片(一般从3选1逐渐进展到6选1)。

(2) 听与记忆广度扩展:用与(1)相似的方法(从6选1到6选2,6选3,最后到6选5)或用情景画(治疗师逐渐增加说出的物品、人物和事件的数量,令患者在图上指出)、地图等进行。

(3) 句子及短文的理解:治疗师以语句或短文叙述情景画的内容,令患者指出对应画面;或患者听一段小故事后,以"是"或"不是"回答相关问题。

(4) 执行口头指令:先给一些比较简单的口头命令,让患者执行,例如"闭眼""摸左耳"等,如能顺利执行可逐渐增加难度,例如"先把勺子拿出来,再把杯子给我""如果桌子上没有橡皮,就把铅笔放到训练本的上面"等。

2. 口语表达训练

(1) 语音训练:在语音辨识训练基础上,运用功能重组法训练。

(2) 自动语训练:利用序列语(如1、2、3……)、自己姓名等诱导出有意义的言语。

(3) 复述训练:轻症患者可直接跟着治疗师复述单音节、多个无意义音节、单词、短句、长句、无意义音节串。重症患者一边看着实物或图片一边跟着治疗师说单词。如能自然正确的复述,可调整操作,如治疗师说一遍,患者复述两遍;或治疗师说完数秒后再试着复述。

(4) 命名训练(看图说名):可逐张向患者出示图片,令其说出图中事物;直接呼出较困难者,可先行复述训练,再进一步用容易成功复述的单词,指着对应的图或物提问"这是什么?",如有困难可给予音、意、口形的提示。还可利用关联词(反义词、关联词、成语、警句等)设计诱导。

(5) 叙述训练:利用有动作或情节的图画进行口语叙述训练,也可提出一个主题,例如"关于天气""昨天你做了什么?"等。注意,患者叙述时不要强制性打断或刻意纠正,治疗师仅在患者停顿时利用插话引导其继续,并掌握其不偏离主题。

3. 阅读和朗读训练

(1) 单词阅读理解(字图匹配):视觉认知——开始可摆出3张图片于桌上,再出示一张字卡片,让患者选出对应的图片进行配对组合。如患者3选1能顺利完成,可将同时摆出的图片数逐渐增加。听觉理解——开始可摆出3张字卡片于桌上,治疗师读出一字,让患者选出对应的字卡。

(2) 单词朗读:出示字词卡片,开始由治疗师反复读给患者听,然后鼓励患者一起朗读,最后治疗师适时撤出,让患者独自朗读。

(3) 语句及篇章的阅读与朗读。

4. 书写训练

(1) 数词书写:试行阿拉伯数字的序列书写,例如1~10;再试行中文小写数字的序列书写,例如一至十。如能成功或部分成功,可以此为启动进行书写训练。

(2) 命名书写:试行患者自己、家人和亲友的姓名书写,如能成功或部分成功,也可以此为启动进入书写训练。

笔记

（3）单字补遗：选择熟悉的单字，故意缺少一笔画，让患者试行补遗，如一笔画对患者来说较容易，可增加缺漏笔画。

（4）词词匹配：包括一是看图书写；二是听写训练；三是语句与篇章的书写训练。

5. 实用交流能力训练

（1）促进交流效果法：将一叠图片正面向下扣置于桌上，治疗师与患者交替摸取，但不让对方看见图片的内容，然后运用各种表达方式（如呼名、手势、书写、画图等）将信息传递给对方，接受者通过重复确认、猜测、反复质问等方式进行适当反馈。治疗师可根据患者的实际能力提供适当的示范。

（2）代偿手段的应用

1）手势训练：开始时，治疗师说手势名称（如再见），然后以如下顺序进行训练：与患者同时做手势→患者模仿手势→听手势名称后做手势→阅读指令后做手势→做手势回答相应问题。

2）交流板或交流册的应用：适用于口语表达严重障碍，但尚能运用手势（指点）的患者。方法为：交流板可设计为45cm×45cm左右，根据患者的日常活动、需求、喜好等设计若干个内容的字图及亲友的照片等。交流册可收集患者的日常用语、常用信息（如地址、电话号码等）以及亲友的照片等。交流板或交流册制作完成后，训练患者建立运用交流板或交流册的意识，以及会话中应用交流板或交流册的技巧等。

3）其他：如画图表达，以及电脑说话器的应用等。

6. 交流策略训练

（1）针对患者的指导

1）尽量要求患者保持日常的交流习惯。

2）告诉患者若有问题时应及时求教于言语治疗师，寻求评定、治疗和合作。

3）如果患者述说欠佳，可使用变换的交流方式，例如图画、读物、书写、手势或面部表情等。

4）指导患者除了用口语表达外，还可以尝试使用其他交流方式。

5）尽量指导患者谈论熟悉的话题，而不要在无辅助状况下让其进入新的话题。

6）言语治疗师应指导患者获得初期言语的特殊技能，例如语速、呼吸控制或口语训练。

7）言语治疗师和患者应取得对交流的一致理解，确认患者理解训练的目的和过程、使用的交流方法，两者使用同样的交流手段。例如，当患者需要完全采用指图进行交流时，则言语治疗师等其他人不再提出用书写或口语表达要求。

8）在患者与其家庭成员及与年龄相应者的交流时，尽量使谈话简单而直接。

9）康复和代偿策略中应包括提问和表明期望的技能。

10）不论成功或大或小，言语治疗师和患者均应享受交流过程及成功。

（2）对家属的指导：在针对失语症患者进行交流策略的训练同时，应让其家属及周围人亦参与调整交流策略的活动。下列内容为家属及周围人与失语症等患者进行交流时的注意事项。

1）应容忍患者的情绪波动，尤其应注意患者在疲倦或患病时，其听力和理解力比平常差的情况。

2）尽量减少交谈时的外来噪音。

笔记

3）尽可能面对患者交谈。表达时加上丰富的表情，并辅以手势或借助实物文字等。

4）尽量用简短的语句。

5）尽量谈论患者眼前关心的具体的事情，避免话题突变。

6）当患者不能理解时，不要重复相同的话，最好换一种说法，更不要大声反复叫喊。

7）多提供让患者用"是"或"不是"回答的问题。

8）给予患者充足的时间表达，允许句间的停顿。

9）不要强制患者说话或直接纠正错误。

10）当患者有正确的反应时，应以由衷的喜悦给予鼓励和赞许。

二、构音障碍的康复训练

1. 构音器官运动功能训练

（1）训练前准备

1）调整坐姿：尽可能取端坐位。

2）松弛训练：①颈肌放松；②全身放松。

（2）呼吸训练

1）坐位：治疗师站在患者身后，双手置于患者第11、12肋部，令自然呼吸，在呼气终了时治疗师予以适当挤压，将残留呼气挤压出。

2）仰卧位：治疗师站在患者的一侧，方法基本同坐位，挤压时要向上推、向内收。

（3）下颌运动功能训练

1）被动训练：下颌关节被动上抬、下拉的运动训练。

2）主动训练。

（4）口唇运动功能训练

1）口唇闭合：双唇夹住吸管或压舌板，逐渐延长保持时间。

2）噘嘴-呲牙：双唇尽量向前噘起，然后尽量外展唇角做呲牙状，反复交替运动。

3）鼓腮：鼓腮数秒，然后突然呼出。

（5）舌运动功能训练：各项均可根据患者水平进行被动（压舌板）、主动或抗阻（压舌板）训练。

1）舌伸缩：先做舌外伸训练，然后做舌伸缩交替训练。

2）舌尖上抬-下拉：在舌外伸的基础上，进行舌尖向上、向下的反复交替运动。

3）舌左右运动：在舌外伸的基础上，进行舌尖向左、向右的反复交替运动。

4）舌环行运动：舌尖沿上下齿龈做环行运动。

（6）鼻咽腔闭锁功能训练（软腭训练）

1）鼻吸气-呼气：由鼻深吸气，鼓腮维持数秒，然后从口呼出。

2）吹气。

3）发声：①重复发"a-a-a"音，每次发音后停顿3~5秒；②辅音-元音组合练习，如重复"pa-da"或"ci-chi"；③鼻音—非鼻音组合练习，如"ma-ni"。

4）软腭抬高：①用力叹气；②用冰块或细软毛刷直接刺激软腭；③用压舌板辅助

软腭抬高。

2. 发音训练

(1) 构音点不同音的组合训练:如“pa-da-ka”。

(2) 构音点相同音的组合训练:如“ba-ma-pa”。

(3) 无意义音节组合训练:如“ha-hu”“mi-ki”等。

(4) 有意义音节组合训练:将患者有问题的音组合入有意义音节(单词)中,如“m”音有问题时,用“妈妈、棉帽、千里马、开门红”等组合练习。

(5) 句子水平的组合训练:利用诗歌、儿歌、短文、会话等练习。

3. 言语代偿交流方法训练　重度患者可依据现有的言语及非言语水平,选择交流板(图画或文字)、交流手册或电脑等进行言语代偿或补充,以助交流。

交流板可设计为 45cm×45cm 左右,根据患者的日常活动、需求、喜好等设计约含 80 个内容的字图及亲友的照片等。交流板制作完成后,训练患者建立运用交流板的意识,以及会话中应用交流板的技巧等。

第八节　心 理 治 疗

康复医学的主要对象是因各种原因所致的身心功能障碍。残疾者的心理创伤比一般患者重,而且心理障碍也严重,迫切需要心理治疗。这就需要了解致残后残疾人的心理特点及心理变化规律,帮助患者比较顺利度过心理变化的各个阶段,最后达到适应残疾,重返社会。

一、行为疗法

行为疗法也称条件反射疗法,是以行为学习理论为指导,按一定的治疗程序,来消除或纠正人们的异常或不良行为的一种心理治疗方法。帮助患者改变生活习惯,以获得良好的适应。行为疗法的主要种类有系统脱敏法、厌恶疗法、行为塑造法、代币治疗法、暴露疗法和放松疗法等。

行为疗法是以行为学习理论为指导,按一定的治疗程序消除或纠正人的不良行为的一种心理治疗方法。行为疗法理论认为,人的行为不管是功能性的还是非功能性的、正常的或病态的,都是经过学习而获得,而且也能通过学习而更改、增加或消除。学习的原则就是受奖赏的、获得令人满意结果的行为,容易学会并且能维持下来;相反,受处罚的、获得令人不悦结果的行为,就不容易学会或很难维持下来。因此,掌握了操作这些奖赏或处罚的条件,就可控制行为的增减或改变其方向。在康复治疗中,教给患者新的技能,减少不正常的行为,克服慢性病痛,提高记忆功能。

行为疗法的原则包括:①要有适当进度,所涉及的问题应由浅入深、由表及里;②要有适当的奖励和处罚机制;③训练的目标要恰当;④要调动患者的积极性,培养其改变行为的动机。

(一) 系统脱敏疗法

是诱导患者缓慢地暴露出导致神经症焦虑、恐惧的情境,并通过心理的放松状态来对抗这种焦虑情绪,从而达到消除焦虑或恐惧的目的的方法。系统脱敏疗法的治疗原理是逐渐加大刺激的强度,当某个刺激不再引起患者焦虑或恐惧反应时,治疗者向

笔记

处于放松状态的患者呈现另一个比前一刺激略强一点的刺激。如果一个刺激所引起的焦虑或恐惧状态在患者所能忍受的范围之内，经过多次反复的呈现，他不再对该刺激感到焦虑和恐惧，治疗目标就达到了。

（二）厌恶疗法

是将欲戒除的目标行为（或症状）与某种不愉快的或惩罚性的刺激结合起来，通过厌恶性条件作用，达到戒除或减少目标行为的目的的方法。民间断奶时在乳头上涂些黄连一类的苦味剂或在乳房上涂难看的颜色，婴儿在吸吮1、2次后就不想再吮乳，这也是一种厌恶疗法。

（三）强化疗法

又称操作条件疗法，是指系统地应用强化手段去增加某些适应性行为，减弱或消除某些不适应行为的心理治疗方法。一般分为四种类型：①正强化：指运用奖励的方式，使有利的行为模式重复出现，并保持下来。例如言语治疗时，患者有进步，马上给予表扬和肯定。②负强化：即去掉一个坏刺激。是为引发所希望的行为的出现而设立。例如患者如果对家人的关心视而不见，甚至殴打亲人，护理人员看到即指责，但一旦患者改变这种状态，就停止对他的指责。③正惩罚：即施加一个坏刺激。当不适当的行为出现时，给予对方一种使之感到不快的刺激的一种方法。如随地吐痰，当即罚款。实行这种惩罚方式时意义要明确，时间要适当。④负惩罚：即去掉一个好刺激。当不适当的行为出现时，不再给予原有的奖励。如脑瘫儿童不坚持主动运动，则推迟当日见妈妈的"权利"。这种类型比正惩罚更为常用。

二、支持性心理治疗

支持疗法即给予患者某种形式、程度的精神支持，是一般性心理治疗，也是最普通且运用最广泛、最简便的方法。通过倾听、解释、指导、保证的治疗程序，帮助患者表述自己的情感和认识问题、消除顾虑、改善心境、矫正不良行为、增加战胜疾病的信心，从而促进心身康复的过程。主要用于残疾发生后或精神受到刺激，处于焦虑、易怒、恐惧、郁闷和悲观状态的患者。

（一）解释

患者由于对其伤残缺乏了解易产生焦虑不安和紧张情绪，护理人员应从患者的具体条件出发，因人而异地选择患者可接受的语言，根据科学原理，深入浅出地对其伤残作出令人信服的解释，帮助患者解除顾虑、树立信心、加强配合，为继续康复创造良好条件。必须避免与患者争辩，不强迫患者接受医护人员的意见，当患者不能接受意见时，勿操之过急，可暂时调换主题或不做结论，应允许患者有反复。解释是精神支持疗法的核心，是专业知识和语言表达相糅合的微妙艺术。

（二）鼓励

患者情绪低落、悲观失望、缺乏自信心和产生强烈自卑感，医护人员结合患者的具体处境和实际问题给予明确的鼓励，帮助其振作精神、鼓起勇气、建立信心，提高与疾病作斗争的能力和应对危机的本领。只有患者明确欲达目标时，鼓励才有效。医护人员可用其经验或患者过去成功的实例予以鼓励，不宜鼓励患者做其实际做不到的事，以免适得其反，挫伤患者的积极性，降低患者的自信心。

笔记

（三）保证

患者对其伤残常产生疑虑紧张情绪，特别对其健康和前途等忧心忡忡。医护人员应持科学立场，以充分事实为依据，以自信而坚决的态度向患者保证，甚至承担责任，以唤起患者的希望和信心。但保证必须在详细了解其病情和充分检查之后有根据地提出，才能使患者接受。毫无根据地随便下结论、轻易作保证，既是不负责任的表现，也会失去患者对医师的信任。

（四）指导

在提高患者认识水平的基础上，医护人员需指导和帮助患者进行治疗。包括如何对付伤残，安排休养生活，如何处理因伤残造成的新问题，消除和避免有害的外界刺激，加强自我锻炼，提高心理免疫和应激能力，学会情绪的自我调控和生理功能的自我训练，正确对待康复治疗及其他治疗，如药物使用等。

（五）暗示

利用语言、动作或其他方式，也可以结合其他治疗方法，使患者在不知不觉中受到积极暗示的影响，从而不加主观意志地接受医护人员的某种观点、信念、态度或指令，解除心理上的压力和负担，实现消除不良心理目的的方法。暗示的方法有多种，如言语暗示、药物暗示、手术暗示、情境暗示等。患者还可以进行积极的自我暗示，如反复强化“一定能战胜疾病”“医师能治好我的病”“我能睡好觉”等意识，从而树立全面康复的信心。每个人接受暗示的感受性不同，这种差别与气质、性格、思维类型、年龄、性别、智力、文化水平、社会经历等都有关系，在使用中要注意这些因素的影响。

三、认知疗法

根据认知过程影响情感和行为的理论假设，通过认知行为技术来改变不良认知，帮助患者改变对人、对己、对事物的错误思想观念，从而改善个人与其生活环境的关系。主要用于治疗错误认知所导致的异常情绪反应（如抑郁、焦虑等）。

认知疗法指根据认知理论、通过认知和行为技术改变患者不良认知的治疗方法的总称。认知疗法高度重视矫正患者的不良认知和思维方式，以改变其所致患者的情绪障碍和非适应行为。

认知疗法的基本观点是：认知过程是行为和情感的中介，适应性不良行为及情感与适应不良性认知有关。治疗目标是找出患者的不良认知，并提供其学习或训练方法以矫正之。患者的适应不良性认知被矫正，便可减轻或化解心理障碍。

（1）理性情绪疗法：又称认知行为疗法，它既采用了认知心理疗法，又采用了行为治疗的一些方法。此疗法认为：人的情绪和行为反应不是由某一诱发事件引起的，而是由个体对诱发事件的认知、信念和解释所决定的。这一理论又称为 ABC 理论。A（activating event）即诱发事件；B（belief）即个体在诱发事件后产生的相应信念；C（consequence）即个体产生的情绪反应和行为后果。ABC 理论认为，诱发事件 A 只是引起情绪及行为的间接原因，而人们对诱发事件所持的信念 B 才是引起情绪及行为反应的直接原因。心理行为障碍的产生根源在于非理性信念。常见的非理性信念有三大特点：①绝对化：如患者认为“我必须是健全的”，“我一定得靠我自己的脚走路”，这些信念使患者不能接受残障的现实。②过分概括化：即以偏概全的思考方式。

笔记

患者往往夸大自己的残障伤害，把自己的部分失能或残障看作“什么都完了”“我活着没用了”，导致出现严重的抑郁和消极行为。③极端观念：患者将发生的不幸事件看成是“没有比这更糟糕的事了”“我是世界上最倒霉的人”，这些极端观念常常和绝对化的要求相联系，使患者陷入情绪绝境，难以自拔。认知行为疗法就是在建立良好的医患关系后，向患者指出其存在的非理性信念，解释其对情绪困扰的影响，通过辩论的方式，帮助患者以合理的思维方式和信念替代非理性信念，从而解除心理行为障碍。在这个过程中，也可请一些因同样原因导致伤残但恢复较好的患者进行现身说教。

（2）贝克的认知疗法：贝克认为，有机体谋求生存过程，是一种适应性的信息加工过程，这个过程如出现偏差即会出现认知过程中的推理错误，如任意推断、选择性提取、过分夸大或缩小、两极式思维等。认知治疗的目标就是要改变这种错误的信息加工过程，矫正那些使情绪和行为失调的信念或假设。

四、家庭疗法

家庭疗法是指将家庭作为一个整体进行心理治疗的方法，治疗者通过与患者家庭中全体成员有规律地接触与交谈，促使家庭发生变化，并通过家庭成员影响患者，使症状减轻或消失。家庭治疗将家庭视作一个系统整体，认为所有个人心理问题的形成源于过去的“家庭问题”，是目前家庭问题的表现，而家庭问题的产生是对“个人心理问题”的反应，两者共存，相互影响。因此，在治疗过程中，通过角色扮演等具体的操作技术显示家庭的结构关系、人际关系，帮助改变认知看法，改善和促进家庭成员之间的交流，维护家人的亲密感情，从而解决患者和家庭的心理行为问题，重建正常健康的家庭功能。实施时，通常需要一名以上的治疗人员和所有家庭成员参加。由于传统文化影响和客观条件限制，我国常以家庭作为治疗和康复的主要环境，因此，可进行重点研究，发展出适合我国社会文化背景的家庭治疗方法。

第九节　康 复 工 程

康复工程是现代生物医学工程的一个重要分支，是工程技术人员在全面康复和有关工程理论指导下，与各个康复领域的康复工作者、功能障碍者及其家属密切合作，对其进行测量和评估，以各种工艺技术为手段，帮助其最大限度地实现功能，恢复其独立生活、学习、工作、回归社会、参与社会能力的现代工程技术。

一、假肢与矫形器的运用

由于假肢和一些矫形器的制作需要设备、材料和正规培训的制作人员，社区工作者可将需要配戴假肢与矫形器的患者介绍到假肢厂或康复机构制作假肢或矫形器。对已安装的假肢或矫形器还要进行随访，确定残疾人是否配戴，是否合适，是否需要维修等。康复指导人员应能够对假肢或矫形器进行小的维修，如需要进行大的维修，社区康复工作者应给予转介服务。

（一）假肢

假肢是用于弥补人体肢体缺损和代偿其所缺失肢体的功能和外观而制造、装配的

笔记

人工肢体。适用于截肢后肢体缺损或失去肢体功能者。

1. 上肢假肢　按手部的功能分类有机械假手、外部动力假手、工具手、装饰手等；按截肢部位分类有假手指、掌部假肢、腕离断假肢、前臂假肢、肘离断假肢、上臂假肢、肩离断假肢等。

2. 下肢假肢　按使用目的分类有训练用假肢、常用假肢、作业用假肢等；按截肢平面分类有踝部假肢、小腿假肢、大腿假肢、膝部假肢、髋部假肢等。

（二）矫形器

矫形器是装配于人体外部，通过力的作用，以预防、矫正畸形，补偿功能和辅助治疗骨关节及神经肌肉的总称。矫形器的基本作用有稳定和支持作用，固定和矫正作用，保护和免负荷作用，代偿和助动作用。

1. 上肢矫形器　包括手矫形器、腕手矫形器、肘腕手矫形器、肩肘腕手矫形器等。

2. 下肢矫形器　包括足部矫形器、踝足矫形器、膝踝足矫形器、髋膝踝足矫形器、膝关节矫形器等。

3. 脊柱矫形器　包括颈矫形器、胸腰骶矫形器、腰骶矫形器、腰围等。

二、辅助器具的应用

（一）助行器

辅助人体支撑体重、保持平衡和行走的工具称为助行器。

1. 杖

（1）手杖：为单侧手扶持以助行走的工具，适用于上肢和肩部肌力正常的偏瘫患者和单侧下肢瘫痪患者。

1）单足手杖：适用于握力好、上肢支撑力强的患者，如偏瘫患者的健侧、老年人等。

2）多足手杖：由于有 3 足或 4 足，支撑面广且稳定，多用于平衡能力欠佳、用单足手杖不够安全的患者。当患侧下肢支撑力<55%时，不宜使用单足或多足手杖。

（2）肘拐：可减轻患肢负重的 40%，具有支撑前臂的固定托架或活动的臂套，使用时拐的主要着力点是腕关节。适用于握力差、前臂力较弱但不必用腋杖者。

（3）腋拐：可减轻下肢负重的 70%，使用腋拐的主要着力点是腕关节，靠近腋下的腋托主要作用是把握方向。使用腋拐能够提高身体的平衡性和侧向稳定性，以较大限度地减轻下肢的负荷，即使双下肢都不能负重者，也能借助双腋拐达到行走的目的。当患侧下肢支撑力<50%时，不宜使用单腋拐。

（4）前臂支撑拐：有一水平的前臂支撑架，当伤残者关节炎、骨折、挛缩，无法用腕关节承重时，则需要使用可将前臂固定于支撑架前的前臂支撑拐。

选择适合长度的杖是保证患者安全，最大限度发挥杖的功能的关键。选择腋杖长度时，身长减去 41cm，站立时大转子的高度即为把手的位置，也是手杖的长度及把手的位置。

2. 步行器　是一种三边形（前面和左右两侧）的金属框架，一般用铝合金材料制成，自身很轻，可将患者保护在其中。有些带有脚轮。步行器可支持体重便于站立或步行，其支撑面积大，故稳定性好。

（1）普通框式助行器：为框架结构，具有很高的稳定性能，分为固定式和折叠式。

笔记

常用来减轻一侧下肢的负荷,如下肢损伤或骨折不允许负重时等。使用时双手提起两侧扶手同时向前放于地面代替一足,然后健腿迈上。

(2) 差动框式助行器:体积较小,无脚轮,可调节高度。使用时先向前移动一侧,然后再向前移动另一侧,如此来回交替移动前进。适用于立位平衡差,下肢肌力差的患者或老年人。

(3) 两轮助行器:用于上肢肌力差,单侧或整个提起助行器有困难者,此时前轮着地,提起步行器后脚向前推即可。

(4) 四轮助行器:由于有四个轮,移动容易且不用手握操纵,使用时将前臂平放于垫圈上前进。适用于步行不稳的老年人,但使用时要注意身体保持与地面垂直,否则易滑倒。

(二) 自助具

自助具是提供给有能力障碍的患者使用的生活辅助具,用于辅助患者独立或部分独立完成自理、工作或休闲娱乐等活动。适用于生活自理和日常生活活动有一定困难,但改良用品、用具后尚能克服的患者。

1. 进食、饮水自助具　包括餐饮辅助器具、饮水辅助器具等。
2. 穿戴自助具　包括系扣自助具、穿袜器、鞋拔子、拉链辅助具等。
3. 梳洗自助具　包括长柄刷、长柄梳、带吸附盘的刷子、专用牙膏、牙膏固定器、台式指甲钳、剃须刀夹持器、长柄口红、简易洗发器等。
4. 如厕自助具　包括可调节便器、助起式坐圈、使用卫生纸的自助具等。
5. 家务活动自助具　包括开瓶盖器、固定器、多功能手柄、阀门扳手、门把手、钥匙扳手、拾物器等。
6. 书写辅助类自助具　包括加粗笔、免握笔、电子交流辅助设备等。

(三) 轮椅

轮椅不仅是肢体伤残者的代步工具,而且可以增加日常生活活动的独立性,更重要的是能够使他们借助轮椅参加各种社会活动及娱乐活动,真正地回归社会。

轮椅的基本结构包括坐垫、靠背、脚踏板、车轮和刹车、扶手和手柄。轮椅可分为普通轮椅、电动轮椅和竞技用轮椅等。

轮椅适用于行动能力减退和丧失者,如截瘫、偏瘫、截肢、骨折、下肢麻痹、严重的下肢关节炎等肢体功能障碍者;重症疾病引起的身体衰竭;痴呆、脑血管疾病、严重帕金森病等中枢神经疾病导致的独立行动有危险者:老年人、身体虚弱等行动困难者。这些患者可以用轮椅代替步行,进行身体训练,参加社会活动和提高独立生活能力。

好的轮椅应该具备的基本条件是:①符合患者的病情需要,例如截肢患者轮椅的重心应偏后些;偏瘫患者宜用由单侧手和足驱动的轮椅等;②结实、可靠、耐用;③规格尺寸与患者的身材相应;④移动灵活省力,制动良好;⑤价格适中;⑥外观应满足一般美学要求。

第十节　康复护理技术

康复护理是在康复医学理论指导下，护理人员和其他康复专业人员从护理角度帮助残疾人，使他们在肉体、精神、情绪、社会和就业方面的能力复原到可能达到的最大限度，尽可能地独立生活。家庭护理是康复治疗的一个重要组成部分，是指家属或护理人员在患者回到社区家庭后给予患者心理、日常生活等的支持与照顾，并鼓励患者进行必要的、力所能及的日常活动。

一、体位摆放与体位转移

临床上实施体位摆放与体位转移，一般是根据康复治疗与护理的需要而采取的，早期指导患者进行正确的体位摆放与体位转移，不仅能预防因长期卧床而导致的并发症，而且还可最大限度地发挥患者残存的功能，尽可能地恢复生活自理能力。

（一）体位摆放

在康复治疗与护理中，根据疾病的不同特点早期实施体位摆放，尤其对于中枢神经系统损伤的患者，早期应用抗痉挛体位有利于功能的康复。所谓抗痉挛体位是指通过床上肢体位置的正确摆放，防止或对抗痉挛模式的出现，保护肩关节以及早期诱发分离运动而设计的一种治疗性体位。

1. 偏瘫患者的体位摆放

（1）床上正确的体位摆放：偏瘫患者在进行体位摆放时，临床上一般应以侧卧位为主。除了进行健侧卧位、患侧卧位、仰卧位三种体位交替摆放外，还应注意定时翻身，避免发生压疮。

1）仰卧位：尽量少采取。主要是因为仰卧位时受颈紧张反射和迷路反射影响而易出现异常姿势，而且仰卧时间过长容易引起骶尾部、足跟外侧或外踝部发生压疮。具体做法：头下垫枕，不宜过高。患侧肩胛下放一薄枕使其前伸，防止肩胛骨后缩，患侧上肢置于体侧的枕上，远端比近端略抬高。前臂旋后，掌心向上，手指伸展。患侧臀部和大腿下面放一长枕头，使骨盆向前，并防止患腿外旋。膝下放一小枕头使其微曲。

2）患侧卧位：患侧在下，健侧在上。由于患侧卧位可以增加患侧感觉输入，牵拉整个偏瘫侧肢体，有助于防治痉挛，因此脑卒中患者常采取此种体位。具体做法：患侧上肢前伸，使肩部向前，避免肩部受压和后缩，肘关节伸展，前臂旋后，手指张开，掌心向上。患侧髋关节伸直，膝关节微屈曲，可预防髋关节发生屈曲性挛缩，为今后的站立和步行训练创造条件。健侧上肢自然放在体侧或身后枕上，避免前伸引起患侧肩胛骨相对后缩、躯干向后方旋转。健侧下肢呈迈步位，髋膝关节向前屈曲至于枕上。

3）健侧卧位：健侧在下，患侧在上。健侧卧位有对抗偏瘫上肢屈肌痉挛和下肢伸肌痉挛的作用。具体方法：头下垫枕，不宜过高。患侧肩部前伸，患侧上肢下垫枕头，肘关节伸展，前臂旋前，腕关节背伸，患侧骨盆旋前，髋关节成自然半屈曲位，至于枕上。健侧下肢平放于床上，轻度伸髋，稍屈膝。

（2）正确的床上坐位姿势：偏瘫患者在床上坐起时，由于不正确的坐姿会引起躯干屈曲，患侧肩下降、后缩、内收、内旋，肘关节屈曲，前臂旋前，腕指关节屈曲内收，患侧下肢伸展，足跖屈、内翻等痉挛姿势的出现。因此，坐位时应采取抗痉挛体位，以防止或缓解痉挛的进一步发展。具体做法：

1）床上长座位：背部用枕头或被褥支撑，使背部伸展，达到直立坐位；双上肢伸展对称地放在床前桌子上；髋关节尽量保持90°屈曲，为避免膝关节的过度伸展，可以在膝下垫一小海绵垫。由于床上坐位难以使患者躯干长时间保持直立，多数情况下容易出现躯干后仰，呈卧位坐姿，易助长躯干屈曲，激化下肢伸肌痉挛。因此，在采取该体位时应注意观察并随时调整患者的姿势，每次坐起的持续时间根据患者的耐受情况而定，每次坐起的次数也以患者的承受程度为限。

2）床边端坐位：患者床上长坐位若能坚持持久，可逐步采取床边端坐位。双下肢自膝部向下垂于床沿，为采取轮椅坐位做准备。

（3）正确的轮椅坐姿：离床后的患者常采用轮椅坐位和椅坐位。保持正确的轮椅坐位和椅坐位，可防止患者出现向座位下滑和半卧在轮椅上的倾向，具体方法：

1）正确的轮椅坐位：保持躯干直立，双上肢置于轮椅桌板上或枕头上，并且用静止夹板将手保持于相对张开的位置上。患侧下肢侧方垫海绵枕，防止髋关节外展、外旋。

2）正确的椅坐位：保持左右两侧肩和躯干对称，躯干伸展、骨盆直立、髋膝踝三关节保持90°位，避免髋关节的外展、外旋，小腿垂直下垂，双足着地。

2. 脊髓损伤患者的体位摆放

（1）仰卧位：头下、肩胛下置一薄枕，防止双肩后缩。双上肢置于体侧枕头上，肘关节伸直，腕关节背伸25°，手指自然屈曲，可在手中放一毛巾卷。双下肢之间、膝关节下垫枕，双足底抵住足板或枕头使踝关节背屈，足跟放一垫圈。这样可保持髋关节轻度外展，防止膝关节过伸、跟腱挛缩及压疮的发生。

（2）侧卧位：背部枕头支撑，以保持侧卧位，双肩向前伸。肘关节屈曲，位于上方的前臂置于胸前的枕上。位于下方的髋、膝关节伸展，踝关节自然背屈。上方的髋、膝关节屈曲置于枕上，踝关节下垫一枕头防止踝关节跖屈内翻。

（二）体位转移

体位转移是指体位发生改变，即身体从一种姿势或位置转移到另一种姿势或位置，根据患者用力的程度分为主动转移、被动转移和辅助转移三种方式。

1. 偏瘫患者的体位转移

（1）翻身

1）主动向健侧翻身：仰卧位，双手 Bobath 握手（即双手交叉相握，患手拇指置于健手拇指上方），或健手握住患手上举，健侧腿插入患侧腿下方，双上肢伸直举向上方作水平惯性摆动，当双上肢摆至健侧时，健侧腿蹬床，并勾住患侧腿顺势翻向健侧。辅助下向健侧翻身时，治疗师在患侧控制患者肩胛骨、骨盆，辅助患者翻至健侧。

2）主动向患侧偏身：仰卧位，双手 Bobath 握手，健侧下肢屈曲置于床上，双上肢伸直举向上方做水平惯性摆动，当双上肢摆至患侧时，健侧下肢用力蹬床，顺势翻向患侧。或者将头转向患侧，并使其患侧上肢外展防止受压，屈起健侧下肢，当健侧肩上抬，上肢向患侧转，健侧下肢用力蹬床，将身体转向患侧。辅助下向患侧翻身时治疗师主要是在患者手部，健侧膝关节处给予助力，协助完成翻身动作。

（2）床上移动

1）横向移动：主动横向移动时采取仰卧位，健侧腿插入患侧腿下方，将患侧腿移向一侧，然后撤出健侧，使双腿屈曲，双足蹬在床上，以头背部、双足、肘关节为支撑点，抬起臀部移向同侧，利用臀部、头部、肘关节为支撑点，将肩部也移向同一方向。被动横向移动时，治疗者立于患侧，协助患者将双腿臀部、肩部，移向一侧。

2）纵向移动：主动纵向移动时，患者采取侧坐位，脸斜向前方，将健侧手放置于身体前方以支撑身体，健侧下肢屈曲向健侧手移动，以侧膝关节为支撑点，移动臀部，使身体向前方或后方移动。被动纵向移动时，治疗师可站在患侧，用手支撑患侧大腿根部，帮助患者转移身体重心。

（3）卧位到床边坐位：患者独立从患侧卧位坐起时，健侧腿插入患侧腿下方，将患侧腿移至床缘下，利用健侧上肢横过胸前置于床面上支撑的同时，头、颈和躯干向上方侧屈，使躯干直立、坐直。独立从健侧卧位坐起时，健侧腿插入患侧腿下方，将患侧腿移至床缘下，利用健侧上肢支撑自己的体重，头、颈和躯干向上翻侧屈，使躯干直立、坐直。进行辅助坐起时，侧卧位患者自主完成两膝屈曲，治疗师协助患者将双腿放于床边，然后一手托住患者下方的腋下或肩部，另一手按着患者位于上方的骨盆或两膝，同时患者向上侧屈曲头部，以骨盆为枢纽使其转移成坐位。

（4）坐位到站立位：患者坐于床缘，双手 Bobath 握手，双上肢向前伸展，双足分开与肩同宽。两足跟位于双膝后（若患侧下肢功能较好，可将患足置于健足稍后，以利负重及防止健侧代偿；若患侧下肢功能不好，可将患足于健足平放或患足置于健足前），身体前倾，使身体重心前移，当双肩向前超过双膝位置时，患者立即抬臀、伸膝、挺胸，完成站起。如需辅助时，患者坐于床缘，治疗师站于患侧，一手放在患者健侧臀部或抓住患者的腰带，辅助抬臀；另一手放在患者患侧膝关节上，重心转移时使其伸髋伸膝。起立后注意使患者双下肢对称负重，治疗师继续用膝顶住患侧膝以防“打软”。

（5）轮椅-床间的转移：患者从床转移到轮椅上，患者坐于床缘，轮椅置于患者健侧，与床呈 45°夹角，制动，若轮椅扶手可拆卸，卸下近床侧扶手，抬起脚踏板。患足位于健足稍后方，健手支撑于轮椅远侧扶手，患者向前倾斜躯干，抬起臀部，以健侧下肢为支点旋转身体，直至患者背靠轮椅。从轮椅向床转移时，轮椅斜向床边，以健侧邻近床缘，制动，若轮椅扶手可拆卸，卸下近床侧扶手，抬起脚踏板。健手支撑站起，再用健手扶床，边转身边坐下。

2. 脊髓损伤患者的体位转移

（1）翻身训练：每两小时翻身一次，翻身时应注意身体上下保持轴线翻身，防止出现脊柱的扭曲。由于脊髓损伤平面不同，切分线的方法也不同，脊髓颈段损伤的常需他人协助，胸、腰段损伤患者经过训练可完成独立翻身。如脊髓 C_6 损伤的患者进行翻身时，可指导其双上肢向身体两侧用力摆动，当双上肢用力甩向翻身侧时，带动躯干旋转，此时位于上方的上肢用力前伸，进一步促使其完成从仰卧位到侧卧位的翻身动作。

（2）坐位移动训练：患者双手置于臀部稍前方，躯干前倾，用双上肢支撑躯干，利用充分伸展肘关节将臀部抬起，使身体向前方移动；患者一只手紧靠体侧，另一只手置于身体侧方的床面上，用双上肢支撑躯干，利用充分伸展的肘关节，将臀部抬起，使身

笔记

体向侧方移动。

（3）坐起训练：四肢瘫患者翻身至侧卧位，移动上身使其尽量靠近下肢，利用上方上肢勾住膝关节的同时，下方肘关节用力支撑于床面，使其身体重心向上方移动，下方上肢完全伸展，进一步支撑床面，从而完成右侧卧位至双手支撑的坐位。

截瘫患者采取仰卧位，双上肢同时用力向一侧摆动，使躯干转向翻身侧，然后患者用一只手和对侧肘关节支撑床面，使肘关节伸展、身体前移，接着以双上肢为支撑，完成仰卧位到长坐位的体位改变。

（4）轮椅-床间的转移

1）直角转移：直角转移分前向转移法和后向转移法。前向转移法具体方法是：轮椅与床成直角，在靠近床能将腿抬起的地方制动，将双手腕置于一侧膝下，利用屈肘动作，将一侧下肢抬起放于床上。同法将另一侧下肢抬起放于床上，接着打开手闸，将轮椅推向前紧贴床铺，用双上肢支撑将身体移至床上。床至轮椅转移可按相反的方式去进行。向后转移法的先决条件是轮椅靠背应可拆卸，若轮椅靠背装有拉链，拉开拉链就可打开靠背。具体方法是：将轮椅后倒，与床成直角，在紧贴床的地方制动，将轮椅靠背拉链打开后，放置滑板，双手握住扶手并撑起身体，使其躯干前倾，臀部后移至滑板上，从滑板上滑向床上，再借助双上肢支撑继续后移，直至把双脚全部移到床上。

2）侧方转移：将轮椅侧方靠近床边，制动，卸下近床侧扶手。将双手腕置于一侧膝下，利用屈肘动作，将一侧下肢抬起放于床上。同法将另一侧下肢抬起放于床上。利用双上肢支撑将身体移至床上。

二、呼吸训练与排痰技术

呼吸训练与排痰技术，可以改善肺通气和换气，进一步改善患者的呼吸功能，提高呼吸的有效性，在肺功能康复中起着关键性的作用，临床上两种技术常结合应用。

（一）呼吸训练

呼吸训练是通过特定的呼吸运动和治疗技术使患者重建正常的呼吸模式，增强呼吸肌肌力和耐力，改善肺通气和换气，提高肺功能，从而实现肺功能康复，提高活动能力。该训练主要适用于急性和慢性肺疾病（如慢性阻塞性肺疾病、肺炎、肺扩张不全、肺栓塞、急性呼吸窘迫等）、中枢神经系统损伤引起的呼吸肌肌力减退或麻痹、胸部或腹部手术后、脊柱侧弯、其他疾病合并肺部感染等。

常用的呼吸训练包括放松训练、腹式呼吸训练、缩唇呼吸训练、呼吸肌训练、局部呼吸训练等。

1. 放松训练　让患者处于舒适的仰卧位、坐位或立位，先让患者体验肌肉紧张和放松的感觉，然后从容易观察到的肌肉开始练习，逐步让每一肌肉完成交替的紧张与放松技术，如耸肩的同时让患者上臂肌肉用力收缩，然后慢慢放松。

2. 腹式呼吸训练　让患者处于舒适放松体位，可取卧位、坐位或活动下（步行、上下楼梯）练习腹肌呼吸。一手置于前肋骨下方的腹直肌上，体会腹部的运动，吸气时手上升，呼气时手下降。患者用鼻缓慢深吸气的同时尽力挺腹，使其鼓起。然后让患者有控制的呼气，将空气缓慢地从口呼出体外。每次 15～20 分钟，每日 2 次，患者熟练掌握后可同时配合缩唇呼吸。在进行腹式呼吸训练时要注意肩背放松，吸鼓呼瘪，吸时经鼻，呼时经口，深吸细呼。

3. 缩唇呼吸训练/吹笛式呼吸训练 患者处于舒适放松体位，呼气时必须被动放松，并且避免腹肌收缩（将双手置于患者腹肌上以判断腹肌有否收缩），指导患者缓慢地用鼻子深吸气后再将嘴唇缩起呈吹笛状轻柔呼出气体。尽量将气呼出以延长呼气时间，增加口腔压力，使气体传至末梢气道。吸气和呼气时间比为 1∶2，尽量深吸慢呼，每分钟 7~8 次，每次 10~20 分钟，每天训练两次。

4. 呼吸肌训练/呼吸抗阻训练

（1）膈肌抗阻训练：患者取仰卧位或头稍抬高的体位，患者上腹部放置 1~1.5kg 的沙袋（沙袋重量必须以不妨碍膈肌活动以及上腹部鼓起为宜），让患者深吸气时尽量保持上胸廓不动，避免代偿，注意逐渐延长呼吸时间，增强训练强度。当患者在吸气时不动用呼吸辅助肌的情况下，能保持膈肌呼吸模式约 15 分钟时，可适当增加沙袋重量。

（2）吸气阻力训练：应用专门的吸气阻力训练器进行训练。通过改变训练器管子的直径来调节吸气阻力，管径愈小阻力愈大。每天进行吸气阻力训练无不适可逐渐延长训练时间，由 5 分钟逐渐增加到 20 分钟、30 分钟，以提高吸气肌耐力。当患者吸气肌力或耐力有所改善时，可将训练器的管子直径减小，增加其训练难度。

（3）诱发呼吸训练/持续最大吸气技术：患者取舒适放松体位，可取仰卧位或半坐卧位.让患者先做 4 次缓慢轻松的呼吸，然后再第 4 次呼吸时做最大呼气。将呼吸器放入患者口中，经由呼吸器做最大吸气并且持续吸气数秒钟。若有呼吸训练器，还可通过视觉和听觉的反馈刺激，进一步提高患者的深吸气量。每天重复数次，每次练习 5~10 下。

5. 局部呼吸训练 单侧或双侧肋骨扩张患者取坐位或屈膝仰卧位，操作者双手置于下方肋骨侧缘。当患者呼气感到胸廓向下向内运动时，置于肋骨上的手掌向下施加阻力。在吸气前，快速地向下向内牵张胸廓，以诱发肋间外肌的收缩。患者吸气时，可给予下肋区轻微阻力以增强患者吸气时胸廓扩张的感觉。当患者再次呼气时，操作者用手轻柔地向下向内挤压胸腔来协助。教会患者独立使用这种方法，患者可将自己的双手置于肋骨上或利用皮带提供阻力。如后侧底部扩张、右侧中叶扩张患者，其技术操作方法同上，但操作者双手的放置位置不同。

（二）排痰技术

通过排痰技术可有效地清除呼吸道分泌物，从而改善患者的肺通气和气体交换功能。若在呼吸训练或有氧训练前进行排痰，会提高训练效果。排痰技术包括体位引流、有效咳嗽、叩击与震动。

1. 体位引流 体位引流是通过改变体位的方法，使分泌物因重力作用排出体外，从而改善通气功能，促进肺膨胀，增加肺活量，预防肺部并发症的发生。主要适用于气道分泌物多且不易咳出的患者，如慢性支气管炎、支气管扩张症、肺脓肿、身体虚弱无力咳痰等患者。对于循环系统疾病，如肺水肿、充血性心力衰竭、高血压；呼吸系统疾病，如严重的呼吸困难、咯血、脓胸、胸腔积液等；其他，如裂孔疝、腹部膨胀、疼痛明显者等应禁忌。具体实施方法：通过听诊、触诊或叩诊判断其病变部位，根据肺叶的不同位置设计不同的体位进行排痰。体位排痰过程中可结合有效咳嗽、叩击与震动等技术，以利于痰液松动，最终排出体外。

笔记

2. 有效咳嗽　有效咳嗽是清除气道内分泌物最常用的方法，是呼吸疾病治疗的一个组成部分。运用时可指导患者尽可能取坐位，双足着地，身体稍前倾，嘱患者做几次腹式呼吸，迅速收腹深吸气后用力快速发出“哈、哈、哈”的呼气声音，借助于有力的呼气所产生的快速气流将分泌物排出体外。对于腹肌无力（如脊髓损伤的患者），可运用手法协助的方式帮助咳嗽。指导患者取仰卧位或坐位，在尽可能深吸气后，要咳嗽时给予自我或他人的手法协助，通过双手向内、向上压迫腹部，将膈肌向上推，可产生较大的腹内压，有助于产生强有力的咳嗽。

3. 叩击与震动　叩击是指操作者手呈杯状、虚掌，于患者呼气时进行有节奏的快速叩击患者胸壁，以利于痰液松动，排出体外。应避免在吸气时叩击，叩击的时间一般持续 2~3 分钟。该技术常与体位引流相结合应用，以利于排痰更具有方向性，提高排痰效果。由于叩击力量直接作用于胸壁，因此患者若存在凝血障碍、肋骨骨折、脊柱不稳、骨质疏松等情况时禁用此法。

震动是指操作者的手置于患者的胸壁（病灶相应的体表部位），于患者呼气时对胸廓进行快速、细小的震动和弹性压迫，3~6 次为一个周期，可重复 2~3 个周期，以利于痰液排出。由于震动比叩击冲击力量小，相对较安全，其禁忌证同叩击法。

三、排泄功能障碍的康复护理

排泄功能是人体最基本的生理功能。排泄功能障碍的康复护理是对因神经系统损伤或疾病所致的膀胱、尿道、直肠功能障碍而实施的特殊护理，包括排尿、排便障碍的康复护理。

（一）排尿障碍的康复护理

1. 间歇导尿术　间歇导尿术是指不将导尿管留置于膀胱内，仅在需要时插入膀胱，排空后即拔除，有利于保持膀胱容量和恢复膀胱的收缩功能。间歇性导尿被国际尿控协会推荐为治疗神经源性膀胱功能障碍的首选方法。

（1）临床应用

1）适应证：神经系统功能障碍、非神经源性膀胱功能障碍、膀胱内梗阻致排尿不完全；以及用于一些相关检查，如采集尿标本、尿流动力学检测等。

2）禁忌证：不能自行导尿且照顾者不能协助导尿的患者；因认知障碍导致不能插管或不能按计划导尿的患者；尿道生理解剖异常，如尿道狭窄、尿道梗阻和膀胱颈梗阻；可疑的完全或部分尿道损伤和尿道肿瘤；膀胱容量小于 200ml 的患者；尿路感染患者；严重尿失禁患者；经过治疗，仍有自主神经异常反射的患者；有出血倾向的患者。

（2）饮水计划：由于患者的饮水量会直接影响其排尿次数及膀胱容量，因此正确的饮水计划对间歇导尿的患者至关重要。具体方法：适当限制患者的液体摄入量，每天在 1500~2000ml 左右，避免不规则饮水，早、中、晚各饮水不超过 400ml（包括饮食水分、中药、饮料），两餐之间饮水 200ml，晚上 8 点以后尽量不饮水，使膀胱有规律地充盈。

（3）导尿相关时机及间隔时间：一般于早期受伤后 8~35 天，病情基本稳定、无需大量输液、饮水规律、无尿路感染的情况下开始。导尿间歇时间依据残余尿量多少而定，开始导尿一般 4~6 小时/次。根据膀胱容量及压力测定结果，每次导尿量也不超

笔记

过患者最大安全容量为宜，一般每日导尿不超过6次；随着残余尿量的减少可延长导尿的间隔时间；当残余尿量<100ml时，可以停止间歇导尿。

2. 膀胱功能再训练　膀胱功能再训练是根据学习理论和条件反射原理，通过患者的主观意识活动或功能锻炼来改善膀胱的储尿和排尿功能，从而达到下尿路功能的部分恢复，减少下尿路功能障碍对机体的损害。主要包括行为技巧、反射性排尿训练、代偿性排尿训练、肛门牵张训练及盆底肌训练。

(1) 行为技巧：主要指习惯训练和延时训练。习惯训练是根据排尿规律安排患者如厕时间的方法，可以提醒患者定时排尿。延时训练是对于因膀胱逼尿肌过度活跃而产生的尿急症状和反射性尿失禁的患者。部分患者在逼尿肌不稳定收缩启动前可感觉尿急，此时收缩括约肌阻断尿流出现，最终中断逼尿肌的收缩。治疗目标为形成3~4小时的排尿间歇，无尿失禁发生。

(2) 排尿意识训练（意念排尿）：适用于留置尿管的患者。每次开放尿管前5分钟，患者卧于床上，指导患者全身放松，想象自己在一个安静、宽敞的卫生间里，听着潺潺的流水声，准备排尿，并试图自己排尿，然后由家属或陪护缓缓放尿。本方法开始时由专业的康复护士指导，直到患者了解了正确的方法后，由患者自己训练，家属配合协助放尿，护士每天督促、询问其训练情况。

(3) 反射性排尿训练：此训练应用范围有限，仅适用于一些特殊病例，其前提是：逼尿肌、括约肌功能协调，膀胱收缩容易触发，且收缩时压力在安全范围，收缩时间足够，无尿失禁。训练方法为在导尿前30分钟，通过寻找刺激点，如轻叩耻骨上区或大腿上1/3内侧，牵拉阴毛、挤压阴蒂（茎）或用手刺激肛门诱发反射性收缩，产生排尿。如在排尿时膀胱内压力明显增加，超过40cmH_2O，时间过长，需配合药物降低逼尿肌张力或弃用该方法。T_6平面以上的脊髓损伤在刺激时可出现自主神经反射异常，一旦发生应停用该方法。

(4) 代偿性排尿训练：适用于逼尿肌及括约肌均活动不足的患者。对于括约肌反射亢进、逼尿肌括约肌失调、膀胱出口梗阻、膀胱-输尿管反流、颅内高压、尿道异常、因心律失常或心功能不全而不宜行屏气动作的患者，禁忌此种训练方法。临床常用的方法有Valsalva屏气法和Crede按压法。Valsalva屏气法是指患者取坐位，身体前倾，放松腹部，屏住呼吸10~12秒，增加腹压，向下用力做排便动作，帮助排出尿液；Crede按压法是用拳头于脐下3cm处按压，并向耻骨方向滚动，动作缓慢柔和，同时嘱患者增加腹压帮助排尿。

(5) 肛门牵张训练：肛门牵张导致尿道括约肌活动的断续现象类似于正常自主排尿方式。适用于盆底肌痉挛的患者。具体方法是先缓慢牵张肛门括约肌使肛门放松，再用Valsalva屏气法排空膀胱。

(6) 盆底肌训练：患者有意识地反复收缩盆底肌群，增强支持尿道、膀胱、子宫、直肠的盆底肌肉力量，以增强控尿能力。适用于盆底肌尚有功能的尿失禁患者，慎用于心律失常或心功能不全、膀胱出血（血尿）、尿路感染急性期和肌张力过高的患者。具体训练方法：患者在不收缩下肢、腹部及臀部肌肉的情况下，自主收缩盆底肌肉（会阴及肛门括约肌）。每次收缩动作维持5~10秒，重复10~20遍，每日训练3次。

笔记

（二）排便障碍的康复护理

排便功能障碍，临床上主要是以神经源性直肠功能障碍多见。神经源性直肠是指控制直肠功能的中枢神经系统或周围神经受到损害，引起的一种直肠功能障碍，患者多数表现为便秘、腹胀、排便时间延长、缺乏改变意识等。

1. 肛门牵张技术　食指或中指戴指套，涂润滑油，缓缓插入肛门，把直肠壁向肛门一侧缓慢持续地牵拉，可有效地缓解肛门内外括约肌的痉挛，同时扩大直肠腔，诱发肠道反射，促进粪便排出。

2. 直肠感觉再训练　餐后30分钟进行腹部按摩，把手指并拢平放在肚子上微微施压，以顺时针方向按摩约10分钟。最好的刺激排空方式是手指按摩肛周或刺激肛门括约肌，应鼓励患者尝试。

3. 排便体位　排便以蹲、坐位为佳。蹲或坐位时肛门直肠角度变大、伸直到达有效的排便角度，同时借助重力作用使大便易于通过，也易于增加腹压。若不能取蹲、坐位，则以左侧卧位较好。

4. 定时排便　按照患者既往习惯选择排便时机，养成每日定时排便的习惯。国外一般采用"每日大便常规"，即每日早餐后进行排便，因为此时胃结肠反应最强，也可根据工作和生活方式的不同选择排便时机，但必须保持每天同一时间进行此项活动，通过训练逐步建立排便反射。

5. 手法清除　圆锥部或圆锥以下脊髓损伤者常需要使用手法清除，但操作时动作应轻柔，避免伤及肛门和直肠黏膜，甚至伤及肛门括约肌。

6. 运动疗法　腹肌和骨盆肌肉的力量在排便动作中起着非常重要的作用。应进行腹肌训练，如：仰卧起坐、腹式呼吸、提肛运动等。另外大便失禁患者可进行肛门括约肌和盆底肌肌力训练，增加括约肌的神经-肌肉控制能力。

7. 饮食管理　改变饮食结构，尽量选择粗纤维饮食，多食新鲜蔬菜水果，避免刺激性食物。通过改变粪团性状以改善肠道排空阻力，同时要保证足够的水分摄入，每日约2000~3000ml（包括开水、果汁、饮料、菜汤、中药等）。

8. 神经阻滞技术　对于肛门括约肌痉挛导致便秘的患者，可以采用肉毒素注射肛门周围肌肉，或采用酚进行骶神经注射液，以缓解局部肌肉痉挛。

9. 药物　便秘时可使用肠道活动促进剂、缓泻剂、解痉剂和肛门润滑剂（石蜡油类）；大便失禁时使用肠道活动抑制剂、肠道收敛剂和水分吸附剂。有肠道感染时，采用敏感的抗菌药物，减少刺激。

10. 中医传统疗法　便秘时可在天枢、大横、上巨虚、丰隆等穴位进行温和灸，每个穴位10分钟左右；大便失禁时，可选择大肠俞、会阳进行温和灸，每个穴位10分钟左右。

四、挛缩的康复护理

康复医学所指的挛缩一般是指关节挛缩。所谓关节挛缩是指关节周围软组织短缩所造成的关节活动范围受限。临床常表现为关节活动受限，其肢体呈屈曲位的紧缩状态，并且有进行性发展。关节挛缩不仅影响了机体运动功能的恢复，而且会导致日常生活能力下降，因此，在康复治疗和护理中应积极做好治疗和预防措施。

1. 运动疗法　对于已经发生挛缩的患者，尽早采用运动疗法，效果更好。临床常将主动运动和被动运动相结合，以被动运动为主。由于被动运动主要是利用软组织的可塑性原理改善软组织的伸展性，因此被动运动是矫正和治疗关节挛缩最基本的方法，具有预防和治疗作用。

（1）被动运动

1）持续性被动运动（continuous passive motion，CPM）：是指利用机械或电动活动装置，使肢体进行早期、持续性的被动活动。与一般被动运动相比，CPM 作用时间更长，运动较缓慢、稳定，更为安全舒适。使用前应先放松肌肉，设定仪器的关节活动幅度、速度及持续时间，使用时应注意由慢到快，角度逐渐增加，一般每日持续 5～16 小时，连续 2～4 周。

2）间歇性被动运动：是指治疗师利用手法进行治疗和预防挛缩，包括关节活动范围的被动活动、关节松动技术等。用于预防只需每日运动 2 次，每次 5 分钟，活动强度根据病情程度而定。若挛缩较轻，每次只需做 10 个反复运动（屈或伸，内收或外展），且每个运动均应在关节极限位置停留 8～10 秒；若挛缩较重时每次被动运动需持续 20～30 分钟。

3）关节牵引：持续牵引也是治疗关节挛缩的常用方法，一般通过滑轮进行重力牵引。牵引过程中应注意牵引力的强度，牵引力过小，治疗效果不好，牵引力过大则可能造成关节的损伤。一般轻中度的挛缩，每次 20～30 分钟，每日两次，若较为严重者，可适当延长牵引时间。

（2）主动运动

1）徒手训练：当患者肌力有所增强，时刻鼓励其进行主动运动，一般可根据患者关节活动受限的方向和程度，设计一些有针对性、多种形式的动作，如各种徒手关节体操、自我牵伸。通过徒手训练，可以预防关节僵硬，改善关节活动范围。

2）阻力训练：可分为人工阻力训练和机械阻力训练。

①人工阻力训练：主要是由治疗师提供阻力，其阻力强度、方向、次数应根据病情和经验而定。如神经肌肉本体促进技术中的（proprioceptive neuro-muscular facilitation，PNF）主动抑制技术，应用时可采用以下三种技术：a. 保持放松技术：在关节活动终末端最大抗阻时收缩挛缩肌群，维持 10 秒钟后放松。b. 保持-放松-拮抗肌收缩：在关节活动终末端最大抗阻时收缩挛缩肌群，维持 10 秒钟后放松，再进行挛缩肌群拮抗肌的最大收缩。c. 拮抗肌收缩：主要是使挛缩肌群的拮抗肌在最大抗阻力时收缩。

②机械阻力训练：是通过机械抗阻，增强肌肉的收缩力，提高肌肉耐力。包括带器械的训练和在器械上的训练，根据其运动性质的不同又可分为等长训练、等张训练、等速训练以及向心与离心性训练。

2. 保持良好体位　根据患者的挛缩情况，选择运用合适的枕头、被服或各种支具、矫形器等保持肢体的功能位。如长期卧床患者可运用足底垫板或踝托预防跟腱挛缩，出现足下垂。矫形器是矫治挛缩较为有效的方法，尤其是在关节被动运动后，应用矫形器将关节固定于功能位，进行持续的牵引，这一点显得极为重要。临床常用的有动态矫形器、静态矫形器、低温热塑板材矫形器。

3. 体位变换　体位变换不仅可以保持关节活动度，保持肢体的功能位，及时纠正

笔记

不正确的体姿，防止挛缩的出现，而且还可以预防压疮、呼吸道感染和神经受压以及改善循环等。因此，保持良好体力和体位变换必须结合进行，一般每隔 2 小时就得协助患者变换体位。在体位变换过程中，避免用暴力拖、拉、拽等，并且应注意观察受压部位皮肤的情况；体位变换之后，应使患者肢体保持良好的体位，并注意观察患者有无头晕、面色苍白、虚弱、脉速降低等低血压的表现。

4. 物理因子疗法　物理因子疗法包括传导热的水疗、蜡疗、泥疗，红外线疗法、高频电疗法、超声波疗法等。由于这些疗法具有镇痛、缓解肌肉痉挛、减少运动阻力，改善局部血液循环，减轻水肿的作用，因此常在运动疗法实施前应用。

5. 手术治疗　对于挛缩严重影响关节活动功能而保守治疗无效的患者，可通过手术治疗达到快速而可靠的疗效。手术可采用疤痕切除术、植皮术、粘连松解术、肌腱延长术等，术后若配合康复治疗，可进一步提高和巩固手术效果。

学习小结

- 第四章
  - 中医疗法
    1. 针灸疗法：毫针刺法、灸法、拔罐法、电针法、头针、耳针及特殊针法
    2. 推拿疗法：摆动类、摩擦类、挤压类、振动类、叩击类、运动关节类等手法
    3. 导引疗法：太极拳、五禽戏、八段锦、易筋经、六字诀
    4. 中医其他疗法：饮食疗法、熏洗疗法、刮痧疗法
  - 康复疗法
    1. 物理治疗：运动疗法、物理因子疗法
    2. 作业治疗：日常生活活动能力、社会交往能力、改善心理状态和职业技能的训练
    3. 言语治疗：失语症、构音障碍的言语训练
    4. 心理治疗：行为疗法、支持性心理疗法、认知疗法、家庭疗法
  - 康复工程
    1. 假肢与矫形器的运用
    2. 辅助器具的应用
  - 康复护理技术
    1. 体位摆放与体位转移
    2. 呼吸训练与排痰技术
    3. 排泄功能障碍的康复护理
    4. 挛缩的康复护理

复习思考题

1. 中医常用的康复疗法有哪些?
2. 针灸疗法包括哪些方法?
3. 推拿疗法根据手法动作分为几大类?
4. 试述运动疗法的作用、分类及临床应用。
5. 简述经皮神经电刺激疗法的作用、治疗方法及临床应用。

(章 莹 汤继芹)

第五章

神经系统疾病的社区康复

学习目的

通过学习本章内容，学会脑卒中、脊髓损伤和脑性瘫痪的康复评定，同时能够针对不同障碍表现来制定适合于社区操作的康复治疗方案。

学习要点

脑卒中、脊髓损伤和脑性瘫痪的康复评定、康复治疗；脑卒中、脊髓损伤和脑性瘫痪的定义、临床表现及健康教育；脑卒中、脊髓损伤和脑性瘫痪的康复目标。

第一节　脑卒中的社区康复

一、概述

目前，脑卒中已成为世界人口的第二大死因，2008 年公布的我国居民第三次死因抽样调查结果显示，脑血管病已成为我国居民第一位死因。随着我国社会老龄化程度的增高，脑卒中的发病率、致残率逐年上升，给社会和家庭带来了沉重的负担。医院对急性脑卒中患者的救治大大降低了病死率，但由于受到医疗保险、病床使用率及经济水平的限制，脑卒中患者住院 2~4 周就需出院回家或转到社区治疗，故为他们提供立足于家庭和社区的、方便、连续、综合的社区康复服务势在必行。

（一）概念

脑卒中（cerebral apoplexy），又称脑血管意外（cerebral vascular accident，CVA）是一组急性发作的脑血液循环障碍疾病，以起病急骤、出现局灶性神经功能缺损为特征。脑卒中分为缺血性脑卒中和出血性脑卒中。其中缺血性脑卒中（脑梗死）包括动脉粥样硬化性血栓性脑梗死（脑血栓）、脑栓塞、短暂性脑缺血发作、腔隙性梗死等；出血性脑卒中包括脑出血、蛛网膜下腔出血。

（二）临床表现

1. 运动功能障碍　运动功能障碍是脑卒中后最常见、最严重的功能障碍，是由锥体系统受损引起，是致残的重要原因。运动功能障碍多表现为一侧肢体不同程度的瘫痪或无力，即偏瘫。运动功能的恢复一般经过 3 个时期：软瘫期、痉挛期和恢复期。

2. 言语功能障碍　脑卒中患者言语功能障碍的发生率高达 40%~50%。言语功能障碍是指口语、书面语、手势语等交流能力的缺陷，包括失语症和构音障碍两个方面。①失语症：是指与语言功能有关的脑组织的病变（如脑卒中、脑外伤、脑肿瘤等），造成患者对进行交际符号系统的理解和表达能力的损害，尤其是词汇、语音、语法等成分、语言结构和语言的内容与意义的理解和表达障碍，以及作为语言基础的语言认知过程减退和功能损害；②构音障碍：是指由于神经病变，与言语有关的肌肉麻痹、收缩力减弱或运动不协调所致的言语障碍。强调呼吸运动、发声运动、调音运动3方面的变化，从大脑到肌肉本身的病变都可引起言语障碍。

3. 进食和吞咽功能障碍　摄食和吞咽功能障碍是脑卒中最常见的并发症之一。吞咽动作一般分为口腔准备期、口腔期、咽期和食管期，脑卒中后吞咽功能障碍为前三期单独或同时发生的障碍。摄食和吞咽功能障碍的患者易发生误吸、吸入性肺炎或因进食不足出现营养不良、水电解质紊乱。

4. 感觉障碍　大约65%的脑卒中患者有不同程度和不同类型的感觉障碍。感觉障碍是指在反映刺激物个别属性的过程中出现困难和异常的变态心理现象。脑卒中后患者主要表现为痛觉、温觉、触觉、运动觉、位置觉、实体觉和图像觉减退或消失。

5. 认知障碍　认知障碍是指机体认识和获取知识的大脑高级智能加工过程出现异常，从而引起严重的学习、记忆障碍，同时伴有失语或失用或失认或失行等改变的病理过程。脑卒中患者的认知障碍主要包括：意识障碍、智力障碍、记忆力障碍，失认证（视觉失认、听觉失认、触觉失认、身体忽略、体像障碍）、失用证（观念性失用、结构性失用、运动性失用、步行失用、穿衣失用）。

6. 心理障碍　心理障碍是指一个人由于生理、心理或社会原因而导致的各种异常心理过程、异常人格特征的异常行为方式，是一个人表现为没有能力按照社会认可的适宜方式行动，以致其行为的后果对本人和社会都是不适应的。脑卒中患者一般要经历震惊、否定、抑郁、对抗、适应等几个心理反应阶段，若不能有效地控制这些负性情绪，可能加重躯体疾病，形成恶性循环。脑卒中后常见的心理障碍有抑郁心理、焦躁心理、情感障碍。

7. 日常生活活动能力障碍　日常生活活动是指一个人为独立生活每天反复进行的、最基本的动作或活动，即衣、食、住、行、个人卫生等的基本动作和技巧。脑卒中患者在日常生活活动中均存在不同程度的障碍，残疾（不能完成或需辅助下完成）率较高的8种日常生活动作依次为洗澡、穿衣、行走、排便、洗漱、站立、进食、坐。

8. 其他障碍　其他功能障碍包括：①面神经功能障碍：主要表现为不能皱额皱眉、口角歪斜及鼻唇沟变浅等表情肌运动障碍，可影响发音和饮食；②误用综合征：若脑卒中治疗方法不当，可引起关节肌肉损伤、骨折、肩髋疼痛、异常痉挛模式及异常步态等；③废用综合征：是指由于机体不能活动的状态而产生的继发障碍。长期卧床患者，可引起压疮、肌萎缩、骨质疏松、异常骨化及体位性低血压等废用综合征；④延髓麻痹：指由延脑或大脑等病变引起的吞咽困难，饮水呛咳，构音障碍为主症的一组病症。通常把延髓病变所致者称真性麻痹，大脑等病变所致者称为假性麻痹，以后者多见。

二、康复评定

（一）运动功能评定

目前对脑卒中运动功能评定分为两大类。一类是以运动模式改变为标准的评定

笔记

体系，多采用 Brunnstrom 六阶段评定法、简化 Fugl-Meyer 评定法等；另一类是以肌力变化为标准的评价法，多采用徒手肌力和器械肌力评定。

1. Brunnstrom 六阶段评定法　该方法评价内容精简，使用方法省时，是脑卒中运动模式评定较为常用的一种方法（表 5-1）。

表 5-1　Brunnstrom 六阶段评价法

分期	运动特点	上肢	手	下肢
Ⅰ	无随意运动	无任何运动	无任何运动	无任何运动
Ⅱ	出现联合反应、协同运动模式	仅出现协同运动模式	仅有极细微的屈曲	仅有极少的随意运动
Ⅲ	随意出现协同运动	可随意发起协同运动	可有勾状抓握，但不能伸指	在坐和站立位上，有髋、膝、踝的协同性屈曲
Ⅳ	协同运动模式打破，开始出现分离运动	出现脱离协同运动的活动：肩 0°位，肘屈 90°的条件下，前臂可旋前，旋后；肘伸直的情况下，肩可前屈 90°；手背可触及腰骶部	能侧方捏及松开拇指，手指有半随意的小范围伸展	坐位可屈膝 90°以上，可使足向后滑动。在足跟不离地的情况下踝能背屈
Ⅴ	肌张力逐渐恢复，有分离精细运动	出现相对独立于协同运动的活动：肘伸直时肩可外展 90°；肘伸直，肩前屈 30°～90°时，前臂可旋前和旋后；肘伸直，前臂中立位，上肢可上举过头	可作球状和圆柱状抓握，手指同时伸展，但不能单独伸展	健腿站，患腿可先屈膝，后伸髋；伸直膝的情况下，踝可背屈
Ⅵ	运动接近正常水平	运动协调近于正常，手指指鼻无明显辨距不良，但速度比健侧慢（≤5 秒）	所有抓握均能完成，但速度和准确性比健侧差	在站立位可使髋外展到抬起该侧骨盆所能达到的范围；坐位下伸直膝可内外旋下肢，合并足内外翻

2. 简化 Fugl-Meyer 评定法　它是由 Fugl-Meyer 等在 Brunnstrom 分期的基础上制定的综合躯体功能的定量评定法，其内容包括上肢、下肢、平衡、四肢感觉功能和关节活动度的测评。该法科学性较强，因而在有关科研中多采用此法。具体内容见附录。

3. 徒手肌力评定　具体评定内容及方法详见第三章第五节。

（二）言语功能评定

言语功能评定主要是通过观察、交流、使用公认的量表以及仪器检查等方法，了解被评定者有无言语功能障碍，判断其性质、类型及程度，确定是否要进行康复治疗以及

笔记

采取何种康复治疗方法。具体评定内容及方法详见第三章第七节。

（三）进食和吞咽功能评定

1. 饮水试验 饮水后有无呛咳或语言清晰度可预测误咽是否存在。该检查分级明确清楚，操作简单，有利于选择有治疗适应证的患者。局限性是根据患者的主观感觉，与临床和实验室检查结果多不一致，并要求患者意识清楚并能够按照指令完成试验。

（1）试验方法：患者端坐，喝下30ml温开水，观察所需时间和呛咳情况。

1级（优）：能顺利地1次将水喝完，无噎呛；

2级（良）；分2次以上喝完，无噎呛；

3级（中）：能1次喝完，但有噎呛；

4级（可）：分2次以上喝完，但有噎呛；

5级（差）：频繁噎呛，不能全部喝完。

（2）评定标准

正常：1级，5秒之内完成；

可疑：1级，5秒以上完成或2级；

异常：3~5级。

（3）疗效判断标准

治愈：吞咽障碍消失，饮水试验评定1级；

有效：吞咽障碍明显改善，饮水试验评定2级；

无效：吞咽障碍改善不显著，饮水试验评定3级以上。

2. 吞咽能力评定 根据误咽的程度及食物在口腔的加工能力，将吞咽能力分为7级（表5-2）。

表5-2 吞咽能力的评定标准

分级		临床表现
1级	唾液误咽	唾液引起误咽，应作长期营养护理，吞咽训练困难
2级	食物误咽	有误咽，改变食物的形态没有效果，为保证水、营养摄入应行胃造瘘，同时积极进行康复训练
3级	水的误咽	可发生水的误咽，使用误咽防治法也不能控制，但改变食物形态有一定的效果，故需选择食物，为保证水的摄入可采取经口、经管并用的方法，必要时行胃造瘘，应进行康复训练
4级	机会误咽	用一般摄食方法可发生误咽，但采取一口量调整、姿势效果、吞咽代偿法（防止误咽的方法）等达到防止水误咽的水平，需要就医和吞咽训练
5级	口腔问题	主要是准备期和口腔期的中度和重度障碍，对食物形态必须加工，饮食时间长，口腔内残留多，有必要对食物给予指导和监察，应进行吞咽训练
6级	轻度障碍	有摄食、吞咽障碍、咀嚼能力不充分，有必要制成特殊饮食、调整食物大小，吞咽训练不是必需的
7级	正常范围	没有摄食、吞咽问题，不需要康复治疗

笔记

3. X 线透视检查 在 X 线透视下，让患者吞咽造影剂(50g 加水 100ml 调成糊状，每次 5ml)，观察造影剂在口腔到咽喉的移动状况(表 5-3)。

表 5-3 吞咽障碍的程度评分

吞咽障碍程度		得分
口腔期	不能把口腔的食物送入咽喉，从口唇流出，或者仅由重力作用送入咽喉	0
	不能形成食块流入咽喉，只能把食物形成零零碎碎状流入咽喉	1
	不能一次把全部食物送入咽喉，一次吞咽动作后，有部分食物残留在口腔内	2
	一次吞咽把全部食物送入咽喉	3
咽喉期	不能引起咽喉上举，会厌的闭锁、软腭弓闭合，吞咽反射不充分	0
	在咽喉凹及梨状窝存有大量的食物	1
	少量潴留残食，且反复多次吞咽才能把残食全部吞下	2
	一次吞咽就可以把食物送入食管	3
误咽程度	大部分误咽，但无呛咳	0
	大部分误咽，有呛咳	1
	少部分误咽，无呛咳	2
	少部分误咽，有呛咳	3
	无误咽	4

(四) 感觉评定

评定患者的浅感觉(触、痛、温度觉)、深感觉(运动觉、震动觉、位置觉)、复合感觉(皮肤定位觉、两点辨别觉、实体觉、图形觉)是否减退或丧失。具体评定内容及方法详见第三章第六节。

(五) 认知评定

认知是脑的高级功能活动，是获取和理解信息，进行判断和决策的过程。脑卒中患者常伴随认知功能障碍，包括注意力障碍、记忆力障碍、逻辑推理能力降低、判断力差、计算力差及交流障碍等。病变部位不同，可有不同的表现。具体评定内容及方法详见第三章第六节。

(六) 心理评定

评估患者的心理状况、人际关系及环境适应能力，了解有无焦虑、抑郁、恐惧等心理障碍，评估患者的社会支持系统是否健全有效。具体评定内容及方法详见第三章第八节。

(七) 日常生活活动能力评定

脑卒中患者由于运动功能、言语功能、认知功能、感觉功能等多种功能障碍并存，常导致衣、食、住、行、个人卫生等基本动作和技巧能力的下降或丧失。具体评定内容及方法详见第三章第一节。

(八) 生存质量评定

生存质量越来越受到人们的普遍关注，生存质量的提高是社会进步和医学发展的标志。生存质量的评定与其他评定不同，它完全是被试对象的主观感受，因此，评定人员的技巧和高度责任心非常重要。具体评定内容及方法详见第三章第二节。

笔记

三、康复目标

1. 近期目标　通过运动疗法、作业疗法等综合措施，达到防治并发症、减少后遗症、调整心理状态、促进功能恢复的目的。

2. 远期目标　通过促进功能恢复和使用补偿措施，使患者充分发挥残余功能、减轻残障程度，以达到生活自理，回归家庭和社会。

四、康复治疗

（一）运动疗法

脑卒中患者约有80%遗留不同程度的运动障碍，肢体运动呈异常模式。及时、科学、合理的运动疗法，且按照运动发育顺序和不同的姿势反射水平进行训练，能有效地预防“误用综合征”或“废用综合征”。

1. 软瘫期　软瘫期指发病1～3周内（脑出血2～3周，脑梗死1周左右），患者意识清楚或轻度意识障碍，生命体征平稳，但患肢肌力、肌张力均很低，腱反射也低。应早期进行康复训练（良肢位摆放、被动活动和主动运动），目的是预防并发症及继发性损害，同时为下一步功能训练做准备。

（1）良肢位摆放：是指为防止或对抗痉挛姿势的出现，保护肩关节、防止半脱位，防止骨盆后倾和髋关节外展、外旋，早期诱发分离运动而设计的一种治疗体位。脑卒中患者良肢位摆放包括患侧卧位、健侧卧位、仰卧位、床上坐位等。

1）患侧卧位：即患侧肢体在下方，健侧肢体在上方的侧卧位。该体位可以伸展患侧肢体、减轻或缓解痉挛，使瘫痪关节韧带受到一定压力，促进本体感觉的输入，也有利于自由活动健侧肢体。

取患侧卧位时，患者的头下垫高度合适（一般为10～12cm）的软枕，躯干稍向后旋转，后背用枕头支撑。患臂前伸，前臂外旋，将患肩拉出，避免受压和后缩；手指伸展，掌心向上，手中不宜放置任何东西，以免诱发抓握反射而强化患侧手的屈曲痉挛。患侧髋关节略后伸，膝关节略屈曲，安置舒适位；踝关节置于屈曲90°位，防止足下垂的发生。健侧上肢放在身上或后边的软枕上，避免放在身前，以防因健侧上肢运动带动整个躯干向前而引起患侧肩胛骨后缩。健侧下肢充分屈髋屈膝，腿下放一软枕支撑（图5-1）。

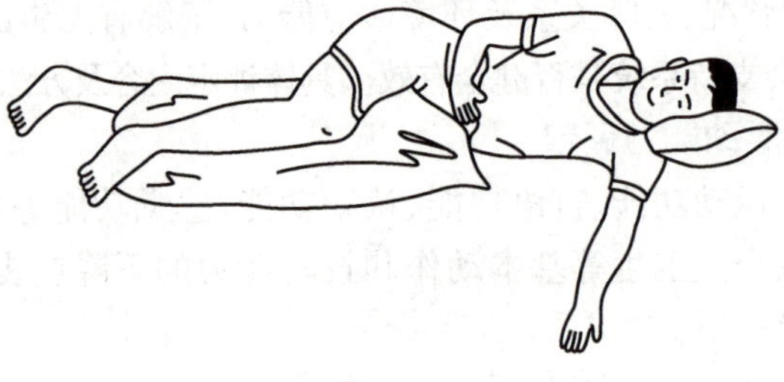

图5-1　患侧卧位

2）健侧卧位：即健侧肢体在下方，患侧肢体在上方的侧卧位。该体位避免了患侧肩关节的直接受压，减少了患侧肩关节的损伤，但也限制了健侧肢体的主动活动。

笔记

取健侧卧位时，患者的头下给予合适的软枕，胸前放一软枕。患侧肩充分前伸，肘关节伸展，腕、指关节伸展放在枕上，掌心向下。患侧髋关节和膝关节尽量前屈 90°，置于体前另一软枕上；患侧踝关节切勿内翻悬在软枕边缘，以防造成足内翻下垂。健侧肢体自然放置（图 5-2）。

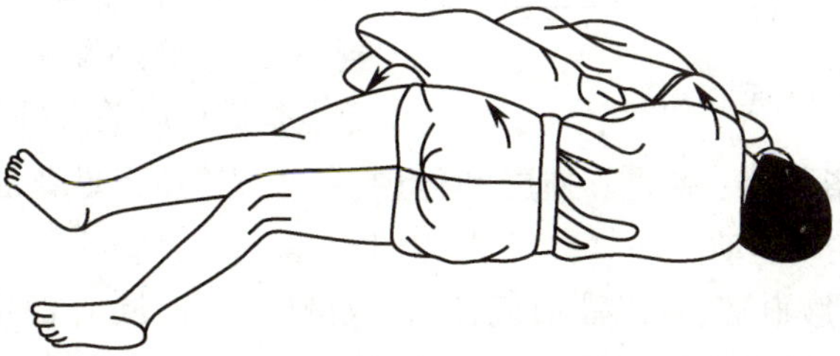

图 5-2　健侧卧位

3）仰卧位：即面朝上的卧位。该体位容易受紧张性颈发射的影响，极易激发异常反射活动，从而强化了患者上肢的屈肌痉挛和下肢的伸肌痉挛。因此，应尽量缩短仰卧位的时间或与其他体位交替使用。

取仰卧位时，患者使用的软枕不宜太高，以免因屈颈而强化了患者的痉挛模式。患侧肩下垫一厚软枕，使肩部上抬前挺，以防肩胛骨向后挛缩；患侧上臂外旋稍外展，肘、腕关节伸直，掌心朝上，手指伸直并分开，整个患侧上肢置于软枕上。患侧髋下放一软枕，使髋向内旋；患侧臀部、大腿外侧放一软枕，其长度要足以支撑整个大腿外侧，避免下肢外旋，膝关节稍垫起使微屈并向内。足底不放任何东西，避免增加不必要的伸肌模式的反射活动（图 5-3）。

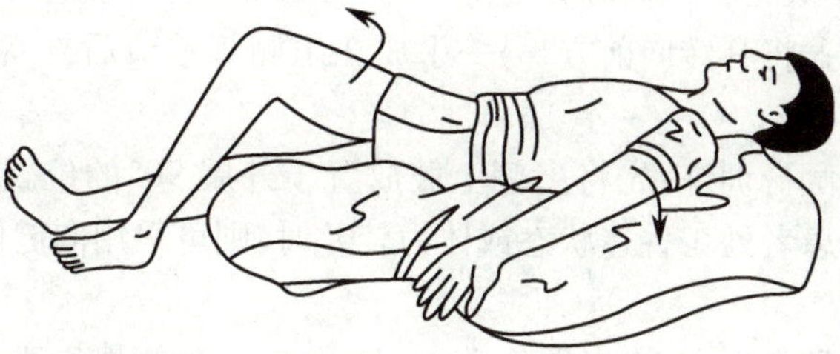

图 5-3　仰卧位

4）床上坐位：在病情允许时，鼓励患者尽早在床上坐起。但该体位难以维持患者躯干端正，容易出现半卧位，助长躯干的屈曲，激化下肢的伸肌痉挛。因此，在无支持的情况下尽量避免床上坐位。

取床上坐位时，患者背后放置多个软枕垫实，使脊柱伸展，达到直立坐位的姿势，头部无须支持固定，有利于患者主动控制头的活动。患侧上肢抬高，放在软枕上，若条件允许可安置一个横过床可调节的桌子，桌上放一软枕，让患者的上肢放在软枕上。髋关节屈曲近 90°；患侧肘及前臂下垫软枕，将患侧上肢放在软枕上（图 5-4）。

笔记

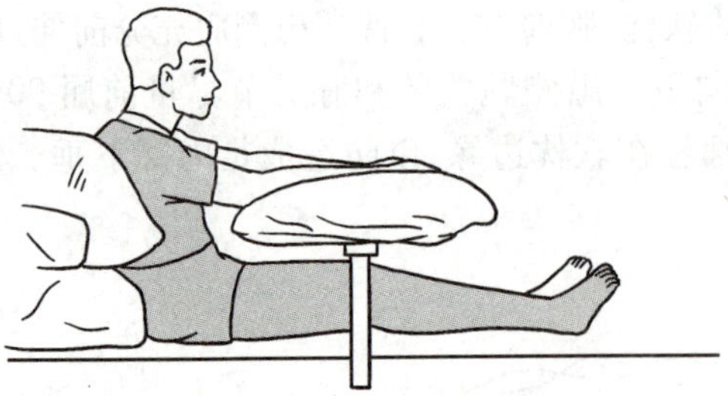
图 5-4　床上坐位

（2）被动运动：主要目的是预防关节活动受限，促进肢体血液循环和增强感觉输入。患者发病 3~4 日病情较稳定后，对患者所有的关节做全范围的关节被动运动，先从健侧开始，再参照健侧关节活动范围做患侧运动。原则是从大关节到小关节，循序渐进，动作宜轻柔缓慢。重点是进行肩关节外旋、外展和屈曲，肘关节伸展，腕和手指伸展，髋关节外展和伸展，膝关节伸展，足背屈和外翻。每日做 2~3 次，直至恢复主动运动。

推拿可促进患肢血液、淋巴液回流，防止或减轻水肿；同时也是一种运动感觉刺激，有利于运动功能恢复。原则是要轻柔、缓慢、有节律地进行，切忌使用强刺激性手法。对肌张力高的肌群用轻抚性质的按摩，对肌张力低的肌群则予以摩擦和揉捏。取穴：上、下肢以阳明经穴为主；背部主要用背俞穴，头面部取印堂、神庭、睛明、太阳、风池、风府、哑门等穴。

（3）主动活动：软瘫期所有的主动训练都是在床上进行的。目的是利用躯干肌的活动以及各种手段，促使肩胛带和盆底带的功能恢复。

1）体位变换：应尽早教会患者向两侧翻身，预防压疮和肺部感染的发生。由于不同卧位功能各异，如仰卧位可强化伸肌优势，健侧卧位可强化患侧屈肌优势，患侧卧位可强化患侧伸肌优势等。因此，应不断变换体位使肢体的伸屈肌张力达到平衡，预防痉挛模式出现。一般 2 小时变换体位一次。脑卒中患者变换体位或者做训练时，应采用 Bobath 式握手，即双手手指叉握，患手大拇指置于健手拇指上。

①被动向健侧翻身训练：先旋转上半部躯干，再旋转下半部躯干。治疗师一手放在颈部下方，另一手放在患侧肩胛骨周围，将患者头部及上半部躯干转为侧卧位，然后一只手放在患侧骨盆将其转向前方，另一手放在患侧膝关节后方，将患侧下肢旋转并摆放于自然半屈位。

②被动向患侧翻身训练：先将患侧上肢放置于外展 90°的位置，再让患者自行将身体转向患侧。若患者处于昏迷状态或体力较差时，则可采用向健侧翻身的方法帮助其翻身。

③主动向健侧翻身训练：患者取仰卧位，双手交叉，患侧拇指置于健侧上，屈膝，健腿插入患腿下方。交叉双手伸直举向上方，做左右侧方摆动，借助摆动的惯性或治疗师在患侧肩部给予协助，使双上肢和躯干一起翻向健侧（图 5-5）。

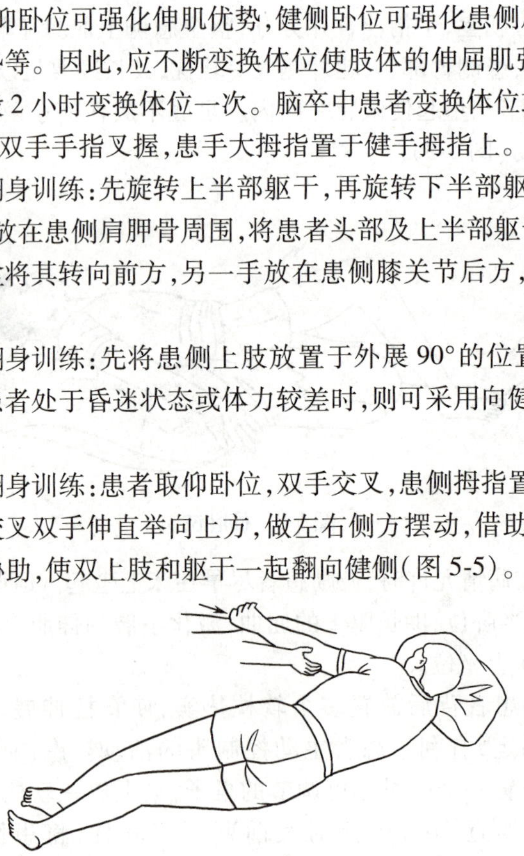
图 5-5　主动向健侧翻身

④主动向患侧翻身训练：患者取仰卧位，双手手指交叉，上肢伸展，健侧下肢屈曲。双上肢左右侧向摆动，当摆向患侧时，顺势将身体翻向患侧（图 5-6）。

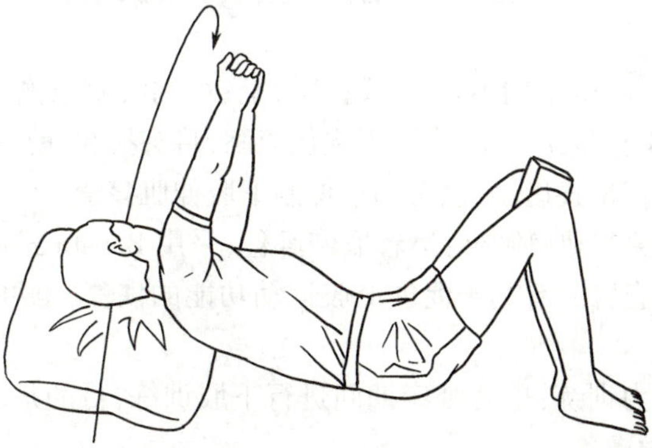

图 5-6　主动向患侧翻身

2）桥式运动：进行翻身训练的同时，必须加强患者伸髋屈膝肌的练习，能有效地预防站立位时因髋关节不能充分伸展而出现的臀部后突所形成的偏瘫步态。

①双侧桥式运动：取仰卧位，上肢放于体侧，双腿屈曲，足踏床，然后将臀部主动抬起，并保持骨盆成水平位，维持一段时间后慢慢地放下（图 5-7）。

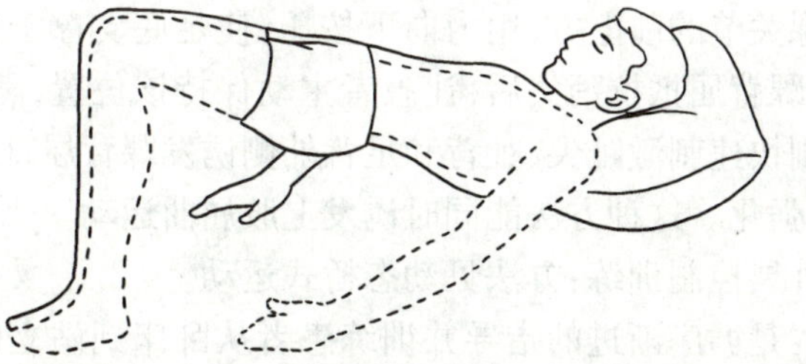

图 5-7　双侧桥式运动

②单桥式运动：患者能较容易地完成双侧桥式运动后，让患者悬空健腿，仅患腿屈曲，足踏床抬臀（图 5-8）。

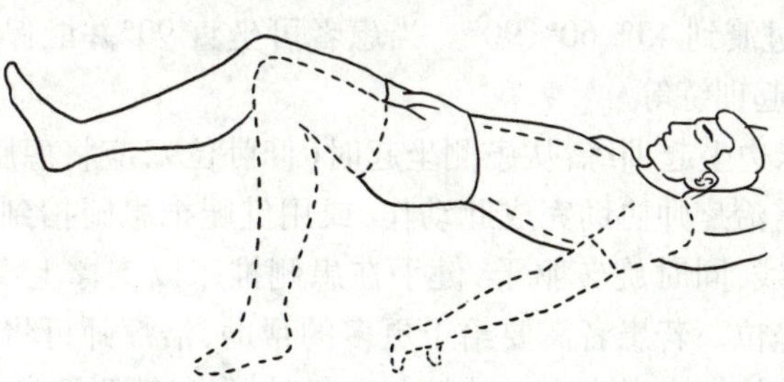

图 5-8　单桥式运动

③动态桥式运动：目的是恢复下肢内收、外展的控制力。患者仰卧屈膝，双足踏住床面，双膝平行并拢，健腿保持不动，患腿做交替的幅度较小的内收和外展动作，并学会控制动作的幅度和速度，然后患腿保持中立位，健腿做内收、外展练习。

2. 痉挛期　肢体的痉挛出现在软瘫期 2~3 周并逐渐加重，持续 3 个月左右。此期康复治疗的目的是通过抗痉挛的姿势体位来预防痉挛模式和控制异常的运动模式，促进分离运动的出现。

（1）抗痉挛训练：大多数脑卒中患者患侧上肢以屈肌痉挛占优势，下肢以伸肌痉挛占优势。

1）卧位抗痉挛训练：采用 Bobath 式握手，上举上肢，使患侧肩胛骨向前，肘关节伸直。仰卧位时双腿屈曲，Bobath 式握手抱住双膝，将头抬起，前后摆动使下肢更加屈曲。此外，还可以进行桥式运动，也有利于抑制下肢伸肌痉挛。

2）被动活动肩关节和肩胛带：患者取仰卧位，采用 Bobath 式握手，用健手带动患手上举，伸直和加压患臂。有利于促进上肢运动功能的恢复，也可预防肩痛和肩关节挛缩。

3）下肢控制能力训练：患者卧床期间进行下肢训练，目的是改善下肢控制能力，为日后的行走训练做准备。

①屈曲动作训练：目的是抑制下肢伸肌异常运动模式的产生，促进下肢分离运动的出现。主要进行屈髋、屈膝动作的训练。患者取仰卧位，上肢置于体侧，或双手十指交叉举至头顶。治疗师一手将患足保持在背屈位、足底支撑于床面；另一手扶住患侧膝关节，维持髋关节内收位，令患足离开床面而移向头端，完成髋关节、膝关节屈曲，随后缓慢地伸直下肢，如此反复练习。也可在坐位下完成屈膝练习。

②踝背屈训练：患者取仰卧位，双腿屈曲，双足踏在床面上。治疗师一手拇指、示指分开，夹住患侧踝关节的前上方，用力向下按压，使足底支撑于床面，另一只手使足背屈外翻。当被动踝背屈抵抗消失后，让患者主动保持该位置，随后让患者主动背屈踝关节。用冰、毛刷快速刺激趾尖、趾背和足背外侧诱发踝背屈，以后通过增强患者的随意性反应进一步强化。这种方法能同时诱发上肢屈曲运动。

③下肢内收、外展控制训练：方法见动态桥式运动。

（2）坐位训练：是循序渐进的指导并训练患者从卧床到站立的纽带，尽早学习并完成这一“纽带”，患者能够越早地站起来，对于提升患者康复信心，加快康复进程具有重要作用。

1）坐位耐力训练：发病后早期初次坐起或长期卧床坐起时，为避免体位性低血压，应先进行坐位耐力训练。取坐位时，不宜马上取直立（90°）坐位，可先取 30°坚持 30 分钟后，再依次过渡到 45°、60°、90°。当患者可坐直 90°并能保持 30 分钟后，即可开始练习从床边坐起训练等。

2）从卧位到床边坐起训练：从患侧坐起时（仰卧位），应将患腿置于床边外，使膝关节屈曲，开始时需治疗师协助完成此动作，或用健腿把患腿抬到床边。随后健侧上肢向前越过身体中线，同时旋转躯干，健手在患侧推床以支撑上身，并摆动健腿到床外，帮助完成床边坐位。若患者需要给予更多的帮助，治疗师可将其上肢环绕患者的头和患肩，通过身体扶持患者坐直。从健侧坐起时，先向健侧翻身，健侧上肢屈曲缩到躯干下，双腿远端垂于床边，头向患侧（上方）侧屈，健侧上肢支撑慢慢坐起。患者由床边坐位躺下，运动程序与上述相反。

3. 恢复期　脑卒中患者的恢复，1～3 个月是康复治疗和功能恢复的黄金时间，6 个月是康复的最佳恢复期。只有通过正确的指导，才能使患者最大限度地恢复自身能力。

笔记

（1）平衡训练：恢复期早期患侧肢体和躯干肌力尚弱，还没有足够的平衡能力，故应先进行平衡训练。平衡分为三级：一级平衡为静态平衡；二级平衡为自动动态平衡（要求患者的躯干能做到前后、左右、上下各个方向不同摆幅的摆动运动）；三级平衡为他动动态平衡（即在他人一定外力推动下仍能保持平衡）。平衡训练包括左右和前后训练。

1）坐位平衡训练：重点要求患腿负重，体重平均分配，以促进患者掌握重心的转移，达到三级平衡，提高躯干控制能力，利于更多的功能恢复。①静态坐位平衡训练：患者取无支撑下床边或椅子上静坐位，髋关节、膝关节和踝关节均屈曲 90°，足踏地或踏支撑台，双足分开约一脚宽，双手置于膝上。治疗师协助患者调整躯干和头至中间位，感到双手已不再用力时松开双手，患者可保持坐位数秒。然后慢慢地倒向一侧，要求患者自己调整身体至坐位，必要时给予帮助。②动态坐位平衡训练：静态平衡训练完成后，让患者自己双手手指交叉在一起，伸向前、后、左、右、上方和下方并有重心相应的移动，此称为自动动态平衡训练。完成此项训练后就可以认为已完成坐位平衡训练，此后坐位训练主要是耐力训练。

偏瘫患者坐位时，常出现脊柱向健侧侧弯，身体重心向健侧臀部偏移。治疗师应站在患者对面，一手置于患侧腋下，协助患侧上肢肩胛带上提，肩关节外展、外旋，肘关节伸展，腕关节背伸，患手支撑于床面，另一只手置于健侧躯干或患侧肩部，调整患者姿势，使其躯干伸展，完成身体重心向患侧移位，达到患侧负重的目的。

2）立位训练：重点是患侧下肢能够充分负重，为行走时的支撑做准备。

①起立训练：患者双足分开约一脚宽，双手手指交叉，上肢伸展前伸，双下肢均匀承重，慢慢站起，此时治疗师站在患者面前，用双膝支撑患者的患侧膝部，双手置于患者臀部两侧，协助患者重心前移，伸展髋关节并挺直躯干，坐下时动作相反。应注意防止仅用健侧下肢支撑站起的现象。

②站立平衡训练：静态站立平衡训练是在患者站起后，嘱其松开双手，上肢垂于体侧，治疗师逐渐除去支撑，让患者保持站立。站立时切勿有膝过伸。患者能独立保持静态站立后，让其重心逐渐移向患侧，训练患侧下肢的承重能力，同时让患者双手交叉的上肢（或仅用健侧上肢）伸向各个方向，并伴随躯干重心的相应摆动，训练自动态站位平衡。若当受到突发外力的推拉时仍能保持平衡，说明已达到动态站位平衡。

③患侧下肢支撑训练：当患侧下肢负重能力提高后，即可开始进行患侧单腿站立训练。患者站立时，躯干重心移向患侧，健手可握一固定扶手，健足放在治疗师腿上。为防止患侧膝关节过度伸展，用手帮助膝关节保持屈曲 15°左右。随着患侧下肢负重能力的提高，用另一只手握住患者健足，使之向下踩的力量减弱，进而使患侧下肢负重能力逐渐接近单足站立平衡能力。

（2）步行训练：是指患者自身或利用不同步行辅助装置进行步行能力的练习。当患者达到自动动态平衡后，患侧下肢持重达体重一半以上，且可向前迈步时才可开始步行训练。

1）步行前准备：目的是提高患者站立、步行等体位的适应能力。先练习扶持站立位，接着进行患侧下肢前后摆动、屈髋屈膝、重心转移等活动，以及患侧下肢负重、双腿交替前后迈步及进一步训练患侧下肢平衡。

2）扶持步行：治疗师站在偏瘫侧，一手握住患手，掌心向前；另一只手从患侧腋下

笔记

穿出置于胸前，手背靠在胸前处，与患者一起缓慢向前步行，训练时要按照正确的步行动作行走或平行杠内步行，然后扶杖步行再到徒手步行。

3）改善步态训练：患者步行训练早期，常有膝过伸（伸展角度>5°）和膝打软（膝突然屈曲）现象，应进行针对性的膝控制训练。若出现患侧骨盆上提的画圈步态，说明膝屈曲和踝背屈差，应重点训练。

4）复杂步态训练：如直线走、绕圈走、高抬腿步，转换方向，跨越障碍，各种速度和节律地步行以及训练步行耐力，增加下肢力量（如上斜坡），训练步行稳定性（如在窄步道上步行）和协调性（如踏固定自行车）。

5）上下台阶训练：应遵循健腿先上，患腿先下的原则。治疗师站在患侧后方，一手协助控制患侧膝关节，另一手扶持健侧腰部，帮助将躯干重心转移至患侧，健足先登上一层台阶。健侧下肢支撑稳定后，重心充分前移，治疗师一手固定腰部，另一手协助患侧下肢抬起，髋膝关节屈曲，将患足置于高一层台阶。如此反复进行，并逐渐减少帮助，最终能独立上台阶。下台阶时，治疗师站在患侧，协助完成膝关节的屈曲及迈步。患者健手轻扶栏杆以提高稳定性，但不能把整个前臂放在栏杆上。

（3）上肢控制能力训练：取仰卧位，支持患者上肢于肩前屈 90°，让其上抬肩胛带使手伸向天花板或让患者的手随辅助者的手在一定范围内活动，让患者用手触摸自己的前额、枕头等。取坐位，练习伸腕，可向前、向后抓起和放下杯子，可用腕背伸移动物体。为训练前臂旋后，可用手背压橡皮泥。

（二）中医康复疗法

（1）针灸治疗：针灸康复可以在偏瘫的各个阶段使用，选穴方法、针刺手法很多，如体针、头针、耳针、穴位注射等。

取穴：对于社区康复的患者，主要针对偏瘫痉挛模式，上肢取患侧阳经腧穴，如肩髃、手三里、外关、合谷、鱼际；下肢取患侧阴经腧穴，如三阴交、阴陵泉，或位于膀胱经腧穴，如委中、承山。电针不宜用强刺激。此外，可配合灸法，温热的刺激可以缓解痉挛。后遗症期针刺手足阳明经穴，补健侧，泻患侧。可以和灸法、水针、头针、电针一起配合运用。

（2）推拿治疗：推拿疗法治疗偏瘫具有疏通经络、调节气血、缓解痉挛的作用。

1）取穴：上、下肢以阳明经穴为主。背部主要用背俞穴，头面部取印堂、神庭、睛明、太阳、风池、风府、哑门等穴。

2）常用手法：多采用较缓和的手法如㨰法、按法、拿法、揉法、摇法、擦法等。治疗时间宜长，以使痉挛肌群松弛。上肢操作以伸肌侧为主，可从近端向远端进行，采用拿、捏、揉、摩等轻手法，时间宜长，以提高伸肌张力，降低屈肌痉挛。关节部位三阳经穴位的行点按重手法，如肩髃、曲池、少海、外关、合谷等，往往可立即降低肌张力。下肢以伸肌痉挛为主，患者取俯卧位，用拿、㨰法施行于患肢膀胱经，点按环跳、承扶、委中、承山等穴位，手法要重；患者取仰卧位，用掌根循经先顺三阴经由足内侧推至股根部，再顺足三阳经推至足背外侧，动作连贯，徐缓有力，行 10 余次。

（三）手功能障碍的康复

手功能障碍是脑卒中偏瘫患者的主要问题之一。由于手的动作精细，在大脑皮质功能定位中所占的比例较大，功能恢复的难度高，对手功能障碍的预防和治疗正确与否将直接影响上肢功能与日常生活活动能力的恢复。

笔记

1. 中医康复疗法 常用针刺法，取穴：合谷、八邪。

2. 手运动功能康复

（1）关节活动度的维持和提高：在手功能康复的过程中，针对非损伤关节和不需要制动的关节应该尽早活动，避免因长期卧床而导致关节活动度下降。在开始关节活动训练前，应该向康复医师了解相关的情况和治疗的注意事项。

被动关节活动练习或助力活动练习是维持和增加关节活动度的关键。可以通过外力进行轻柔和持续的被动牵拉。在进行被动练习时，肌肉一定要充分放松以避免损伤和不必要的阻力，应遵循无痛和避免继发性损伤的原则进行。轻柔持续的牵拉比暴力短时的牵伸更有效，根据损伤和关节的情况决定每次牵伸的持续时间。可以每日重复进行，也可以间断休息，促进恢复的进程。

条件允许时，在治疗师的指导下，患者尽可能地主动活动关节。早期活动按照损伤后康复要求逐步增大活动范围和活动次数，逐步增加练习的运动弧。

（2）痉挛期患者的训练：应注意：①在训练中的放松和休息时，避免急速的、过度用力的动作；②在患侧上肢痉挛比较明显的阶段，避免做对手的抓握功能要求较高的动作；③避免过度使用健侧手，过度使用健侧手或健侧过分用力会加重患侧肢体的痉挛程度，影响患侧的恢复。同时针对痉挛可采用牵拉、挤压、快速摩擦等方法来降低患者上肢的肌张力。如利用负重练习或在负重状态下的作业活动，以降低患侧上肢的肌痉挛。

（3）协调和运动模式训练：协调是控制正确和稳定运动的能力。协调运动包括粗大运动（如肩、肘、腕关节活动）和精细运动（如掌指和手指关节活动）。反复、准确的练习是协调训练的关键。训练时，应控制肌肉疲劳程度并减少代偿，如果运动的速度和准确性下降，或者出现疼痛时，应该立即停止活动。

治疗师应先为患者制定一个相对简单的目标，通过练习，患者能够准确完成后，可以逐步增加练习的难度和次数。练习难度可以通过增加运动速度、改变运动平面、改变使用物品大小和改变作业体位等方式来达到。上肢的粗大运动练习，可以设计成举手投篮、折叠衣服、推移物品、墙面控球和双手太极运动等。手的精细运动练习，可以采取打绳结、系鞋带、扣纽扣和穿针引线等活动方式。

3. 手感觉功能康复 脑卒中后可发生手部的感觉障碍，需要进行感觉重塑训练。感觉重塑训练是指通过系统、科学的训练方法，让患者重塑损伤后的感觉，包括脱敏技术和感觉再教育等。

（1）脱敏技术：又称感觉抑制法，是降低感觉敏感程度的一种技术，主要是通过反复、系统的训练，提高患者的感觉阈值，从而达到降低异常感觉敏感程度的目的。

1）材质刺激法：交替使用平滑的和粗糙的材料进行局部摩擦，按照轻重交替的原则用这些材料摩擦1~2分钟，每日可以重复进行多次。

2）坚果摩擦法：采用不同大小的珠子或坚果，用手反复抓握，摩擦或拍打。

3）温度刺激法：通过将手交替放入冷热流体中，进行反复刺激。

（2）感知觉的训练：是发展中枢感知能力和重塑感觉准确性的一种技术，可以降低感觉阈值，提高患者对物体的感知能力。其内容包括分辨疼痛性质（锐痛或钝痛）、温度高低（冷或热）、物体形态（大或小）、物体形状（球形或方形）、物体长度（长或短）、物体重量（重或轻）、物体质地（粗糙或平滑）、物体硬度（硬或软）、物体材料（木

笔记

或金属）等。感知觉训练的过程包括物体感知、分辨、记忆和回忆四个阶段，原理是用身体的其他感觉器官（如眼）暂时补偿手部感觉功能的不足。实施步骤有以下几个方面：

1）采用几个不同形态、形状、重量、质地、硬度和材料的物品，蒙住患者双眼或放在用布遮盖的盒子中让患者用手进行触摸。

2）如患者在规定时间（如 30 秒或 1 分钟）内不能识别该物品，则让患者看着这个物品，再次用手感知，说出该物品特征。

3）再次蒙上患者双眼，回忆物品特征后，再用手进行分辨。

4）反复训练，直到患者能够用手感知物品的特征为止。物品特征的训练按照描述的形态、形状、重量、质地、硬度、材料和温度的顺序进行。训练的难度可以调整，各物品特征之间差异越大，则难度越小，反之亦然。改变物品所在的场景也会增加物品分辨的难度，如把物品放入米、沙、大豆或核桃中进行分辨。

4. 并发症的处理

（1）疼痛：疼痛可以限制肌肉的收缩，降低关节活动度，引起肢体的过度保护，也会影响临床手功能康复的进程。临床康复中，许多物理因子都有助于缓解疼痛，如冷疗能减轻急性损伤诱发的疼痛，热疗可以缓解慢性疼痛。直流电疗法、经皮神经电刺激疗法（TENS）等电疗法可以减轻疼痛。关节松动技术和限制过度运动也可以减轻局部疼痛。按照生物力学原则，在训练活动中，应该避免诱发疼痛的姿势和体位。

（2）水肿：水肿的治疗可以采用体位摆放、压力疗法、局部手法和主动运动。①体位摆放：体位摆放可以有效控制早期肢体的水肿。尽可能正确摆放水肿肢体，使得手高于肘部、肘部高于肩关节，肘和腕关节最好维持在伸展体位。②压力疗法：压力疗法可以从肢体远端开始增加外界压力，促进血液和淋巴的回流。采用的材料包括橡皮筋、线绳，也可以采用间断气压泵进行治疗。采用橡皮筋或线绳进行缠绕肢体时，缠绕要缓和、轻柔，从远端向近端，远端比近端部分缠得紧些，缠绕完成后可以留置 5~15 分钟后拆开，一天可以进行几次。间断气压泵则每天可以留置 20~60 分钟。③局部手法：局部手法按照从肢体远端向近端用力的方法，反复挤压局部肢体，促进淋巴和血液循环，有利于肢体水肿的吸收。④主动运动：早期关节主动运动可以有效控制水肿，即使很小的肌肉主动收缩都可能帮助手和上肢的淋巴流动。对能够活动的关节，应尽早开始关节主动运动。

（3）误用、废用和过度使用：误用和过度使用容易产生关节疼痛、代偿和疲劳，废用容易导致关节活动受限、肌肉萎缩、疼痛等诸多问题。治疗师、医师和患者在手功能康复中，必须对误用、废用和过度使用诱发的肌肉和肢体运动损害有一个清晰的认识。提高预防优于损害发生后的治疗的意识，在治疗师指导下正确、平稳、渐进和协调的运动训练，及适宜的肌肉放松和关节休息是预防的关键。如果组织损伤已经发生，适宜的休息、物理因子治疗、局部手法、关节保护、环境干预、正确运动模式矫治和药物治疗等均可以缓解症状。

（四）言语疗法

脑卒中之后，语言功能障碍是极其常见的临床问题。语言障碍给患者的康复增加了很大的难度，给患者及其家庭带来了精神和经济上的压力，增加了社会负担。

1. 失语症的康复治疗　失语症治疗目的是利用各种改善语言沟通能力的技术和

笔记

方法提高患者的语言功能和交流能力，在一定程度上提高患者的说话能力。

（1）言语疗法：在失语症的语言治疗上要坚持“听、说、读、写”四者并重，针对这四个方面障碍的程度不同选择不同的训练课题。社区医师在做训练时，可选用的训练教材有：单词卡片、动作画、情景画、字词卡片、文句卡片、常用实物以及各类报刊、书籍等。①听理解训练方面强调用反复的听觉刺激，以听觉刺激促通法（Schull 刺激疗法）为核心。通过语音辨识、听单词、听小故事以及执行口头命令，让患者重新建立对口语词的理解；②口语表达训练方面强调让患者多说，从语音、序列词语、命名、复述字词及叙述等方面进行训练，提高语言交流能力；③阅读理解及朗读训练主要是利用视觉上的刺激进行；④书写训练主要是根据患者的书写水平，按照抄写→听写→描写→自发书写（写日记、写信等）的顺序进行训练；⑤利用代偿手段提高患者的实用交流能力，重度失语症患者语言功能严重受损，严重影响交流活动，他们以非言语交流方式如手势、绘画表意、交流板、电脑说话器等方式作为最主要的语音训练内容，同时还要针对家属进行交流策略训练。

（2）针灸治疗：头针采用丛刺颞区，长留针 6~8 小时，期间捻转 1~3 次，亦可点刺金津、玉液并少量放血。配伍风池、合谷、内关、通里、百会、四神聪、哑门、廉泉。留针 20~30 分钟，捻转 1 次，每日 1 次。

2. 构音障碍的康复治疗　构音障碍康复治疗的主要目的是促进患者发声说话，使构音器官重新获得运动功能。

（1）康复训练：构音障碍的功能训练主要围绕如何提高患者语音的清晰度，社区医师在进行以下训练时可采用镜子、录音机，使患者认识到自己言语的缺陷，有利于患者的模仿和自我纠正。治疗中还可选用诗歌、散文、报刊、杂志等读物，但应根据患者的文化程度，选择患者感兴趣的内容，具体方法有：

1）呼吸训练：呼吸气流的量和呼吸气流的控制是正确发声的基础，呼吸训练时首先应调整坐姿，坐位下应做到躯干要直（踝关节 90°，膝关节 90°，髋关节 90°），双肩要平，头保持正中位。若患者呼气时间短而弱，可以采用手法介入的方法，治疗师站在患者身后，患者放松并平稳地呼吸，治疗师的手平放在患者的上腹部，在呼气末时，随着患者的呼气动作平稳地施加压力，通过横膈的上升运动延长呼气时间，增加呼气力量，注意手法要轻巧，老年人或伴有骨质疏松的患者不宜采用此法。

2）构音器官运动训练：发音动作要求颌、唇、舌、腭的功能正常，而根据构音障碍评价检查结果，可发现几乎所有构音障碍的患者都存在构音器官运动的异常，这些异常包括运动力量、范围、运动的准确性以及速度等，因此需要训练下颌的闭合，唇的展开、闭合、前突、后缩，舌的前伸、后缩、上举和侧方运动等。训练患者时要面对镜子，有利于患者的模仿和纠正动作，对于重症患者可以用压舌板和手法协助完成。此外，还可以用冰块摩擦面部、唇、舌、软腭等，以促进运动。

3）发音训练：患者先做无声的构音运动，最后轻声引出靶音。原则上是先训练发元音，然后发辅音。辅音先从双唇音开始，待能发辅音后，将已掌握的辅音和元音相结合，也就是发无意义的音节，这些音比较熟练后，就采取元音加辅音再加元音的形式，最后过渡到单词和句子的训练。发音训练由易到难，应注意音量和音高的控制。

4）语速训练：减慢说话的速度，使患者有足够的时间完成每个音的发音动作，能明显改善言语的清晰度。可以利用节拍器控制速度，节拍器的速度根据患者的具体情

笔记

况而定，如果没有节拍器，也可以让治疗师轻拍桌子，患者随着节律进行训练。

5）语音语调训练：大部分构音障碍的患者表现为发音不清和音调异常（单一音调、高音调、低音调）。训练时，言语治疗师指导患者找准每个音的构音位置，患者可以通过镜子检查自己的口腔动作是不是与治疗师做的口腔动作一致，必要时亦可画出口型图，告诉患者舌、唇、齿的位置以及气流的方向和大小以增加其语音清晰度。音调问题则可以通过四声的训练以及合上乐器的音阶变化来训练。此外唱歌的训练也十分有效。

6）克服鼻音化的训练：鼻音化是由于软腭运动不充分，腭咽不能适当闭合，将鼻音以外的音发成鼻音。首要的治疗是加强软腭肌肉的强度。治疗时可采用“推撑”疗法，做法是患者两手掌放在桌面上向下推时、两手掌由上向下推时、两手掌相对推时或两手掌同时向下推时发“a”“ao”等音。随着一组肌肉的突然收缩，其他肌肉也趋向收缩，增加了腭肌的功能。另外，训练发舌后音如 g、k 等亦可加强软腭肌力。此外，还可采用引导气流通过口腔来减少鼻漏气的方法，如吹吸管、吹乒乓球、吹喇叭、吹哨子、吹奏乐器、吹蜡烛、吹羽毛、吹纸张都可以用来集中和引导气流。

7）克服费力音的训练：费力音是由于声带过分内收所致，听起来喉部充满力量，声音好似从里面挤出来似的。主要的治疗目的是让患者获得容易的发音方式，打哈欠是很有效的方法。让患者在打哈欠状态下发声，理论上打哈欠可以完全打开声带而停止声带过分内收。开始时，让患者打哈欠并随之呼气，继而在打哈欠的同时教患者发出词和短句。

8）克服气息音的训练：气息音的产生是由于声门闭合不充分引起的，主要治疗途径是在发声时关闭声门。前面所述“推撑”疗法可以促进声门闭合，另一种方法是利用元音和双元音的方法来产生词、词组和句子。

9）替代方法：重度构音障碍者，由于言语功能严重受损，即使经过语言治疗其言语交流也难以进行。为了使这部分患者能进行社会交流，语言治疗师可以根据患者的具体情况选择设置替代言语交流的一些方法，并予以训练。目前国内常用的有图画板、词板、句子板等。

（2）针灸治疗：针灸治疗构音障碍，可以直接改善构音器官的运动障碍，提高患者语音的清晰度。传统治疗多采用针刺哑门、廉泉、通里、百会治疗。

（五）认知疗法

脑卒中可引起很多方面的认知缺陷，如失读、失写、失语、视觉失认、触觉失认、记忆减退、注意力和运用障碍等。在进行运动功能训练时，患者由于记忆减退、注意力不集中、理解力差等原因，不能理解训练内容、无法很好地配合治疗师，常常需要很长时间反复训练、反复学习才能掌握和巩固正常的运动模式。这些变化不但影响患者的社会适应能力和生活质量，而且影响患者的全面康复。因此，不能忽视认知功能障碍的治疗，应针对认知功能评定的结果采取不同的康复策略和方法，使患者得以独立的工作和生活，适应社会。

1. 注意力训练　注意力是指不被其他的内部刺激和外部环境刺激所干扰，而对特异性刺激产生注意的能力，是一项基本的认知功能，是其他多项认知功能的基础。注意力的康复训练主要以内部和外部的补偿策略为主。脑卒中患者注意障碍治疗的难点之一就是“动机和态度”，如果患者对自己的困难缺乏足够的自知力，不了解其对

笔记

日常生活的影响,就不能对建议和策略正常的使用。对这样的患者主要的康复措施是增加自知力。其具体方法如下:

(1) 改进觉醒能力的方法:对觉醒障碍的行为策略包括根据警觉持续的水平安排活动(如经常休息、小睡),以保证患者得到充足的休息。每日记录治疗所能维持的时间长度,并对患者所取得的任何进步予以表扬和鼓励。具体的康复策略:①在有信息,特别是新信息进入时提醒患者;②在病房中,避免使用单调的颜色,用图片和照片置于患者的生活环境中也有帮助;③鼓励患者以直立姿势训练;④任务可以经常更换,在患者觉醒水平最高时安排高觉醒要求的任务,即"最不感兴趣的任务"。

(2) 提高集中注意的方法:许多不同行为方法可以帮助注意障碍的患者,减少注意分散,如重新安排环境以减少干扰因素(噪音,交通拥挤或活动频繁的地方);用双耳式耳机听故事或是新闻;当干扰即将来临时提醒患者,使其尝试忽视这种干扰。

(3) 改善持续注意的方法:①将高兴趣和低兴趣的活动交错安排,有助于增长患者在完成训练活动中保持注意力的时间。②必要时由治疗师监督患者,如发现患者的注意力发生漂移,可以暗示其回到相关的任务中来。例如提示"刚才我们做到某某地方了,现在让我们再接着做"。③活动持续时间的安排应从短时间开始,逐步延长。④注意力的训练任务进行时有快有慢,可以改善患者认知加工速度缺陷,一个患者能否完成的注意行为及成功的数量,受到注意加工速度的限制。加工速度慢会导致其接受信息、对信息的思考、作出决定以及应答过程中所花费的时间增多。在为患者安排任务时,应给予足够的时间应答,允许他们有自己的节奏。

2. 记忆力训练　记忆障碍是脑卒中认知障碍患者较常见的症状之一,而且多与注意力障碍有关。记忆缺陷明显地影响患者康复的整个过程,妨碍其他的康复训练,从而限制患者获得独立的能力。

(1) 视觉记忆训练:先将 3~5 张绘着日常生活中熟悉物品的图片卡放在患者面前,告诉患者每卡可以看 5 秒,看后将卡收去,让患者用笔写下所看到的物品的名称,反复数次,成功后增加卡的数目。反复数次,成功后再增加卡片的行数。

(2) 地图作业训练:在患者面前放一张大的、上有街道和建筑物而无文字标明的城市地图,告诉患者先由治疗师用手指从某处出发,沿其小街道走到某一点停住,让患者将手指放在治疗师手指停住处,从该处找回到出发点,反复 10 次,连续 2 日无误,再增加难度(路程更长,绕弯更多等)。

(3) 彩色木块排列训练:用品为 6 块 2.5cm×2.5cm×2.5cm 的不同颜色的积木块和一块秒表,以每 3 秒一块的速度向患者陈示木块,陈示完毕,让患者按治疗师所演示次序向治疗师陈示木块,正确的记"+";不正确的记"-",反复 10 次,连续 2 日均 10 次完全正确时,加大难度进行(增多木块数或缩短陈示时间等)。

(4) 结合日常生活方式训练:①建立恒定的每日活动常规,让患者不断地重复和排练;②耐心细声地向患者提问和下命令,等候他们缓慢、审慎的回答;③练习从简单到复杂进行,将整个练习分解为若干小步,先一小步一小步地训练,成功后再逐步联合;④利用视、听、触、嗅和运动等多种感觉输入来配合训练,采用代偿方法,如患者视记忆不佳就多用听记忆等;⑤每次训练时间要短,记忆正确时要及时、频繁地给以奖励;⑥让患者分清重点,先记住必须记的事,不去记忆一些无关的琐事;⑦多利用记忆辅助物,如在患者房间内挂大的钟、大的日历、大字写的每日活动表等;将每日经常要

笔记

进行的活动，分步骤地写成清单放在床边；门上贴患者家庭的合照可帮助他找到自己的房间；让患者常带记事本，本中记有家庭地址、常用电话号码、生日等，并让他经常做记录和查阅。

3. 知觉训练 知觉是发现信息的能力，是认识能力的第一步，是一种脑的高级机能。知觉包括所有的感觉机能，如视觉、空间觉、听觉、触觉等。较常见的知觉障碍是失认症和失用症，本节重点介绍临床最常见的半侧空间失认和半侧身体忽略的康复训练。

（1）半侧空间失认：半侧空间失认是对损伤的大脑半球的对侧来的刺激无反应或不能定位的一种状态。其康复训练以作业治疗为中心，特别是对向一侧倾斜较重的患者，早期进行起立训练、移乘训练、步行训练等粗大的功能训练，以提高日常生活的自理能力。可通过视觉扫描训练促进对忽略的视觉的搜索，来改善忽略。如将数字按顺序粘贴在木钉板的每一个小孔的边上，让其按数字的顺序将木钉插入进行训练；利用左右两个不固定的光源刺激，移动光源让患者注视和追视光源的位置；利用图片进行视觉的强化训练等。

（2）半侧身体忽略：主要的治疗方法是使用感觉输出帮助辨认身体结构部位。①触摸被忽视的身体部分，要求患者辨认出来，或向患者反复强调；②让患者通过含左右转弯的路线，将其行为的正确性及时地反馈患者，这样能够帮助患者治疗对身体的左右侧方向知觉的丧失；③使用彩带或颜色鲜艳的衣袖提示忽略侧肢体；④对于自己身体空间意识不清者，需要空旷的走廊和活动空间，以避免患者碰到家具或其他物体，也需要重复提示患者有关身体的位置。

4. 针灸治疗 取穴：百会、四神聪、神庭、本神。取仰卧位，沿头皮进针（15°），刺入帽状筋膜下后快速捻转（不能提插），频率为200～220次/分，每隔10分钟捻针1次，时间为1分钟，可长时间留针。每周治疗5次，治疗4周为一个疗程。

（六）吞咽功能障碍的康复

吞咽障碍治疗目的是保证患者的正常食物摄入，有计划地根据病情对意识清楚的吞咽障碍患者进行康复训练，使患者及时得到足够的营养补充，增强机体抵抗力，对疾病的康复有着重要的意义。

1. 吞咽功能训练

（1）基础训练

1）吞咽器官运动训练：口腔周围肌肉的运动障碍将严重影响咀嚼和吞咽，口颜面功能训练主要包括皱眉、闭眼、鼓腮、微笑等表情动作训练；张颌、闭颌等颌运动训练；噘嘴、咧嘴等唇运动训练；伸舌、缩舌、舌的左右摆动和环行运动等舌运动训练。此外，咀嚼训练也十分重要，治疗师把易嚼碎的食物用压舌板置于患者的下磨牙上，鼓励患者进行咀嚼练习。如果患者能咀嚼一定质地的食物，则鼓励他咬食物，并将食物由门牙传送到磨牙，逐渐增加需要的食物，强调无力肌群的参与。

2）头、颈、肩部放松训练：头、颈、肩部的放松可以防止误咽。具体方法是：前、后、左、右活动颈项部，或做颈部的左右旋转以及做提肩、沉肩运动。需要注意的是，由于颈部前屈位容易引起咽反射，所以强化颈部屈肌肌力，防止颈部伸展位挛缩是非常重要的。

3）呼吸训练和发音训练：脑卒中患者呼吸控制困难，或因为呼吸太浅，或因为不

笔记

能屏住呼吸,导致发声困难和吞咽困难。具体方法是:让患者练习深吸气,特别是呼气,在呼气的同时与发声相结合,嘱患者张口发“a”音,并向两侧运动发“yi”音,然后再发“wu”音。也可嘱患者缩唇然后发“f”音。还可结合吹蜡烛的动作。

4）感官刺激训练:①触觉刺激:用手指、棉签、压舌板等刺激面颊部内外、唇周、整个舌部等,以增加这些器官的敏感度;②咽部寒冷刺激和空吞咽:用冰冻的棉棒轻轻刺激软腭、舌根和咽后壁,然后嘱患者做空吞咽的动作,或将1~2g的冰块放在患者的舌上,嘱患者吞下它,冰有助于提高感觉的敏感性,若有误咽也不会造成严重的损害;③味觉刺激:用棉棒蘸酸、甜、苦、辣等不同味道的果汁或菜汁,刺激舌部味觉,增加味觉敏感性及食欲。

5）声带内收训练:当患者表现为气道保护障碍时,如咳嗽反射减弱,可做声带内收锻炼。让患者反复咳嗽、清嗓子等,或者做屏气-发声运动,即患者屏气,双手支撑椅面做推压动作,然后突然松手发“a”音,在伴随发声时过度用力的同时可增强声带的内收。

6）吸吮动作和喉头上抬训练:让患者模仿吸吮动作和喉头上抬动作,指导患者在吸吮后立即喉头上举,这两个动作的协调一致就可以产生吞咽动作。对于喉部上抬不够、食管入口处扩张困难的患者,还可以选用门德尔松手法来强化喉上抬。

7）吞咽模式训练:按照以下模式来训练吞咽可明显减少误咽:从鼻腔深吸一口气,然后完全屏住呼吸→空吞咽→吞咽后立即咳嗽,治疗师应尽量训练患者达到吞咽模式的自动化。

（2）直接进食训练:经过基础训练后,可逐步进入治疗性进食训练。进食训练包括进食时的环境、患者的正确体位、食物形态、一口量及综合训练,目的是促进摄取足够营养,使患者具备足够的体力,逐步恢复自行进食能力。

1）环境:选择整洁的就餐环境,帮助患者做好就餐前准备工作,要减少一切能转移患者在进食时注意力的环境因素,尽量让患者在安静舒适的环境下专心进行吞咽训练,降低吞咽训练中发生危险的可能性。

2）体位:进食前的体位是气道保护的最重要的因素之一。一般让患者取躯干30°仰卧位,头部前屈的姿势。这种体位可以防止食物从口中漏出,有利于食团向舌根运送,还可以减少向鼻腔逆流及误咽的危险。但是,适合患者的体位并非完全一致,实际操作中要因人而异,予以调整。

3）姿势:对于不同类型吞咽障碍的患者,使用改变进食的姿势可改善或消除吞咽误吸症状。①头部旋转:咽部两侧的“梨状隐窝”是最容易残留食物的地方。根据食物残留部位,让患者进行向左或右转头,做侧方吞咽,可除去隐窝部的残留食物;②低头吞咽:采用颈部尽量前屈姿势吞咽,可将前咽壁向后推挤,对延迟启动咽部期吞咽、舌根部后缩不足、呼吸道入口闭口不足的患者是一个较好的选择;③点头吞咽:会厌谷是另一处容易残留食物的部位。当颈部后屈,会厌谷变得窄,可挤出残留食物,接着,颈部尽量前屈,形似点头,同时做空吞咽动作,便可去除残留食物;④空吞咽:每次进食吞咽前,应反复作几次空吞咽练习,咽下食团后,可让患者进行一次空吞咽或咳嗽,确认没有残留后再进食;⑤交互吞咽:进食半固体时的练习方法,如一口酸奶一口牛奶或少量的水。

4）食物的选择:根据患者吞咽障碍的程度,食物的性状本着先易后难的原则来选

笔记

择。治疗性进食的食物应选择有均一性、黏度适当、不易松散、易形成食团的食物。一般来说，先用胶冻样、均质糊状食物进行训练，逐渐过渡到普食。另外，还要兼顾食物的色、香、味及温度等，避免使用干燥、易掉渣的食物。

5）选用餐具：选用适宜的餐具有助于摄食的顺利进行。应选择匙面小、难以沾上食物的汤匙。能自行进食者，可以进行一些餐具的改造。

6）定速度：进食速度不宜过快，以免引起误咽。

7）一口量：对患者进行摄食训练时，如果一口量过多，会从口中漏出或引起咽部残留导致误咽；过少，则会因刺激强度不够，难以诱发吞咽反射。一般先以少量试之（3~4ml），然后酌情增加。

8）进食方法：①让患者注视、闻食物，想着“吞咽”，想着食物放入口中后发生的一系列动作；②把勺子置于舌的中后部，向下内推压，把食物倒在舌上；③然后迅速撤出勺子，立即闭合患者的唇和下颌，使患者头部轻屈；④给患者充分的时间激发吞咽反射。

9）呛咳的处理：呛咳是吞咽困难的最基本的特征，患者出现呛咳时，应当做颈弯曲，身体前倾，下颌抵向前胸的动作。当咳嗽清洁气道时，这种体位可以防止残渣再次侵入气道。如果食物残渣卡在喉部，危及呼吸，患者应再次低头弯腰，治疗师在肩胛骨之间快速连续拍击使残渣排出。

10）饮水的训练：进食训练的顺序一般是胶冻样食物、半固体、固体，最后才是液体，液体比固体更容易吸入气管，因此危险性更大。饮水训练时，可先使用勺匙将 2ml 左右的水送入患者口中，进行吞咽；咽下无呛咳后，逐渐增加饮水量，然后再使用茶杯喝水；将茶杯边缘靠近患者的下唇，避免将水倒入口中，鼓励患者饮一小口水，如果不能饮小口水，可将少量水沿着下齿前部倒入口腔。特别注意的是开始阶段应饮少量水。

2. 物理因子疗法　神经肌肉电刺激治疗是使用一种专门针对吞咽障碍治疗的电刺激器，经过皮肤对颈部吞咽肌群进行低频电刺激，帮助维持或增强吞咽相关肌肉的肌力，并通过增强肌力和提高速度从而使喉提升功能改善，从而改善吞咽功能。目前临床多用吞咽障碍电刺激治疗仪 VitalStim。

3. 针灸治疗　吞咽困难的针灸治疗多采用头针，针刺额中线、顶颞前斜线下 1/3（患侧）、颞前线（患侧）。行针同时，嘱患者反复伸舌、咬舌、向左、向右活动舌体约 5 分钟，留针 1 小时，中间行针 1 次，配伍哑门、上廉泉。

（七）心理障碍的康复

脑卒中患者存在的心理问题主要包括焦虑、抑郁、恐惧和悲观情绪，而且患病后情感脆弱，一点小事就能引起强烈的情绪反应，内心的情绪体验常常过分地表现出来，对家人和朋友的言行很敏感，有时一些善意的话都会引起患者强烈的负性情绪反应。同时也会使行为变得依赖、被动，而且意志力变差。由于患者病后遗留有残疾，家属长期处于压力和躯体疲劳状态中，患者常有自卑、寂寞、孤独、忧郁、无所作为或被社会遗弃的心理，甚至有轻生念头。

医护人员在进行康复技术指导的同时，要密切注意患者的心理活动，加强交流，了解其心理需求，给予患者充分和必要的心理疏导，帮助他们建立有利于康复治疗的最佳心理状态，树立战胜疾病的信心，从中认识到自我存在的价值。若心理异常比较严

笔记

重，干扰日常生活和基本的康复治疗，可经医师诊视后给予药物治疗。

（八）日常生活活动能力障碍的社区康复

日常生活的自理是治疗师所追求的脑卒中患者的重要康复目标，但是日常生活活动能力的训练不是待患者所有的功能恢复后才开始进行，而是应尽早介入，以增强患者进行康复训练的信心。针对软瘫期的功能特点，可以进行的日常生活活动能力的训练有进食、更衣等。

1. 日常生活活动训练

（1）进食动作的训练：在坐位耐力不充分时，可以让患者取侧卧位或半坐位，用健手持汤匙进食、持茶杯喝水。患手达到辅助手水平时，可以用来固定饭碗。

（2）排泄动作的训练：当能完成站立平衡和转移动作训练后，就可进行本训练。将手纸放在近处，用健手打开坐便器的盖子，健手抓扶栏转动身体背对坐便器，退下裤子，健手抓住扶栏，弯腰，坐到坐便器上，排泄，用手纸清洁。然后按相反的顺序站起，回到轮椅（床边），穿上裤子。

（3）洗漱的训练：包括洗脸、刷牙、梳头、剃须、化妆等动作，只要把用具准备好，用健手就能完成。

（4）更衣动作的训练：在坐位平衡良好的情况下进行。穿开襟衣服的训练：将患手插进衣袖，或者说将衣袖套在患手上；将衣服往上拉，穿好患侧肩部，患手从袖口穿出；将健手转向身后穿进另一只衣袖；然后系好扣子，穿好衣服。脱开襟衣服的训练：解开扣子后先将患侧衣服退至肩下，再将健侧衣服退至肩下；将健手退出衣袖；健手帮助患手退出衣袖。穿裤子的训练：抬起患足，先将患侧下肢穿进裤筒；将健足穿进裤筒；站起向上拉裤腰，穿好裤子。

2. 职业技巧训练　进行适当的基本劳动或逐渐掌握工作的技巧训练，如打字、电子计算机的应用文件归档、绘画等，满足患者重新就业的需要。作业治疗应侧重进行应用性训练，如肩、肘、腕训练；拧水龙头等前臂旋前旋后训练；刺绣、拼图等手指精细活动训练；磨砂板、拉锯等改善协调平衡训练。

3. 结构性作业训练　按照要求完成泥塑、制陶等一件成品的作业训练。

4. 娱乐性治疗　组织患者参加棋牌、音乐、舞蹈等文艺、体育活动。

五、健康教育

（一）知识宣教

脑卒中患者在医院经过急性期的救治后，将进入长时间的恢复期，长期住院治疗既不经济又不现实，需要回归家庭和社会。因此，通过社区健康教育大力宣传三级预防措施，可促进患者功能恢复，提高患者的生活质量。

1. 一级预防　一级预防是指在脑卒中尚未发生时，对易感人群和高危人群（肥胖、酗酒者等），通过健康教育让社区居民获悉脑卒中的相关知识，养成合理膳食、戒烟限酒、定时运动等良好的生活方式。此外，可根据2010中国心血管疾病一级预防专家共识，建议脑卒中的易感人群和高危人群，服用阿司匹林75～100mg/d，以预防脑卒中的发生。若出现“一过性”的半身无力或一侧肢体瘫痪、说话不流利、眩晕或视听力减退、突然眼前发黑或看不清东西、突然不能理解语言的含义或出现语言表达困难等症状，应及时就医。

笔记

2. 二级预防　脑卒中发生后，应尽早开始康复治疗。目的是改善症状、降低病死病残率，避免关节挛缩畸形、泌尿系感染、吸入性肺炎、压疮、下肢深静脉血栓形成等二次性损害。脑卒中患者家庭康复中需要掌握正确的康复训练方法，如仔细选择和使用辅助的康复器材，安排简化日常生活、活动的各种措施，增加肌肉的力量和改善姿势的控制。

3. 三级预防　鼓励患者根据自己的兴趣和爱好，积极参加文化、体育、娱乐等社会活动，有利于改善患者身体、情感、心理和认知等方面的功能障碍。在有条件的社区，还可为脑卒中患者组织相关的活动项目，使他们能够在离家不远的地方有更多的机会参与到社会生活中去，促进早日康复。

（二）起居照护

1. 加强生活护理　脑卒中患者由于肢体的残障，日常生活活动受限，社区康复人员除了指导患者及家属进行正确的康复活动以外，应做好日常生活护理，防止并发症（如压疮、泌尿道感染等）的发生。

2. 改善生活设施　对家庭进行适当改造，如铺平地面、取消门槛、增强光线等以防绊倒。在洗浴间铺上防滑地面，可大大减少跌倒的危险，增加日常生活活动的安全性。

3. 完善生活方式　科学的康复训练、规律的生活作息、营养均衡的膳食、稳定平和的情绪、积极乐观的心态，有利于患者早日恢复日常生活和工作能力、回归社会。

4. 避免诱发因素　凡影响血压或脑血管血流供应的各种原因都可成为脑血管意外的诱因，脑卒中患者应尽量避免这些因素，如过度疲劳、情绪激动、用力过猛、体位突然改变、饮食过饱、饮酒过量、受寒、看情节惊险的电视节目等。

（三）饮食疗法

根据脑卒中患者病情的轻重、有无并发症及能否正常饮食等，提出不同的饮食营养治疗原则。在急性期饮食治疗的原则是让患者能够度过危险期，为康复创造条件；恢复期应制定合理的饮食计划，纠正营养不良或营养失调，促进早日康复，防止脑卒中的复发。

1. 若患者有不同程度的意识障碍、吞咽困难时，应给予鼻饲饮食。尤其是脑卒中急性期合并吞咽困难者，推荐7日内开始肠内营养，推荐鼻胃管喂养。

2. 若患者神志清醒，但进食时有时发生呛咳，应给予糊状饮食，常见食物为蒸蛋羹、牛奶冲藕粉、肉末菜末稠粥、肉末菜末烂面条、水果泥或将饭菜用捣碎机捣烂后给患者食用。

3. 若康复期患者无吞咽困难者，宜以清淡、少油腻、易消化的柔软平衡膳食为主。指导患者进食高蛋白、高维生素、低盐、低脂、低胆固醇的饮食。多食蔬菜、水果、鱼类、豆类等食物。限制动物性脂肪、蛋黄和含糖食物的过量摄入。切忌暴饮暴食、辛辣肥甘厚味、烟酒。注意保持大便通畅，可服麻仁丸、番泻叶等以通腑泻浊。

（四）转介服务

脑卒中社区康复转介服务工作主要由“登记、报送、访视、反馈”等环节构成。

1. 登记　社区工作网络发现康复对象（脑卒中）后，及时入户访视核实，填写《社区康复转介服务记录表》（以下简称“记录”）表中随报单内容、《社区康复转介服务随报汇总表》（以下简称“汇总表”）。

笔记

2. 报送　“记录”应在1周内报送到社区卫生服务站，“汇总表”留在社区作为工作记录，建立康复档案。

3. 访视　社区卫生服务站接到“记录”后，应在1周内安排入户访视。并将访视情况填写在医师访视记录和反馈单内。对符合康复条件且有康复需求的脑卒中患者，在征求患者及家属意愿后，给予相应的康复治疗措施。对不符合康复条件的患者，需说明具体原因。

4. 反馈　入户访视完成后，社区医护人员要在1周内将“记录”返回社区。社区据此填写“汇总表”。对其中符合康复条件、有康复需求的脑卒中患者，填写中国康复办统一的“康复需求登记表”和“康复服务记录表”。并将康复需求情况及时报告街道康复办，协调配合社区卫生服务站，做好康复评估训练。“记录”由患者所在社区妥善保存。

第二节　脊髓损伤的社区康复

一、概述

脊髓损伤常见于交通事故、工伤事故或运动中损伤，是一种严重致残性疾病，造成损伤平面以下运动功能、感觉功能丧失，使得大多数患者生活不能自理。另外，褥疮、泌尿系感染、关节挛缩等并发症较为多见，不仅给患者造成痛苦，也给家庭和社会带来沉重的负担。因此，需要及时运用运动疗法、作业治疗、心理治疗和职业前训练等手段，使患者最大限度地提高残存功能、预防和减少各种并发症，使患者生活能够自理，掌握工作技能，成为一个残而不废、对家庭和社会有用的人。

（一）定义

脊髓损伤(spinal cord injury，SCI)是因为各种致病因素引起的脊髓结构和功能的损害，造成损伤水平以下运动、感觉和自主神经功能障碍。颈脊髓损伤引起四肢运动感觉功能障碍，称为四肢瘫。胸段以下脊髓损伤造成躯干及双下肢瘫痪，称为截瘫。

（二）临床表现

1. 脊髓损伤的临床表现

(1) 脊髓休克：当脊髓与高位中枢断离时，脊髓暂时丧失反射活动的能力，进入无反应状态的现象称为脊髓休克。在此阶段，损伤平面以下节段脊髓支配的肌肉紧张性降低或消失，表现为弛缓性瘫痪。躯体及内脏反射减退或消失，表现为血压下降、发汗反射消失、膀胱内尿充盈等。它可以持续几小时到几周，其消失早或晚是一个重要的预后指征，脊髓休克时间越长表示其损害越严重，预后也越差。

(2) 感觉功能障碍：完全性脊髓损伤的损伤平面以上可以有痛觉过敏，而损伤平面以下的感觉完全消失；不完全性脊髓损伤由于部位不同，感觉障碍的表现不同。

(3) 运动功能障碍：脊髓休克期表现为损伤平面以下运动功能消失、肌张力低下、腱反射减弱或消失等，脊髓休克期过后，可能出现腱反射亢进、肌张力增高、病理反射阳性等症状。

(4) 痉挛：脊髓休克期过后部分患者开始出现痉挛，表现为巴宾斯基征阳性、腱反射亢进、被动性活动时阻力增大或出现非自主性抽搐、发作性出汗等。严重的痉挛既

笔记

妨碍活动，又容易导致关节的挛缩和变形。

（5）呼吸功能障碍：颈髓及高位胸髓损伤会引起呼吸功能下降，这主要是由于呼吸肌瘫痪、胸廓弹性下降、分泌物聚积导致胸腔及肺容积变小等引起。因此，患者出现每次换气量和肺活量下降、残气量增加等现象，换气量不足的患者出现呼吸频率加快，呼吸效率降低等问题。

（6）循环功能障碍：脊髓损伤后迷走神经功能处于优势，患者可出现心动徐缓、脉压加大、血压下降等现象。颈髓及高位胸髓损伤的患者，在膀胱、直肠、肛门受到刺激时，容易引起反射性自主神经功能紊乱，表现为头痛、出汗、血压上升、心悸、呼吸困难等。直立位时，由于肌肉瘫痪丧失肌泵作用，会导致下肢静脉淤血，发生血压下降、脉率增快、出汗、面色苍白等。另外，瘫痪区域血管收缩消失，不但会引起血流缓慢和肌泵作用丧失，而且还容易造成下肢深静脉血栓。

（7）排便功能障碍：急性期的脊髓损伤患者表现为软便、水样便，慢性期消化功能低下，肠道蠕动减慢、直肠松弛、大便潴留，排便困难。

（8）排尿功能障碍：脊髓休克期，全部反射功能和肌肉收缩功能均消失，会发生尿潴留。排尿中枢以上的损伤，一定程度的膀胱充盈可引起反射，完成排尿；排尿中枢以下的损伤，膀胱反射性收缩功能丧失。

（9）压疮：由于无法通过感觉系统在产生缺血之前检测身体的持续性局部压力，并且在坐位和睡眠状态下不能及时改变身体位置，导致患者骶骨、股骨大转子等骨突起处长时间受压，血液循环不良，组织缺乏营养而造成坏死、溃疡，严重者可累及骨膜。

（10）体温调节障碍：体温的主动调节机制部分或完全丧失致使多数脊髓损伤患者的瘫痪部位出汗减少或不出汗。产热和散热失衡造成患者在温度急剧变化时难以调节体温。

（11）代谢及内分泌改变：长期卧床可引起肌肉萎缩，骨骼快速丢失矿物质，造成骨质疏松，容易发生骨折。

（12）疼痛：在慢性期，损伤平面附近或瘫痪区域会出现各种疼痛。

1）感觉脱失性疼痛：瘫痪部位大范围的疼痛，受天气和身体情况的影响较大。

2）神经根性疼痛：与神经根走行一致，损伤部位出现带状疼痛区域。

3）内脏痛：考虑为一种交感神经性疼痛，表现为持续性的烧灼性钝痛。

4）精神性疼痛：由心理原因引起，无明显的直接性原因。

（13）心理障碍：严重的功能障碍、长期生活不能自理，经济问题和家庭关系等会使患者出现焦虑、抑郁甚至痛不欲生。从否认到接受残疾，需要患者战胜自我，也需要家属和社会的全力帮助。

2. 脊髓损伤的分类

（1）按脊髓损伤的程度

1）完全性脊髓损伤：脊髓受到横断性挫伤至损伤平面以下感觉、运动功能和肛门括约肌功能完全丧失的状态。

2）不完全性脊髓损伤：损伤平面以下包括最低位的骶段（$S_4 \sim S_5$）保留部分感觉和运动功能，如：肛门黏膜及肛门周围存在部分感觉，进行肛门指检时，肛门外括约肌可收缩。但一些不完全性脊髓损伤具有特殊表现，主要包括前述的中央束综合征、半切综合征、前束综合征、后束综合征。

笔记

（2）按脊髓损伤的平面

1）颈段脊髓损伤：表现为四肢瘫，指四肢和躯干（包括部分呼吸肌）的完全和不完全瘫痪。

2）胸腰段脊髓损伤：表现为截瘫，指下肢和躯干的完全和不完全性瘫痪。

3）圆锥马尾损伤：脊髓圆锥损伤表现为会阴部皮肤感觉缺失，肛门反射及球反射减退或消失，大小便不能控制和性功能障碍，双下肢的感觉和运动正常。马尾神经损伤表现为损伤平面以下感觉和运动功能障碍、括约肌功能丧失、肌张力降低以及腱反射消失。

（3）根据肌张力情况

1）痉挛性瘫：多见于颈髓损伤和胸髓损伤，痉挛的出现，主要考虑为一种中枢的释放现象。

2）弛缓性瘫：多见于腰髓损伤和马尾神经损伤。此类患者的皮肤、肌肉呈松弛状态且萎缩明显。

3. 脊髓损伤临床综合征　临床上有几种脊髓损伤典型症状，概括为脊髓损伤临床综合征，包括：

（1）中央束综合征：常见于颈脊髓血管损伤。血管损伤时脊髓中央部位先受损，再向外周扩散。上肢运动神经偏于脊髓中央，下肢运动神经偏于脊髓的外周，因此，上肢神经受累和功能障碍重于下肢，患者有可能恢复行走能力。

（2）半切综合征：常见于刀伤或枪伤。脊髓一侧受到损伤，由于温痛觉神经在脊髓发生交叉，因此主要表现为损伤同侧的肢体本体感觉障碍和运动功能丧失，对侧温痛觉丧失。

（3）前束综合征：主要由椎体爆裂骨折、椎间盘压迫脊髓前动脉导致脊髓前部缺血受损所致。主要表现为损伤平面以下运动功能和温痛觉丧失，但本体感觉存在。

（4）后束综合征：即脊髓后部受损。患者主要表现为损伤平面以下本体感觉丧失，而运动功能和温痛觉存在。

（5）脊髓圆锥综合征：主要为脊髓骶段圆锥损伤，可引起膀胱、肠道和下肢反射消失，偶尔可以保留骶段反射，下肢运动与感觉功能存在。

（6）马尾综合征：指椎管内腰骶神经根损伤，可引起膀胱、肠道及下肢反射消失。马尾的性质实际上是外周神经，因此有可能出现神经再生，神经功能逐步恢复。外周神经的生长速度为1mm/d，因此马尾损伤后神经功能的恢复有可能需要2年左右的时间。

（7）脊髓震荡：指暂时性和可逆性脊髓或马尾神经生理功能丧失，可见于单纯性压缩性骨折，甚至出现于放射线检查阴性的患者。系脊髓的功能性损害。伤后早期表现为不完全截瘫，24小时内开始恢复，在3~6周可完全恢复。

二、康复评定

康复评定是治疗和训练的基础。通过全面的评定，了解患者的功能状态，以便有针对性地制订康复计划，预防各类并发症的发生。

（一）脊髓神经皮区图

为了更好地了解脊髓损伤后的症状和体征，首先需要了解脊髓节段的分布情况。

笔记

脊髓神经皮区图（图 5-9）所示为颈髓（cervical segment，以下简称 C）、胸髓（thoracic segments，以下简称 T）、腰髓（lumbar segments，以下简称 L）、骶髓（sacral segments，以下简称 S）感觉神经所支配的皮肤区域。

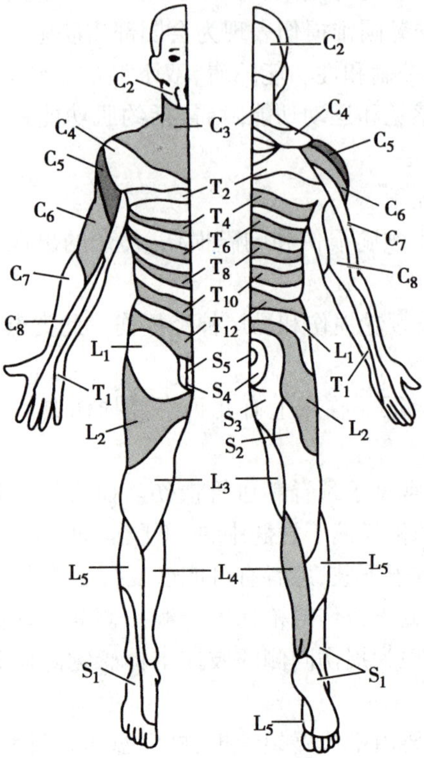

图 5-9 脊髓神经皮区图

（二）脊髓损伤程度和水平的评定

1. 美国脊髓损伤学会（ASIA）分类 详见表 5-4，此分类根据最低骶段（S_4～S_5）是否有残留功能做出患者的损伤是完全性还是不完全性损伤的判断，即：残留感觉功能时，刺激肛门黏膜皮肤连接处和深部肛门有反应；残留运动功能时，肛门指诊时肛门外括约肌有随意收缩。

表 5-4 ASIA 功能分类

脊髓损伤类型	运动、感觉功能
A 完全性损伤	在骶段（S_4～S_5）无任何感觉及运动功能丧失
B 不完全性损伤	在神经平面以下包括骶段（S_4～S_5）存在感觉功能，但无运动功能
C 不完全性损伤	在神经平面以下存在运动功能，并且大部分关键肌的肌力小于 3 级
D 不完全性损伤	在神经平面以下存在运动功能，并且大部分关键肌的肌力大于或等于 3 级
E 正常	运动和感觉功能正常

2. 确定脊髓损伤平面的评定方法

（1）神经损伤平面：指脊髓损伤后在身体两侧有正常感觉和运动功能的最低脊髓

笔记

节段，如 C_5 损伤，则意味着第五颈髓及以上水平功能仍然完好，第六颈髓水平开始出现功能障碍。

（2）运动神经平面：根据 ASIA 功能分类，用肌力 3 级以上的关键肌确定运动功能损伤平面，但该平面以上的关键肌的肌力必须达到 4 级。关键肌是指确定神经平面的标志性肌肉（表 5-5），正常时左右两侧运动神经平面总积分为 100 分。

表 5-5　运动指数评分表

评分（右侧）	髓节	运动关键肌	评分（左侧）
	C_5	肱二头肌	
	C_6	桡侧腕伸肌	
	C_7	肱三头肌	
	C_8	中指固有肌	
	T_1	小指外展肌	
	L_2	髂腰肌	
	L_3	股四头肌	
	L_4	胫骨前肌	
	L_5	拇长伸肌	
	S_1	腓肠肌	

（3）感觉平面：根据 ASIA 功能分类，检查躯体两侧 28 对皮节关键点。关键点是感觉神经平面的皮肤标志性部位。感觉指数积分评定表（表 5-6）分 3 个等级，0 分为感觉缺失；1 分为感觉障碍或异常；2 分为正常；NT 为无法检查。两侧针刺觉和轻触觉的感觉总积分为 112 分。

表 5-6　感觉指数积分评定表

左侧		感觉关键点	右侧	
痛觉	轻触觉		痛觉	轻触觉
		C_2 枕骨粗隆		
		C_3 锁骨上窝		
		C_4 肩锁关节顶部		
		C_5 肘前窝外侧面		
		C_6 拇指		
		C_7 中指		
		C_8 小指		
		T_1 肘前窝尺侧面		

续表

左侧		感觉关键点	右侧	
痛觉	轻触觉		痛觉	轻触觉
		T_2腋窝		
		T_3第三肋间		
		T_4第四肋间(乳线)		
		T_5第五肋间(T_4~T_6之间)		
		T_6第六肋间(剑突水平)		
		T_7第七肋间		
		T_8第八肋间(T_7~T_9之间)		
		T_9第九肋间(T_8~T_{10}之间)		
		T_{10}第十肋间(脐水平)		
		T_{11}第十一肋间(T_{10}~T_{12}之间)		
		T_{12}腹股沟韧带中部		
		L_1 T_{12}与L_2之间上1/3处		
		L_2大腿前中部		
		L_3股骨内上髁		
		L_4内踝		
		L_5足背第三跖趾关节		
		S_1足跟外侧		
		S_2腘窝中点		
		S_3坐骨结节		
		S_4会阴部		

(三)关节活动范围检查

关节活动范围受限会影响患者的日常生活功能动作，对于急性期或脊柱尚未获得稳定患者，评定时应防止牵拉脊柱，如：颈髓损伤时肩关节屈曲、外展不宜超过90°，下部胸髓及腰髓损伤时避免髋关节屈曲90°以上等，具体方法详见第三章。

(四)肌张力的评定

脊髓损伤后可见弛缓性瘫或痉挛性瘫，对于痉挛性瘫痪的患者，可使用改良的Ashworth量表(Modified Ashworth Scale，MAS)评定肌张力，具体方法详见第三章。

(五)反射检查

浅反射、深反射及病理反射检查是判断神经系统损害部位和性质的方法，是脊髓损伤常用检查方法之一。

笔记

（六）疼痛的评定

除了询问疼痛的部位、性质、时间以及激惹或缓解因素之外，还可以使用视觉模拟量表（Visual Analogue Scale，VAS）或口述分级评分（VRS）进行量化。

（七）平衡功能评定

评定内容包括静态平衡、动态平衡评定，反应性平衡的评定。常用平衡量表评定为 Berg 平衡量表（Berg Balance Scale，BBS），具体方法详见第三章。

（八）肺功能评定

针对颈髓损伤和高位胸髓损伤的肺通气和肺换气功能障碍需要定期评定肺活量、每次换气量、残气量、最大呼气和吸气量以及时间肺活量等。

（九）日常生活活动能力评定

日常生活活动能力测定的内容应包括自理、粗大运动、家务、交流及外出等方面，常用的评定量表有功能独立性评定 FIM、Barthel 指数、功能活动问卷 FAQ、四肢瘫痪功能指数 QIF 等。

（十）生活质量评定

社区康复不仅要帮助患者提高生活自理能力，还要帮助其参与社会生活、实现自身价值，使其得到精神心理、社会、文化等更高层次的提升。常用生活质量评定量表有 WHO/QOL-26、世界卫生组织生活质量测定简表（WHOQOL-BREF）、简表 SF-36 以及生活满意度指数量表 A 等。

（十一）脊髓损伤分期

1. 急性期　病后 8 周。
2. 恢复早期　病后 8 周至 3 个月。
3. 恢复中期　3 至 6 个月。
4. 恢复后期　6 个月以上。

急性期和恢复期都是早期康复的时期，恢复中期和后期又可称为后期康复。

三、康复目标

（一）脊髓损伤社区康复的意义

1. 对患者和家属进行健康宣教，积极预防各种并发症。

2. 进行功能训练，改善并维持残存的肌力（尤其是上肢和躯干部）、维持并提高患者的各项功能、提高体力和耐力。

3. 使用辅助装置（如自助具、矫形器、拐杖、轮椅等），进行房屋改造，使患者最大限度地发挥残存功能和具备独立生活（或部分独立生活）的能力，减少家属负担。

4. 了解患者的心理状况，增强自立信心，进行职业教育，使之回归社会、自食其力、残而不废。

（二）社区脊髓损伤患者功能预测及基本康复目标

脊髓损伤的预后与损伤平面、损伤程度、早期处理方式、有无并发症等有关。完全性脊髓损伤的损伤水平越高，预后越差，见表 5-7。不完全性脊髓损伤预后较为复杂，难以统一。

表 5-7 完全性脊髓损伤平面与功能预后的关系

损伤平面	残存主要肌肉	日常生活自理程度	康复目标	轮椅依赖程度及行走的可能性
C_4	膈肌、胸锁乳突肌、斜方肌、肩胛提肌	完全依赖	用嘴咬住小棍操作电脑等仪器 维持并加强呼吸功能 预防并减少各种并发症	高度依赖轮椅
C_5	三角肌，肱二头肌(弱)	极少部分自理	操作电动轮椅 平地上驱动有突出手柄的轮椅 把勺子绑在手上自行进食 预防并减少各种并发症	高度依赖轮椅
C_6	前锯肌、胸大肌、桡侧腕长伸肌、桡侧腕短伸肌，旋前圆肌和背阔肌(弱)	使用多种自助具部分自理	平地上驱动加大摩擦的轮椅 利用床栏或床栏上绑绳子进行翻身、坐起 有选择性的进行文体活动	高度依赖轮椅
C_7	肱三头肌、尺侧腕伸肌、指总伸肌，指屈肌(弱)，背阔肌	大部分自理	基本可独立操作轮椅 自己进食、穿脱衣服、上下床、上下轮椅等 有选择性的进行文体活动	高度依赖轮椅
C_8~T_5	C_8有实用的握力，手固有肌(弱) T_1~T_5上肢肌力正常	基本自理	独立操作轮椅 独立完成日常生活所需的各种活动 进行多项轮椅上的文体活动 从事坐位的工作	高度依赖轮椅
T_6~T_{12}	T_6残存上部背伸肌、上部肋间肌 T_{12}胸、腹、背所有的肌肉均正常	完全自理	独立完成日常生活所需的各种活动 进行各种轮椅上的文体活动 从事坐位的工作 配戴长下肢矫形器用助行器、拐杖进行站立、行走	高度依赖轮椅 治疗性行走

续表

损伤平面	残存主要肌肉	日常生活自理程度	康复目标	轮椅依赖程度及行走的可能性
$L_1\sim L_2$	L_1髂腰肌作用弱，腰方肌强 L_2髂腰肌强，内收肌、股四头肌弱	完全自理	独立完成日常生活所需的各种活动 进行各种轮椅上的文体活动 从事坐位的工作 配戴长下肢矫形器用肘拐进行站立、行走	中度依赖轮椅 家庭性步行
$L_3\sim S_1$	L_3髂腰肌、内收肌充分，股四头肌弱 L_4股四头肌充分 L_5臀中、小肌充分，臀大肌弱，有部分屈膝和踝关节肌力 S_1臀大肌弱，髋关节周围肌肉、膝关节周围肌肉较强，小腿三头肌、足趾残存部分肌力	完全自理	独立完成日常生活所需的各种活动 从事各种力所能及的工作 配戴短下肢矫形器用手杖进行站立、行走	轻度依赖轮椅 社区性步行

四、康复治疗

（一）完全性脊髓损伤的康复方法

1. 急性期　急性期要注意体位，避免活动尚不稳定的脊柱。要维持肺功能，防止皮肤受压、破溃，同时还要维持关节活动度，防止肌肉挛缩和肌腱短缩，并逐步提高残存肌力。

（1）体位摆放：首要目的是将脊柱控制在稳定位置以预防进一步的脊髓损伤，其次是预防长期卧床引起的继发性损伤，详见表5-8。

（2）翻身：在卧床初期，需要每2个小时进行一次体位的变换。在翻身的过程中必须保持脊柱制动，并检查皮肤状态，以便及时发现出现褥疮的可能性，详见表5-8。

（3）呼吸训练：通过训练可帮助清除呼吸道分泌物，保障呼吸顺畅，改善肺通气能力，维持胸廓的活动性，预防肺部并发症等。具体方法如下：

1）深呼吸训练（腹式呼吸训练）：从鼻子吸入空气并隆起腹部，然后口唇缩起缓慢地吐气，腹部回缩。

2）徒手呼吸辅助：治疗师将双手放在胸廓上，配合呼气对胸廓进行压迫，吸气开始的瞬间松开手，促进患者自然吸气。

笔记

3）吹气训练：使用气球、火柴、纸条等指导颈髓损伤患者常规化地进行吹气训练。

4）辅助咳嗽训练：针对患者咳嗽及排痰能力低下进行训练。①根据分泌物的位置采取仰卧位、半侧卧位或侧卧位；②进行数次深呼吸之后再次深吸气，并在呼气的同时嘱患者咳嗽；③配合患者咳嗽的瞬间，治疗师用双手在患者的下部胸廓施加压迫，需要充分注意压迫的力度，分泌物黏稠时可配合雾化吸入。

5）改善胸廓活动范围，降低肩胛带周围肌肉的紧张性：进行肩胛骨带、肩关节和胸廓的牵张训练和松动。

表 5-8 体位摆放和翻身

目的	方法	关键事项
1. 保持姿势 2. 预防褥疮 3. 预防关节挛缩 4. 减轻痉挛 5. 维持呼吸和循环功能 6. 减轻小腿静脉受压 7. 维持肾功能，促进排尿	1. 仰卧位 肩胛骨：轻度外展、下降 肩关节：轻度外展 肘关节：伸展 前臂：旋前 腕关节：背伸 手指：功能位 髋关节：中立位 膝关节：轻度屈曲 踝关节：中立位 2. 侧卧位 用大枕头或被子依靠在患者背部 位于上方的上、下肢前屈 3. 俯卧位（允许下床但骶尾部发生褥疮时） 防止褥疮 预防髋关节挛缩 增加腹压，恢复膀胱功能	1. 急性期每隔 2 小时 1 次；脊髓休克期过后每隔 3 小时 1 次；恢复期每隔 4 小时 1 次 2. 绝对不要影响骨伤的部位 3. 急性期需要 4~5 人同时朝一侧用力，帮助患者变换体位 4. 使用枕头、海绵垫等维持稳定的卧姿 5. 在易受压的骨突部位垫上中空的充气橡胶圈 6. 经常整理床褥，不能有皱褶 7. 皮肤管理 （1）经常注意观察背部、臀部的皮肤 （2）保持会阴部和臀部的清洁、干燥 （3）手掌、足底、足跟出现皮肤硬化时应涂抹软膏 （4）褥疮好发于骶尾骨、股骨大转子、腓骨头、外踝、跟骨、肩胛骨、棘突、尺骨鹰嘴、枕骨、双膝内侧以及坐骨 8. 为避免刮伤，治疗师、护理人员注意自己的指甲、表带、戒指等

（4）被动活动：可维持关节活动范围、预防挛缩、抑制痉挛、改善血液循环及预防压疮等。一般有静脉血栓时不能进行被动活动和按摩，存在异位骨化和严重骨质疏松时活动需要谨慎，防止骨折。

该训练早期，从远端到近端活动四肢关节，活动要轻柔、缓慢，活动量逐步加大，并控制在无痛范围内，每天 2~3 次。不允许过度的被动牵伸，不要对骨伤部位造成影响。如：①伤后 4 周内，颈髓损伤患者的肩关节屈曲、外展应控制在 90° 以内；②胸 10 椎体以下损伤时髋关节的屈曲应小于 20°；③腕关节背伸的同时过度伸展手指会引起腱作用减弱，影响颈髓损伤患者利用腱作用抓握物体。

床上关节活动训练：截瘫肢体的被动活动，即关节活动度训练，应在入院后首日开始进行。它有助于保持关节活动度，防止关节畸形，促进肢体血液循环，防止肌肉萎

笔记

缩。颈部不稳定者，肩外展不要超过 90°，腰椎不稳定者髋关节屈曲不超过 90°。特别注意的是 $C_{6\sim7}$ 损伤的患者，应注意保持伸腕肌腱的作用，在腕关节背伸时应保持手指屈曲，在手指伸直时必须同时屈腕，从而通过保持屈肌腱的紧张度达到背伸腕的抓握功能，并可以防止手内在肌的过度紧张。

（5）肌力强化训练：尽早开始对残存肌肉进行肌力的维持和强化训练，训练方法有主动辅助运动、主动运动和渐增抗阻运动。

2. 恢复期 恢复期要给患者制定康复治疗计划。患者要继续维持关节活动度，进一步增强肌力、耐力和体力，提高患者的坐立位平衡、翻身、坐起、移乘及轮椅操作等活动能力，以实现在家庭、社区无障碍设施条件下生活自理的目的。具体方法如下：

（1）血管运动神经调节的再教育：针对体位性低血压，从卧位循序渐进到坐起；利用起立床循序渐进的站立训练；使用腹带、下肢穿弹力袜或缠绕弹力绷带等。

（2）坐位平衡训练

1）C_6 损伤的患者：肱三头肌肌力缺失，首先需要在肩关节外旋、前臂旋后的状态练习上肢在骨盆两侧支撑身体，然后练习双上肢置于膝上以及抬起一侧上肢保持平衡等。

2）C_7 及以下损伤的患者：具备肱三头肌的肌力，可以较好的完成上肢的支撑和保护性伸展动作；腹肌和背肌肌力较强的患者，可以很快地获得坐位的稳定性。练习向各个方向跌倒时上肢的快速保护性伸展反应，以及在接球、抛球等活动中练习动态平衡。

3）其他：使用姿势矫正镜利用视觉反馈进行训练；利用 PNF 技术增强头颈、肩胛带周围肌肉的肌力，改善躯干的力线；使用腰围增加躯干的稳定性等。

（3）轮椅上的减压训练：长时间坐在轮椅上时，患者需要定时（初期每 10 分钟 1 次，习惯后每 30 分钟 1 次）持续抬高臀部 15~30 秒，以缓解坐骨结节、骶尾骨处皮肤的压力，防止褥疮。可以由治疗师或护理人员帮助患者抬高臀部减压，也可以由患者自己用双上肢支撑起臀部或移动身体重心减压。

（4）关节活动范围的维持与扩大训练：充分的关节活动范围以及软组织的柔软性对患者各种能力的恢复起着决定性作用，因此进入恢复期后应尽量维持关节的活动范围。

（5）残存肌力强化训练：四肢瘫患者应着重强化颈部、肩部肌群和上肢残存肌力；截瘫患者应着重训练腹肌、背肌、髂腰肌、腰方肌以及下肢的残存肌力。一般采用徒手肌力、器械、作业工具、生物反馈等方法来训练。如：①使用沙袋、哑铃进行渐增抗阻训练；②使用黏土、锤子、锯子等作业工具增强上肢肌力；③利用股四头肌训练器、等速运动训练装置等训练下肢和躯干肌力；④利用生物反馈主要用于四肢瘫的腕关节背伸肌、手指屈伸肌的肌力强化。

（6）垫上动作训练：患者能够驱动轮椅至治疗室后，与肌力增强训练同时开展翻身、坐起、支撑、移动等垫上动作训练。

1）翻身动作：完全性颈髓损伤的患者缺乏伸肘、屈腕的肌力，只能依靠上肢甩动时产生的惯性进行翻身。另外，可教患者勾住床栏进行翻身。肱三头肌或腹肌残存的患者，可以依靠双上肢的力量，或躯干的主动旋转完成翻身动作。

笔记

2）坐起动作：C_5、C_6损伤的患者依靠肘部和前臂在床上移动上半身接近腿部，然后用肘屈肌和腕背伸肌的力量勾住腿部，同时伸展另一侧上肢至长坐位。C_7以下损伤的患者可利用双上肢力量，直接撑起上身至长坐位。另外，还可在床尾拴上绳梯，让患者利用肘关节屈肌的力量拉拽绳梯抬起上半身。

3）支撑和移动训练：训练初期可以使用支撑器。C_6损伤的患者需要在肩关节外旋、前臂旋后位下练习支撑，C_7以下损伤的患者，可以利用肱三头肌肌力完成支撑。当支撑动作熟练以后，练习撑起身体向各方向移动。

（7）轮椅操作训练：主要包括从轮椅与床之间的移乘动作、翘前轮、上下斜坡等动作。

1）移乘动作：轮椅与床之间的移乘基本有两种方式，一种是轮椅与床成直角的移乘方法，适用于双上肢支撑能力较弱的患者；另一种是轮椅与床成斜角的方式，适用于双上肢支撑能力较强的患者。轮椅与床间距过大或患者的上肢肌力不充分时，可以使用移乘板进行移乘。

2）翘前轮动作：由治疗师在轮椅后方加以保护，患者两手握住轮椅手动圈，向后方拉手动圈后再快速地向前用力推动手动圈，使轮椅前轮翘起。

3）上、下坡：①上坡时，身体前倾，双手分别置于手动圈后部，腕关节背伸、肩关节屈曲并内收向前推动车轮；②下坡时，身体后倾靠在轮椅靠背上，向下滑行的过程中将双手握于手动圈前方进行制动。

（8）站立及行走训练：可以防止肌肉萎缩和骨质疏松，改善呼吸、循环和泌尿系统功能，还能够加强颈部和躯干上部肌肉的活动，并具有一定的心理支持作用。截瘫的患者（T_{10}以下损伤较为实用）能较好地掌握坐位平衡，并制作好矫形器后，即可开始进行站立和行走训练，常规方法如下：

1）穿戴矫形器并在双杠内站起：坐在轮椅中将腿放在矫形器内，系好固定用绑带，将膝关节在伸展位锁住（膝关节锁的品种不同，有些需要在站起的同时锁住膝关节）。指示患者双手前伸抓住双杠，用力拉起身体的同时将臀部向前移动，站起至髋关节轻度过伸展、躯干轻度后倾。

2）站立平衡训练：站起后患者需要体会上半身的位置感觉，并练习松开一只手、松开两只手、双手同时松开向前或后方握杠等站立平衡训练。

3）行走准备训练：练习双杠内用双上肢用力撑起身体，再将双足同时向前或向后落地，双上肢支撑向前迈出一侧下肢等。当患者能维持较好的站立平衡时，开始双杠内步行训练，拄拐行走训练等。

4）脊髓损伤患者常用的行走方式：包括摆至步、摆过步、四点步行。摆过步和四点步行行走速度较快，适合于损伤水平较低、上臂力量较强、平衡能力较好的年轻患者。

①摆至步：双拐前置，用双上肢支撑起身体的同时，低头提起双下肢，然后双腿向前摆至双拐处，腰部向前挺出重新建立站立平衡。摆至步相对于摆过步来说，消耗能量少，摔倒的危险也小。

②摆过步：动作同上，将双腿向前摆出并超过双拐。

③四点步行：一侧拐杖向前，提起对侧下肢并把腿向前摆动，然后另一侧拐杖向前，再将后方的腿向前摆出。重复上述动作完成四点步行。

笔记

5）上、下楼梯：离最低一级楼梯几寸远处站立，一手扶栏杆，另一手握住双拐。将双拐放在楼梯上，双上肢同时用力支撑起身体，将双脚提上（或倒退下）台阶，腰部向前挺出重新建立站立平衡。

6）安全的跌倒和重新站起：跌倒时，将拐杖向身体两侧推出，上肢收于胸前，用手支撑着地。站起时，将双拐收拢置于身体一侧，先用双手支撑地面逐步将身体撑起至双手、双足支撑位。抓住一根拐杖支撑身体平衡，然后，抓起第二根拐杖，用双拐支撑站直身体。

（9）日常生活活动：颈髓损伤水平将影响患者的生活自理能力。尤其是有无残存肘关节伸展、腕关节背伸的功能，两者在自理能力方面有很大区别。颈髓损伤患者需要使用各种生活自理辅助器具完成进食、穿衣、剃须及洗漱等动作。在日常生活中应提醒患者多注意手部皮肤的保护，如滑动轮椅时戴上手套，这样既可增加与手动圈之间的摩擦力，又可以保护手部不被磨伤，并且还要注意不要烫伤等。

（二）不完全性脊髓损伤患者的康复治疗

急性期时与完全性截瘫患者的治疗相同。随着炎症的消退，神经症状很快会发生变化，患者的预后主要取决于损伤后一个星期内神经功能恢复的范围和速度。从被动活动和主动辅助运动开始，强化所有残存肌肉。进行坐位、立位的平衡训练的同时注意调整患者身体的力线，因为良好的姿势有利于肌肉发挥功能，并减少代偿。许多不完全损伤的患者借助肘拐、手杖或下肢矫形器等辅助支具最终能够行走，但在长距离行走时仍然需依赖轮椅。

（三）中医康复疗法

1. 针灸治疗　针灸对于恢复患肢软弱无力、筋脉弛缓有较好的促进作用。

取穴：肩髃、曲池、手三里、合谷、外关及颈、胸夹脊、髀关、伏兔、足三里、丰隆、风市、阳陵泉、三阴交、腰夹脊。选用电针断续波中强度刺激，以患者出现规律性收缩为佳，每次20~30分钟。

2. 推拿治疗　推拿可以刺激机体相应的神经节段，促进受损的神经恢复。

部位与取穴：脊柱损伤部位两侧膀胱经、督脉、腰骶部、下肢瘫痪肌群、腹部；脊柱损伤部位两侧夹脊穴、环跳、委中、承扶、承山、足三里、阳陵泉、阴陵泉、伏兔、三阴交、膝眼、解溪。还可以选择中脘、天枢、气海、关元等穴。

仰卧位操作方法：患者仰卧位，治疗师按揉瘫痪肢体3~5遍。沿淋巴回流方向在瘫痪侧肢体内侧推揉3~5遍。按揉足太阴脾经和足阳明胃经，以酸胀为度。上肢瘫痪按揉手三阳经，并弹拨腋神经、尺神经沟、桡神经，以缓解痉挛，最后拿揉四肢体表，并做关节被动运动。若有大小便障碍的患者，在腹部顺时针摩腹3~5分钟，并点按中脘、天枢、气海、关元，每穴1分钟。

俯卧位操作方法：患者俯卧位，治疗师按揉双下肢至腰背部，然后用捏脊法自长强至大椎5~10遍。用双手拇指点按夹脊穴和膀胱经腧穴3~5遍。拨揉环跳、承扶、委中、承山等穴。用拿揉法作用于背部及双下肢3~5遍，再作腰骶、髋、膝、踝的被动运动。最后轻叩腰背部及下肢，结束治疗。

（四）其他疗法

1. 参与运动项目和娱乐活动　主要目的是强化双上肢肌力，加强平衡功能，改善

笔记

患者的心肺功能和体力、耐力。通过辅助器具，四肢瘫的患者可进行射箭、乒乓球等运动项目。截瘫患者可以参与游泳、轮椅篮球、射箭及田径运动等。另外，唱歌、练习书法、做手工艺品等也对患者的身心功能具有一定的促进作用。

2. 外出　对于肘、腕关节有主动控制能力的四肢瘫患者，可以使用普通轮椅、电动轮椅或小轿车等出行。

3. 就业前训练　作业治疗师需要和患者及家属一起讨论患者将来所面临的就业问题，并开展相应的训练或职业培训。较常见的有电脑、电器的维修，手工制品的制作等。

五、健康教育

（一）知识宣教

脊髓损伤是致残性疾病，患者从康复机构或医院出院后，需要在社区和家庭继续维持性的康复训练。因此，通过社区健康教育，大力宣传三级预防机制，可以促进患者功能恢复，对脊髓损伤患者生活质量的提高有重要意义。在社区我们可以进行下列内容的健康教育：

1. 一级预防　通过健康教育，从源头消除或减少脊髓损伤的发生。如：口服疫苗、防止交通事故、做好高空作业的安全防护等。

2. 二级预防　一旦确诊，要尽早防止并发症和继发性残疾的发生。具体方法如下：

（1）运动功能：坚持每天进行一定时间的关节活动度和肌力的维持性训练，并通过长距离滑动轮椅和步行训练等维持体力、耐力，提高心肺功能，以维持肢体的运动功能和日常生活自理能力。指导患者及家属使用轻柔的被动关节活动手法，避免暴力引起的骨折和异位骨化。

（2）针对感觉障碍：指导家属在给患者用热水洗脚或取暖时，注意避免烫伤；在翻身、移乘、驱动轮椅过程中注意肢体的位置，以防止蹭伤等。

（3）大、小便障碍：①排便障碍患者要养成良好的饮食、饮水习惯，多摄入蔬菜或者水果等纤维成分多的食物；要定时按摩腹部，每日在一定时间试行排便；排便前，可用开塞露或麻仁润肠丸等。②排尿障碍患者要学会用拳轻轻叩击下腹部以促进排尿或自我导尿；提醒患者及其家属留意残余尿量和每日的饮水量，注意观察尿液的颜色、有无混浊等，以避免因饮水过少或残余尿量过多造成感染。

（4）针对骨质疏松：①指导患者及家属避免暴力活动、坠落等，以免发生骨折；②调节饮食结构，多吃含钙食物，如海产品等；③服用乳酸钙、活性钙、降钙素、维生素D等药物。

（5）针对褥疮：指导患者及其家属高度注意并加强自我管理。①长期卧床者每天观察全身皮肤，尤其是褥疮好发部位；②坐轮椅的患者需要定时减压；③移动时注意防止蹭破皮肤；④保持皮肤的清洁和干燥，尽量减少床单的皱褶等。

（6）针对呼吸系统的问题：指导长期卧床患者的家属，要经常给患者翻身，轻叩背部。鼓励患者多坐，并帮助其活动双上肢以带动胸部运动。鼓励患者做咳嗽动作。

（7）预防下肢静脉血栓：指导患者及家属每日进行下肢的被动活动，减少卧床时

笔记

间，密切观察肢体情况，一旦发现下肢异常肿胀，应立即就医，并中止下肢的被动运动训练。

（8）针对自主神经系统障碍：①体温调节障碍的患者要及时调节室温、增减衣物；②患者发生体位性低血压时应让及时卧床，采取头低脚高位，平时可以使用腹带和下肢绷带缠绕小腿，以增加腹压和末梢血管的压力，减轻低血压症状；③指导家属找出自主神经过紧张反射原因，如：膀胱内的尿液充盈过多、导尿管不通畅、直肠内有大量宿便、褥疮、足趾嵌甲、下肢痉挛、鞋袜或衣裤穿戴过紧等，然后着手解决。

3. 三级预防　残疾发生后积极进行康复治疗，减少残疾程度，最大限度地提高患者的生活自理能力，进一步达到使其恢复某种职业工作能力。

（二）起居照护

1. 辅助器具

（1）生活自理辅助器具：简称为自助具，是指能够补偿残疾人缺失的功能，帮助他们完成原来无法完成的日常生活活动，从而增加其生活独立性的辅助装置。以下介绍的是颈髓损伤患者常用的自助具。

1）进食、饮水自助具：①勺、叉的手柄加粗：适用于手部、腕部活动受限，抓握能力差的患者；②掌套式和腕支具式勺、叉：适用于前臂功能障碍和手指变形、握力丧失的患者；③防撒盘、碗和防滑垫：防撒盘、碗是一侧边缘加高的特制碗、盘，防滑垫是可以防止碗盘的滑动；④易握水杯：水杯手特殊设计，适用于握力不足，不能正常持杯的患者。

2）穿衣自助具：①系扣自助具：帮助患者系扣子的专门工具，适用于手指无力，精细动作能力差的患者；②穿袜器：用此工具将袜子撑开，然后将脚穿进去，再将棉带向上拉，就可穿上袜子，适用于髋关节活动受限或弯腰困难的患者；③拉链辅助具：带有小勾的粗木柄，用小勾勾住拉链环可拉拉链。适用于手捏合功能障碍的患者。

3）个人卫生辅助用具：①粗柄牙刷：适用于抓握能力较差患者；②牙膏固定器：可以将牙膏固定，并可以通过手腕按压镶嵌在支架上的压板而将牙膏挤出，从而替代了手指的捏挤动作；③台式指甲钳：剪指甲时用手腕的按压来替代手指的捏合动作，适用于手指功能障碍和手指捏合力差的患者；④带有冲洗功能的坐便器：便于手功能较差的患者进行大、小便后的清洁；⑤集尿器：由接收器、导管、尿储存器构成，用于尿失禁患者排尿和集尿，分为男用集尿器和女用集尿器。

4）家务活动辅助用具：①开瓶盖器：开启瓶盖的工具，可以帮助手握力不足的患者，以较小的力量可以开启瓶盖；②多功能手柄：多用途的开关手柄，可增加旋转时的力臂，帮助手指肌力不足的患者扭动钥匙、拧开水龙头；③拾物器：长柄夹子，适用于坐轮椅时拾取地面物品。

（2）助行器具：具有增大支撑面积，支撑身体体重，减轻下肢承重，保持身体平衡提高站立能力，辅助行走的功能。

1）腋拐：需要注意腋窝部位长期受压，易造成腋窝的挫伤及腋窝的血管和神经受损。调整腋拐高度的方法是将腋拐放在腋下，腋托与腋窝间保持 3~4cm（约 2 指）的距离，腋拐支脚垫分别置于脚尖前、外侧方 15cm 处，肘关节屈曲约 30°，把手部位与大

笔记

转子高度相同。

2）肘拐：具有支撑前臂的固定托架活动的臂套，较腋拐轻便，但稳定性稍差。确定肘拐高度的方法是将前臂伸进臂套，握住把手，支脚垫分别置于脚尖前、外侧方15cm处，肘关节屈曲约30°，把手部位与大转子高度相同。

3）手杖：适用于下肢有部分支撑能力和迈步能力，但平衡功能较差的患者。手杖高度应与大转子同高。

4）助行器：支撑面积大，能够提供较高的支撑力和稳定性。助行器具按照功能分类为框式助行器、轮式助行器。助行器把手部位应与大转子高度相同。

2. 无障碍环境改造　颈髓和胸髓损伤患者日常以轮椅生活为主。因此，需要平坦、较宽敞的室内空间；调整床铺、洗手池等的高度；同时还应考虑家属的意愿，提倡制定适合其人的改善计划，打造一个增加残疾人自理程度并便于全家人居住的生活空间。

（1）基本方针

1）功能性：无论是轮椅生活、拄拐行走，均需确保足够的通行宽度以及辅助者站立、行走的空间，各种开关的高度应适合患者操作，并且不要给家属的生活带来不便。

2）安全性：为了避免在室内步行时跌倒或从轮椅上坠落，需要充分考虑到室内的门槛、地面材质和照明等情况。

3）清洁：保持居室的日照、通风、换气情况的同时调整室温，避免过于寒冷造成肌肉异常紧张和血压的急剧变动。

4）确保个人隐私的同时尽量确保患者和家属进行交流的生活环境。

（2）房屋改造的具体要求

1）寝室和居室地面平坦，地面选用摩擦系数较小，不影响轮椅驱动的材质。没有门槛或小台阶。

2）床铺周围留出适当的移乘空间，为方便床与轮椅之间的移乘，轮椅坐面应和床铺高度基本一致。

3）考虑到乘坐轮椅不便开门以及颈损患者上肢肌力不足，所以门需选用轻量材质。

4）厕所、浴室面积约需2.0~3.2m^2大小。门的宽度在800~1200mm，选用防滑易清扫的建材，使用坐便器，如果清洁不便时可以采用带冲洗功能的坐便，并根据需要在墙上安装扶手。

5）使用轮椅时洗手池和厨房橱柜下方要有足够的腿部进出空间；需要上肢的支撑保持稳定时，应加固、加宽池子的台面。

6）选择稳定性好、防水的椅子给患者洗澡。

7）为防止轮椅脚踏板的碰撞，在门以及门框下面，包上金属板或橡胶。

8）确保轮椅出入方便的室外环境，如坡道。

3. 饮食疗法　脊髓损伤后由于活动减少，以及脊髓损伤相应的症状，患者的胃肠道、膀胱、皮肤功能都有改变，肌肉和骨骼功能也相应变弱，在脊髓损伤患者中糖尿病和胆固醇增高的风险升高。由于运动减少导致热量消耗减少，可能引起体重增加或保持不变，但相应的肌肉会被脂肪取代，骨密度易流失，相应骨质疏松的风险也增加；额

笔记

外的体重增加同时也会增加心脏负荷，也会进一步导致移动困难，增加褥疮发生的可能性，形成恶性循环。因此，保持健康合理的饮食对减少脊髓损伤相应的风险十分重要。针对脊髓损伤相应的饮食推荐包括：

（1）摄入充足的纤维和水分，预防便秘：食物纤维来源包括全麦饮食、新鲜水果和蔬菜，尽量以全麦食物取代半麦食物。

（2）保证蛋白质摄入，预防压疮及瘦体重（即肌肉比重）：蛋白质来源包括肉类、家禽、鱼类、豆腐和豆类。选择不同的含蛋白质食物进行搭配，同时注意选择低脂的食物。脊髓损伤患者在一般情况下蛋白质摄入需求和普通人相同，当患者存在褥疮时，其蛋白质需求量增加，伤口的愈合需要消耗大量蛋白质。

（3）低脂饮食，避免体重增加过快：对脊髓损伤患者的饮食需要根据体重控制目标制定事先准备计划，避免随意饮食及暴饮暴食。保持固定的进餐规律，如一日两餐或一日三餐，将每日所需饮食分散给予，选择食物时挑选脂肪含量低而纤维含量高的食物，限制饱和脂肪酸和反式脂肪酸的摄入，烹饪也应选择低脂烹饪方法。应定期称重，记录体重变化，并相应进行饮食热量摄入计划的调整。

（4）根据活动量调整热量摄入，保持能量平衡：脊髓损伤患者由于肌肉去神经支配故而代谢活动减少，因此较非瘫痪人群所需热量减少。一般指导原则为建议截瘫患者所需热量为28cal/kg×理想体重；四肢瘫的所需热量为23cal/kg×理想体重。在一般指导原则的基础上，应再结合患者的年龄、性别和活动水平进行调整。

（5）维持骨密度，预防骨质疏松：脊髓损伤患者由于下肢失去体重支撑功能，从而引起骨密度流失，增加出现骨质疏松以及骨折的风险。在饮食中应注意摄入足够的钙，一般建议19~50岁成人摄入1000mg/d，超过51岁者1200mg/d。食物中最佳钙来源为奶制品、豆腐等，避免喝含咖啡因的饮品，并且经过食物摄入较服用补充剂更佳。同时，饮食中应注意摄入维生素D，并尽量保持可能的活动，防止摔跌损伤。

（三）转介服务

康复治疗是从脊髓损伤的早期进行，直至患者回归社会或家庭的连续性过程，它可以改善功能结局，提高生活质量。急性期的康复一般需要1~2周，其后需要经过相对长时间的康复治疗，时间可能为数周、数月至数年，而在回归家庭和社区之前，往往还需要一个过渡阶段。有些伤病者可能只经历某几个阶段即可恢复，但有些伤病者虽经努力，仍不能生活自理，终身需要他人帮助。所以在整个流程中的各种机构，均应设置良好的康复服务设施，以满足伤病者的需要，从医疗和社会结构方面，也应有相应的机构来解决他们的问题。

医疗机构需要有急性病医院、慢性病医院、日间医院或护理中心、社区医疗站等系列机构，形成对康复对象的相互联系、层层负责的转介服务网络。2011年，原卫生部在全国14个省46个试点城市（城区）启动康复医疗服务体系建设试点工作，建立三级康复医疗服务网络，立足于三级综合医院疾病急性期的早期康复介入、康复医院和二级医院综合医院康复医学科提供疾病稳定期的专业康复治疗、社区卫生服务机构提供疾病恢复期的康复指导，目标是形成流畅的转介服务，使伤病者的康复治疗得到保障。

第三节　脑性瘫痪的社区康复

一、概述

在社区中，脑瘫是儿童常见的致残性疾病。近年来，随着产科技术、围产医学、新生儿医学的发展，死胎、死产和新生儿死亡率均明显下降，但脑瘫发病率并无减少，重症脑瘫的比例有增多趋势。如果脑瘫患儿能在社区和家庭中得到相关的康复治疗，将有利于脑瘫患儿日常生活的改善和功能独立。

（一）定义

小儿脑性瘫痪（cerebral palsy，CP）简称脑瘫，是一组由于发育胎儿或婴幼儿脑的非进行性损伤所致的持续性运动和姿势发育异常和活动受限综合征，指小儿从出生前到出生后的1个月内，因各种原因所致的非进行性脑损伤综合征。

（二）临床表现

中华医学会儿科学分会神经学组于2004年10月"全国小儿脑瘫专题研讨会"讨论通过的脑瘫的临床分型为：痉挛型、不随意运动型（包括手足徐动、舞蹈样动作、肌张力不全、震颤等）、共济失调型、肌张力低下型和混合型。按瘫痪部位分为单瘫、双瘫、三肢瘫、偏瘫和四肢瘫。

（1）根据运动障碍的性质分型

1）痉挛型：临床中最常见的类型，约占2/3。病变主要在锥体束，表现为肌张力增高，被动运动时有"折刀样"改变。肢体主动活动受限，运动障碍、姿势异常。临床检查可见锥体束征，腱反射亢进，病理反射阳性。

2）手足徐动型：病变主要在脑的基底节部位，主要表现为肌张力在过低和过高之间波动，有明显的不随意运动，常伴有构音障碍，但对智力的影响较少。此类患儿的异常姿势明显，难以保持身体的对称性，容易亢奋，情绪的变动对肌张力影响较大。

3）共济失调型：病变主要在小脑，平衡功能和协调性差，伴有意向性震颤，肌张力偏低。站立行走时双足间距加宽，身体摇摆不定，精细动作准确性差，智力一般不受影响。单纯共济失调型脑瘫患儿非常少见，常与痉挛型或手足徐动型混合出现，但以共济失调型的表现为主。

4）强直型：较少见，病变主要在锥体外系。肢体僵硬，活动减少。做被动运动时，伸肌和屈肌都有持续抵抗，肌张力呈铅管样或齿轮样增高。腱反射不亢进，常伴有智力低下、情绪异常、语言障碍、癫痫等。

5）肌张力低下型：病变主要发生在脑瘫婴儿早期，婴幼儿以后多转变为其他型。表现为肌张力低下、四肢呈软瘫状、自主运动少，仰卧位时四肢呈外展外旋位，状似仰翻的青蛙，俯卧位时头不能抬起，但腱反射亢进。

6）混合型：具有两种类型特点，常为锥体系和锥体外系或小脑均受累引起，是临床较常见类型。

（2）根据肢体障碍的情况分型

1）单肢瘫：单个肢体受累，此型较少见。

笔记

2）偏瘫：一侧上下肢及躯干受累，经常上肢损害较明显。

3）三肢瘫：三个肢体受累。

4）四肢瘫：四肢及躯干均受累，四肢受累严重程度类似。

5）双瘫：四肢均受累，双上肢及躯干较轻，双下肢受累较重。

6）双重性偏瘫：四肢均受累，但以双上肢为重。

（三）小儿脑瘫的并发症及继发障碍

（1）并发症：常见智力低下（约75%）、语言障碍（约30%~70%）、癫痫（约14%~75%）、视力障碍（约50%~60%）以及听力缺陷、感知觉障碍和行为异常等。

（2）继发障碍：主要有关节的挛缩变形；肩、髋关节脱位；骨质疏松；骨折；变形性颈椎病；脊椎侧弯等。

二、康复评定

脑瘫的功能障碍是多方面的，通过评定可全面地了解患儿功能异常的种类和程度、评定治疗的效果、指导制定下一疗程的治疗计划。因此对患儿的评定应掌握以下原则：①将患儿作为一个整体来进行全面的评定，不仅评定运动功能障碍的情况，还要评定患儿整体发育、智能、语言等方面的表现；②不仅评定其存在的缺陷，还要关注患儿现有的能力和潜能；③结合患儿的家庭状况和社区情况对患儿进行综合评定，因为社会环境因素对患儿各个方面起着非常重要的作用。具体内容包括以下各个方面。

（一）运动功能障碍的评定

1. 体格检查 如头围、身长、体重、胸围、肢体周径等的测量。

2. 运动发育水平的评定

（1）年龄与粗大运动发育

1）新生儿期：自发运动少，受到原始反射的影响时出现运动，俯卧位时髋、膝关节屈曲，仰卧位时髋关节屈曲并外展。

2）生后2周~1个月：俯卧位时头部可瞬间抬起，全身仍以屈曲状态为主。

3）3~4个月：牵拉小儿上肢坐起时，头可以与躯干保持直线抬起。俯卧位时可以用前臂及肘部支撑上半身，可以抬起头部观看事物。

4）5~7个月：俯卧位可伸展肘关节，用双手支撑起上身。此时，小儿的胸部可以离开床面而腹部和下肢与床面接触。可用前臂和肘部支撑往前爬。可以在双手支撑下保持坐位。

5）8~11个月：能独坐，可完成从仰卧位到俯卧位再到坐位的姿势转换。8~10月时可以扶物站立，11个月时可独站。

6）12个月：从双手扶物行走到单手扶物，继而独立行走。为了扩大支撑面积、保持平衡，小儿双足间距较大，并上举上肢行走。

7）15个月：行走时双上肢上举高度降至腰部水平。

8）18个月：行走时上肢出现左右摆动。

9）3岁：可以单腿站立。

10）5~6岁：可以跳跃。

（2）年龄与上肢的运动发育

1）出生后至2月：手指多为握拳状态。

笔记

2）3~4 个月：能够将双手放到面前边看边玩，出现企图抓握东西的动作。

3）4~5 个月：能够伸开紧握的双手，用手抓、打周围的玩具，并把东西放入嘴里。

4）6~7 个月：能够在双手间有意识地准确传递物体。

5）8~9 个月：能够较好地抓取物体，放下，再拿另一物体。

6）10~12 个月：能够主动松开手中的物体，完成捏的动作，能握笔涂鸦，会翻书。

7）12~15 个月：能够搭 2~3 块积木。可完成投掷的动作。

8）2 岁左右：能够搭 6~7 块积木，逐页翻书。

9）3 岁左右：能够搭 9~10 块积木，投掷动作发育完成。

10）4 岁：能够自己穿衣服，画正方形及简单的人。

（3）注视和追视：出生后的第 2 个月能协调地注视物体，并在一定的范围内眼球随着物体移动；3 个月时可追寻移动的玩具或人的所在，头眼反射建立，即眼球在随注视目标转动时，头部也跟着活动；4~5 个月开始能认识母亲，看到奶瓶等物时会表现出高兴的样子。

（4）粗大运动发育评定

1）GMFM（gross motor function measure scale）粗大运动功能评定量表：此量表针对脑瘫的粗大运动进行评估，分为 5 个能区：①卧位与翻身；②坐位；③爬与跪；④站立位；⑤行走、跑跳。包含 88 个评估项目。

2）PDMS-GM（peabody developmental measure scale-gross motor）粗大运动发育量表：针对 0~6 岁进行评估，共 4 个能区 151 项，通过评估可以得出各个能区的原始分、相对月龄和标准分，最终还能得出粗大运动发育商和百分位。

（5）其他：运动发育指数（motor quotient，MQ）、儿童功能独立性测量表（WEEFIM）、全身性自发运动（general movements，GMs）评价法等。

3. 肌张力评定

（1）静止时肌张力：肌张力增高时肌肉僵硬，被动活动时有抵抗感。肌张力低下时肌肉松软，被动活动时无抵抗感。可以使用改良 Ashworth 量表进行评定。

（2）摆动度：固定肢体近端，摆动远端关节及肢体，观察肢体摆动幅度。肌张力增高时摆动幅度小，肌张力低下时摆动幅度大。

（3）关节伸展度：用于 0~1 岁小儿的检查。

1）内收肌角（外展角）：仰卧位，检查者握住小儿膝部，使两下肢伸直并向外展开观察两大腿之间的角度。

2）腘窝角：仰卧位，屈曲小儿一侧下肢，将其大腿贴近腹部后伸展膝关节，观察小腿与大腿之间的角度。

3）足背屈角：检查者用手按压小儿足部，使其尽量背屈，观察足部与小腿之间的角度。

4）足跟耳试验：仰卧位，检查者握住小儿一侧足，向同侧耳部靠拢，观察足跟与臀部连线与桌面形成的角度。

（4）动态肌张力检查：在姿势变化和活动中观察和判断。

4. 关节活动度的评定　除前所述的关节伸展角度之外，还应根据患儿情况进行

笔记

四肢关节的活动度测量。

5. 原始反射检查　脑瘫患儿的原始反射可能增强并持续存在。

(1) 紧张性迷路反射：小儿俯卧位时使头稍前屈，出现四肢屈曲，两腿屈曲于腹下；小儿仰卧位时，使头颈轻度伸展，因肌张力增高出现四肢伸展。正常约4个月左右消失。

(2) 握持反射：包括手握持反射和足握持反射。

1) 手握持反射：刺激小儿尺侧手掌，引起的抓握动作，正常2~3个月消失。

2) 足握持反射：仰卧位触碰婴儿脚掌，见足趾屈曲，正常9~12个月后消失。

(3) 非对称性紧张性颈反射：仰卧位使小儿头部转向一侧，可见颜面侧上下肢伸展，枕侧上下肢屈曲，正常2~3个月消失。

(4) 对称性紧张性颈反射：头部前屈时，上肢屈曲、下肢伸展；头部后仰时则上肢伸展、下肢屈曲的原始反射。正常为生后6个月消失。

(5) 拥抱反射（moro 反射）：握住仰卧位小儿的手将其两肩稍拉起，头后仰，突然松手，可见小儿手指张开，双上肢先外展，然后内收、屈曲，呈现拥抱样动作。正常为3个月消失。

(6) 侧弯反射：用手托起俯卧的小儿，用手划小儿一侧腰部，可见躯干向刺激侧弯曲。正常3~6个月后消失。

(7) 交叉伸展反射：仰卧位按压或敲打小儿伸展侧下肢足底，另一侧下肢先屈曲后伸展。正常为2个月左右消失。

6. 自动反应　婴儿在发育过程中，为了适应外环境，由低级中枢产生的条件反射，在生后一定时期出现，并在以后的生命历程中长期保留。

(1) 翻正反应：此反应维持头在空间中的正常位置、头颈和躯干间的正常序列关系以及躯干与肢体间的正常排列，可分为：迷路性翻正反应、视翻正反应、颈翻正反应和躯干翻正反应。

(2) 平衡反应：倾斜小儿身体支持面，移动其身体重心时，小儿为了保持平衡，四肢发生代偿性运动，并调节肌张力保持整体正常姿势的反应，称为平衡反应，包括仰（俯）卧位平衡反应、坐位（跪立）平衡反应、立位平衡反应和保护性伸展反应。

7. 协调功能评定

(1) 共济运动检查：观察患儿在站立、行走、够取物体、玩耍时四肢的共济运动情况。可进行指鼻试验、轮替动作和跟膝胫试验的检查。

(2) 不随意运动的检查：观察痉挛型患儿有无肌肉阵发性的不自主收缩；观察手足徐动患儿有无上、下肢不规则的扭曲动作和快速、冲动性、不规则的舞蹈样动作；观察失调型患儿有无意向性震颤等。

8. 平衡功能评定　平衡功能常用 Berg 平衡功能量表进行评定，评分标准为每项0~4分，最高分为56分。

（二）特殊感觉评定

1. 视觉评定　检查有无斜视、弱视、屈光不正及视觉诱发电位（VEP）等。

2. 听觉评定　观察对声音的反应，进行听-电反应测听（ERA）或脑干听觉诱发电位（BAEP）检查。

笔记

（三）智能障碍的评定

1. 智商测试 最常用的筛查量表是丹佛发育筛选测验（Denvor developmental screening test，DDST），此表适用于从出生至6岁儿童，诊断性测试可用韦氏儿童智力量表（WISC）、韦氏学龄前智力量表（WPPST）等。

2. 适应行为测试 一般采用原湖南医科大学附属第二医院的“适应行为量表或婴儿-初中学生社会生活能力测试表”。

（四）言语功能障碍的评定

脑瘫患儿主要表现之一为言语发育迟缓。评定时可采用根据汉语特点修订研制成的中国版S-S（sign-significance）检查法。另外，肺、声带、软腭、舌、口唇等参与构音器官的疾病导致患儿出现运动性构音障碍，表现为语音欠清晰、语速减慢、发音困难等。评定可采用河北省人民医院康复中心修定的Frenchay构音障碍评定法。

（五）日常生活活动综合能力评定

目前使用的评定方法有国际通用的“WEEFIM”和我国研制的“残疾患儿综合功能评定法”等。

1. WEEFIM 包括患儿一般情况了解表及FIM评定表，评定内容包括了躯体功能、言语、认知和社会功能。FIM评分最少为18分，最高为126分。

2. 残疾患儿综合功能评定法 是中国康复研究中心儿童康复科研制的。此方法以表的形式包括了五个方面内容：①认知功能；②言语功能；③运动能力；④自理能力；⑤社会适应。通过表达与言语了解适应家庭和社会环境的情况。

三、康复目标

脑瘫患儿康复的目标不是达到治愈或完全正常化，而是通过综合康复手段，使患儿各方面达到最大限度的恢复和代偿，参与工作、学习等各项社会活动，实现最佳的功能和独立性。

小儿脑瘫的社区康复目标为针对脑瘫患儿主要的功能障碍、并发症和继发障碍进行预防和治疗，尽最大努力改善其运动、语言能力以及生活自理能力，尽可能地帮助他们获得适应各种环境的能力。

四、康复治疗

小儿脑瘫康复治疗的原则包括：

1. 早期发现、早期治疗 这是脑瘫康复治疗的最基本原则。婴幼儿的神经系统在发育过程中会不断的成熟与分化，因此，脑组织的可塑性大、代偿能力强。另外，患儿的脑损伤虽然是非进行性的，但是如果不及时进行康复治疗的话，各种并发症会使功能障碍逐渐加重。

2. 采用综合手段，开展全面康复 全面康复包括以功能恢复为中心的医疗康复；以接受教育、开发智力为目的的教育康复；以自食其力、回归社会为目的职业康复和社会康复。全面康复需要多部门、多学科之间的团结协作，以及家长的积极参与，才能够达到康复的目的。

3. 治疗要有趣味性，并与教育相结合 将治疗中融入游戏和教育内容，可以促进

笔记

患儿学习、认识和了解事物，促进患儿交流能力和适应能力的提高。

4. 家长的指导和宣教 脑瘫的康复是一个长期的、不间断的过程。因此，需要家长与医务人员密切配合，坚持24小时管理的概念才能取得良好的康复疗效。

具体康复治疗方法包括：

（一）运动疗法

目前，小儿脑瘫常用运动疗法技术有Bobath技术和Vojta法。Bobath技术属于“神经发育学”的范畴，它意味着针对造成发育障碍的神经学障碍进行治疗。由于患儿分型不同症状表现不统一、年龄不同功能不同、家庭环境和生活习惯的不同，Bobath技术要求治疗师不能将功能训练“处方化”，强调每一个患儿都有自己的个体特点，应制定个性化的治疗计划。Vojta法的训练重点是通过治疗师用手指按压患儿身体的特定部位，使患儿产生反射性翻身和反射性匍匐爬行两种基本动作模式，继而诱发反射性的移动运动，Vojta将这种爬行称为人体所有协调运动的先导。以上的方法不单纯是被动的接受治疗，更重要的是促进、诱发和转变成主动运动而到达康复的目的。以下，以Bobath技术为例介绍的训练方法。

1. 治疗原则

（1）患儿的主要问题点：异常姿势肌紧张引起姿势和运动协调性异常、肌肉在活动时出现异常模式、废用造成的挛缩和变形逐渐加重等问题使得患儿难以获得所需的高效的多样性运动模式。

（2）姿势肌紧张和姿势模式：抑制异常姿势反射活动所造成的异常姿势和运动模式，促通相对正常的运动模式。在治疗操作的过程中，尽可能地使患儿对感觉刺激产生接近正常的运动反应，并通过反复的学习，使患儿掌握正常的运动模式。利用各关键点的控制，使患儿能够逐步完成运动的阶段性控制，在患儿逐步获得功能之后，再练习功能性精细运动。

（3）感觉-运动的问题：人们都是从记忆中将已知的或经历过的记忆进行提取和再利用的。异常的运动模式使患儿只学习到了异常的运动感觉，因此，需要设计各种游戏和课题，尽可能地使患儿体会正常的运动感觉。

（4）姿势肌张力的变化：通过治疗可以改变患儿的姿势肌张力，使患儿的运动方式也得以改变，并使患儿学习到运动的组织和控制能力。

（5）评定与再评定：评定和治疗密切相关。治疗师通过评定分析患儿的状态，患儿的潜在能力并制订相应的治疗计划。

（6）团队协作：PT、OT和ST承担的任务在很大程度上是有重叠的。所有相关人员需要团结合作，发挥最大作用。

2. 各类型脑瘫的主要治疗目标和方法

（1）痉挛型

1）重度四肢瘫：患儿极度缺乏自主运动；胸廓活动受限，多见桶状胸；发声和呼吸功能低下，并存在睡眠、排泄等日常生活方面的障碍；对视觉，听力的刺激反应低下；诱发其自主运动时，会引起主动肌和拮抗肌过度的同时收缩。合并重度智力障碍和癫痫发作的重度身心障碍的患儿预后较差，训练效果不理想。

具体目标：维持头部和躯干的活动性，预防身体非对称性异常发育，将四肢的挛缩、变形控制在最小范围内；减少进食时所需的辅助量，尽可能维持患儿的进食功能和

笔记

坐位姿势；改善呼吸能力的同时，调整生活的节奏。

治疗重点：抑制痉挛降低肌张力，让患儿体验运动；维持头部、肩胛带和躯干的活动性，牵伸躯干等部位的短缩；鼓励各种自发性的运动，允许一定程度的异常模式。

2）中度四肢瘫：此类患儿虽然可以进行粗大运动、能扶站，但运动范围小，容易过度用力，致使痉挛加重、动作模式化。

具体目标：针对此类患儿，可以在抗重力体位下通过支撑体重达到降低痉挛的目的，如果患儿能够自发地移动重心的话，就可以逐渐促通平衡反应，或可拄腋拐行走。

治疗重点：促通躯干的主动抗重力伸展活动，诱发上、下肢的伸展模式；促进主动运动，提高姿势和运动的适应性；通过上、下肢的负重以减轻痉挛，增加活动性和稳定性。

3）重度双瘫：此类患儿头颈部、躯干、上肢功能良好但下肢活动性严重缺乏。所有的活动均依赖上身完成，其结果是强化了上身的屈曲倾向，难以完成拄拐行走和手膝位爬行等。

具体目标：确保下肢（包括骨盆）的活动性。

治疗要点：以多种方式帮助患儿完成移动，不要让患儿付出过度的努力；练习拄拐行走时不要前倾身体，尽量练习双下肢负重。

4）中度双瘫

具体目标：能够行走并完成日常生活动作；防止增强下肢的伸展模式，促进下肢各关节的分离运动；改善步态。

治疗要点：早期开始，积极地开展立位下负重和抗重力伸展活动训练；进行髋关节伸展位下的膝关节和踝关节的分离运动。

5）重度偏瘫：此类患儿非瘫痪侧肢体的过度活动会加重瘫痪侧的痉挛，使躯干的非对称性和上下肢的差别加大；瘫痪侧腕关节经常处于掌屈位，手指屈曲。

具体目标：从维持瘫痪侧上、下肢的负重能力入手展开治疗。

治疗要点：减轻瘫痪侧痉挛，牵伸躯干；增强瘫痪侧上、下肢的负重能力和支撑能力。

6）中度偏瘫：多可见到患儿肩胛带后撤和骨盆向后方扭转；肢体远端部位易出现挛缩和变形，如肘关节屈曲、前臂旋前；踝关节内翻、尖足。

具体目标：促进瘫痪侧上下肢的负重能力和分离运动、加强本体感觉刺激、维持瘫痪侧在下的侧坐功能。

治疗要点：坐位，瘫痪侧下肢负重下站起；立位，瘫痪侧下肢在后，练习重心前后转移和瘫痪侧充分支撑体重；手膝位，瘫痪侧上肢上抬，练习瘫痪侧下肢分离运动等。

（2）手足徐动型：多数患儿下肢功能较好。由于肌张力变动较大，不能很好地进行抗重力位的控制，多见患儿使用紧张性反射补偿姿势不稳定。乳幼儿阶段多表现为弛缓型，但在进行意识下的活动时，会突然出现急剧的肌张力增高（痉挛）。这种肌张力增高与非对称性紧张性颈反射、紧张性迷路反射一起形成头颈部、躯干和上肢的姿势。站立、行走过程中腰椎过度前弯，颈部的紧张会影响语言和

笔记

进食。

1）具体目标：改变紧张性姿势反射控制下的姿势；促进左右对称性发育；促进头部的控制能力。

2）治疗要点：早期开始站立训练；治疗中充分注意精神、情绪上的问题。

（3）失调型：此类型患儿看似运动模式较为正常，但运动缺乏选择性，难以进行精细的调整；平衡反应存在，但多延迟出现，且调整的范围过大；肢体近端肌肉缺乏同时收缩，导致患儿难以保持姿势和运动的稳定；距离测定能力和定向力低下，意向性震颤明显。

1）具体目标：提高肌张力；促进肢体近端肌肉的同时收缩能力，提高稳定性；改善平衡、协调功能。

2）治疗要点：混合有痉挛或徐动时要及时治疗；诱导患儿的正确姿势反应；在抗重力位进行压迫、叩击刺激；站立和行走训练中灵活应用感觉信息。

3. 以痉挛型四肢瘫为例的 Bobath 康复训练

（1）俯卧位时抑制双肩的屈曲、内收，上举双上肢并保持头部抬起，反复进行双肩关节外展、肘关节伸展和前臂旋后的动作以扩大上肢的活动范围。纠正骨盆的前倾，促进腹肌的活动并诱导髋关节的伸展。然后，左右活动骨盆，促进下肢的交替屈伸。

（2）坐位对躯干施加压迫刺激，以提高躯干下部肌群的收缩。躯干稍向后倾斜以提高头部的控制。然后做重心左右转移，以促进下部躯干的肌肉收缩和骨盆的活动性。

（3）站立时抑制骨盆过度的前、后倾，并促进躯干下部的收缩。然后进行左右的重心移动，促进一侧下肢的负重。

（二）作业疗法

作业治疗针对脑瘫患儿主要训练目的是改善上肢功能、改善姿势和姿势变换能力、加强手眼协调能力和手的精细动作能力、改善认知障碍并促进其发育，使患儿达到生活自理并能接受教育。

1. 针对不能保持坐位的患儿　不能独坐的患儿在仰卧位多表现出身体左右侧的非对称性。头部不能保持中立位的患儿常采取非对称性紧张性颈反射姿势；当年龄小且处于弛缓状态时，会出现下肢膝关节屈曲、髋关节外展外旋。俯卧位下全身屈曲占优势，可以抬头但难以保持。上肢受体位和姿势反射的影响很大，上肢和手之间的分离运动难以出现。不能随意抓握、不能把手拿到身体正中线等，日常生活几乎完全依赖于家人。此类型患儿的作业治疗重点为：

（1）促进姿势和运动的发育：在仰卧位、俯卧位或辅助坐位下，利用球类、滚筒等进行头部的调整训练，并在肢体左右对称的状态下促进其主动运动；在俯卧位进行抬头和双肘支撑训练；辅助坐位下做游戏等。双手在正中线上玩玩具或在侧卧位下练习手的活动，都可以促进上肢在正中位上的活动。治疗师帮助患儿维持正确姿势，并利用各种玩具诱导患儿的正确活动。

（2）保持姿势：使用姿势矫正椅，在促进头部和躯干自我调整的同时，还可以扩大患儿的视野和活动空间，也能使患儿多接受一些中立位的刺激。

（3）进食、饮水动作：如果患儿具有一定的抓握功能的话，可以将餐具加以改造来

笔记

完成进食、饮水活动。

1）自己进食：进食前先固定好躯干和双下肢，以保持良好坐姿，减轻痉挛；将食物摆在接近口部的高度，盘和碗要带有防滑功能，勺把加粗等。可把进食动作分解成几部分动作，分阶段进行训练，以后再将动作连贯起来。每日三餐都需进行训练，需注意患儿食物和水分的摄入量。

2）喝水和咀嚼训练：将患儿抱在怀中，治疗师一手控制患儿的下颌，另一手拿小杯子或食物，让患儿练习进食，慢慢咀嚼。

2. 针对能维持坐位的患儿　此类患儿大多可以爬行或行走，但动态坐位平衡尚不充分，容易出现弓背、躯干左右非对称、需用手支撑等。患儿有一定的抓握能力，但操作物体的能力较差、上肢的伸展（够取）范围不充分。日常生活需要部分辅助。此类型患儿的作业治疗重点为：

（1）改善姿势：增加姿势的稳定性和平衡能力，可以提高上肢和手的功能。此类患儿稍加训练和指导即可保持良好的姿势。治疗师可以使用球类游戏诱导患儿躯干的自动调整反应功能，保持躯干稳定性的同时练习上肢够取动作。

（2）促进上肢功能的发育：改善上肢功能，可以先从使用双手玩玩具的动作开始。使用双手的动作会涉及对物体的形状、方向的理解，手的抓握和捏的动作练习等。

（3）促进认知和适应能力的发育：对具有一定的捏和抓握能力的患儿，需要指导其进行形状区分、立体组合，使用道具，描画等动作。促使患儿主动地玩玩具、做游戏，让患儿体验成功的乐趣。

（4）穿脱衣服训练：此类患儿平时自己可以进食，但如果坐位平衡和姿势变换能力不充分的话，自己穿脱衣服会有一定的难度。首先让患儿了解穿脱衣的顺序，通过训练逐渐减少辅助，学会自己独立穿衣、脱衣。

3. 针对偏瘫型患儿　大多数患儿能够行走，但是瘫痪侧上肢多表现为较强的屈曲倾向。如果治疗不及时，不仅功能低下，而且上肢长度和手的大小会和非瘫痪侧出现差距。半侧空间忽略的问题也较常见。

（1）抑制联合反应：瘫痪侧上肢活动中容易出现联合反应，过多使用非瘫痪侧，会强化瘫痪侧的异常。因此，需要抑制瘫痪侧的异常肢体位，将上肢摆放成肩关节外展、外旋，肘、腕关节及手指伸展的体位。

（2）对称性的使用左右手：多做需要使用双手的游戏。

（3）偏瘫侧手的使用训练：如用手固定物体、移动物体、肘伸展位用手做游戏等。

（4）认知功能：对于存在半侧空间忽略的患儿，可以通过排列物体和画画等减少忽略的范围，训练患儿的思维和表现能力。

（三）言语疗法

大部分患儿伴有不同程度的语言障碍。言语治疗不仅要对那些有言语障碍的患儿进行有声的言语治疗，还要帮助不能进行语言交流的患儿建立代偿性的交流方式。激发患儿对语言运用的兴趣，以应对日常生活及学习上的需要。

1. 构音障碍的训练

（1）在呼吸训练的基础上，进行下颌、唇及舌的控制；抑制不随意运动、促进协调

笔记

运动以及改善口腔的知觉训练。

（2）从构音容易的音开始（双唇音）练习，逐步过渡到较难的音，如软腭音、齿音、舌齿音等。

2. 语言表达能力的训练

（1）口语前训练：如动作或手势、模仿能力训练等。

（2）语言表达能力训练：如单词、双词、简单短句的训练。

（3）非语言表达能力训练：如手势或动作训练、沟通板训练等。

（四）引导式教育

引导式教育由 Andrw Peto 创立，以神经生理学和神经运动学为基础，设计了一种促进患儿人格发育，提高其适应环境的能力的运动治疗体系。1950 年在布达佩斯成立引导式教育机构，20 世纪 80 年代引入我国。

1. 引导式教育概念　引导式教育是一种康复治疗与教育相结合的体系。它通过一系列仔细策划的活动，使运动功能障碍的患儿得到包括运动、言语、智能、社交、情感及个性等各方面的发展，以克服身体的运动障碍及由此而引发的其他问题。引导式教育将患儿作为一个完整个体，以生活为基础进行教育，诱导其主观能动性，解决因功能障碍带来的困难，培养其正面的性格发展趋势。

2. 引导式教育的原则

（1）引导式教育的中心思想是如何使有性格障碍的儿童的性格得以改善。

（2）通过引导员给患儿提供最理想的学习环境，帮助其在真实的环境中学习并且融会贯通。

3. 引导式教育的特点

（1）强调整体观念。

（2）诱发患儿学习意愿、鼓励积极参与、发挥其自身潜能。

（3）以小组形式为主导，全面的、连贯的参与训练。

（4）强调在引导式教育系统中，学习者整天在各方面的学习都以小组形式进行。

4. 引导式教育的基本组成要素

（1）引导员（conductor）：负责策划及推行教学计划，作为“观察者”“策划者”“教育者”和“协调者”，诱导患儿主动学习，并帮助其建立良好的性格和能力。

（2）教育小组（group）：营造自然的社群要求和关系，减少对成人的依赖；提供相互效仿、互相激励的机会，诱发学习意愿；提供学习社交技巧的机会；建立健康的自我和对他人的认识。

（3）节律性意向（rhythmical intention）：节律是指动作的节拍，患儿通过自己的语言来诱发及调节自己的动作和活动，发展儿童的时间观念。

（4）家具（furniture）：诱发性的用具及环境。

（5）诱发技巧（facilitation skills）：指引导员通过环境的设置、语言的激发、动作的示范、手法的帮助、玩具及教具的辅助等，帮助患儿尽量完成自主运动。

（6）课题程序（task series）：是按照患儿现有的能力，把普通儿童自然学习的各种活动能力分成细小的步骤并串联起来，成为有目标的连贯动作。以其中一个内容作为一段时间内学习的中心，每个科目都围绕这个主题去选材和教育。

笔记

（五）针灸治疗

1. 常规针刺疗法 大椎、身柱、风府、四神聪、悬钟、阳陵泉。风府朝鼻尖以下方向针刺1寸左右，四神聪分别从4个不同方向，其余穴位常规针刺。肝肾不足配伍肝俞、肾俞、太溪、三阴交；脾胃虚弱配伍中脘、脾俞、足三里；肢体经络不通配伍曲池、手三里、合谷、外关、伏兔、环跳、风市、委中、承山、丰隆。

2. 头针疗法 选取顶颞前斜线、顶旁1线、顶旁2线、颞前线、枕下旁线，用毫针刺激，留针1~4小时，每日1次。

（六）必要的药物和手术治疗

1. 常用药 药物治疗有促进脑神经细胞代谢的药物，如脑活素、神经节苷脂、神经生长因子等；肌松弛剂常用力巴氯芬片、盐酸乙哌立松片等；抗震颤麻痹药如美多巴、左旋多巴；另外还有抗癫痫药以及中药等。

2. 手术治疗 目的主要是降低患儿的肌张力、纠正负重力线、改善四肢功能。如矫形手术的肌腱延长、肌腱松解手术等；骨性手术如截骨术、关节融合术以及缓解痉挛的A型肉毒素神经阻滞等。

（七）其他治疗

1. 心理治疗 由于患儿活动范围小、与人交流少，导致患儿过度依赖与胆小、情绪不稳定、自我控制能力低下、注意力分散、对环境适应能力差等问题，需要心理医师介入。可以采取个别心理疗法、集体疗法、行为疗法、家庭疗法及其他文体音乐疗法等，循序渐进地帮助患儿建立正常的心理环境。

2. 音乐治疗 音乐可以改善神经系统、心血管系统、内分泌系统和消化系统的功能，促使人体分泌有利于身体健康的活性物质，可以改善情绪，消除心理的紧张、焦虑、恐惧等不良心理状态。

五、健康教育

脑瘫患儿的康复是一个长期的过程，可能需要从婴儿期坚持至成年。患者除了在专业康复机构进行训练之外，还需要家庭与社区康复的积极配合。因此，在社区除了针对患儿家长提供简单、易懂的康复技术指导，提高患儿的自理能力之外，还应通过社区健康教育，大力宣传三级预防机制，防治各种并发症的发生，提高脑瘫患儿的生活质量。

（一）知识宣教

1. 一级预防 通过健康教育，从源头进行脑瘫高危儿童的早期干预。如：建立高危新生儿追踪随访制度，定期检查，对可疑脑瘫患儿进行积极的早期治疗，指导家长正确的防治方法。对于能够行走但会跌到的手足徐动型、共济失调型患儿可以配戴保护帽，以保证头部的安全。

2. 二级预防 一旦确诊，要尽早防止并发症和继发性残疾的发生。具体方法如下：

（1）日常姿势管理：①卧位头容易朝向一侧的患儿，应调整床铺位置，使声音和光线等从另一侧刺激患儿；②能采取侧卧位的患儿，尽量让患儿在侧卧位玩玩具、看书等；③仰卧位下头颈后伸，双上肢屈曲、外展、外旋的患儿，用披肩或浴巾将患儿的肩和上肢调整到身体前方，使用硬枕头；④椅座位时头颈、躯干过度伸展，双下肢内收、内旋的患儿，坐在家长一侧腿上，家长将其双肩上提、内收，控制其躯干和上肢；⑤长坐位时双下肢伸展、外展，双上肢屈曲、外展的患儿，将其双下肢屈曲，躯干向腿部靠近，双肩内收，促进上肢伸展。

（2）指导患儿父母抱孩子的方法：①手足徐动型患儿，家长从后方屈起其双下肢，牵伸其双上肢呈抱膝状；②偏瘫型患儿注意保持对称性姿势，并将瘫痪侧肩关节屈曲、外旋，肘关节伸展；③弛缓型患儿家长用一只手拖住其臀部，减少对脊柱的支持，促进患儿脊柱的主动伸展；④痉挛型双下肢脑瘫患儿注意将双下肢屈曲、外展、外旋。

（3）预防褥疮的方法：①利用海绵垫或硅胶垫扩大身体与轮椅接触面积；②调整轮椅，尽量让患儿在轮椅上保持良肢位；③在足下加装足部的支撑装置，以减轻痉挛的发生。

（4）预防癫痫的方法：当癫痫发作时，扶患儿平卧，防止跌倒，掐人中，解开衣领、腰带，以保障呼吸通畅。抽搐发生时不要强压患儿肢体，以免引起骨折和脱臼。可将患儿头部转向一侧让分泌物流出，避免堵塞气道。发作后注意让患儿在安静的地方休息。避免激烈活动、嘈杂声音等。

（5）预防呛咳和窒息：合并有吞咽障碍的患儿，在喂水时头部不要过度后仰，应少量、缓慢地喝。患儿过度哭闹时不要给患儿吃东西，以免呛咳。

3. 三级预防　积极进行脑瘫患儿生活自理功能的训练，如：有一定坐位平衡功能的患儿选择易于穿脱的衣物，家长帮助患儿控制骨盆、躯干的稳定或患儿靠在墙角保持身体稳定，尽可能独立地完成更衣动作。同时要激发患儿的学习兴趣，最大限度提高患者生活质量。

（二）起居照护

家庭起居日常环境是脑瘫患儿最舒适、最被接纳的环境，同时也是理想的进行学习和成长的场所。

1. 起居招呼的目标包括帮助患儿：

（1）增加独立自理能力。

（2）练习日常生活活动。

（3）进行社交活动。

（4）学习。

（5）按时进食，摄入健康所需营养物质。

（6）练习每日物理治疗活动。

（7）养成洗漱等个人卫生习惯。

2. 在起居照顾中，也可以引入使用一些改善活动能力和交流能力使用的器具，如：

（1）坐位矫正椅：维持坐位稳定性，解放双手玩玩具、学习、进食以及交流，是融入家庭和社会的重要内容。

（2）站立架：达到双下肢支撑体重，在立位与人交流、扩大视野的目的。站立架前方放置桌板，患儿可以用双手完成进食和游戏。

（3）移动用具：不能行走或手膝位爬行时可使用爬行板。站立行走时可用助行器，有些患儿不能行走，则可驱动轮椅来达到移动的目的。

笔记

(4) 进食:改造餐具,调整勺子、叉子形状,加粗把手,盘子下面铺防滑垫,将树脂杯子切除一个缺口,不用抬头即可完成喝水动作。

(5) 矫形器:预防和纠正肢体挛缩变形,帮助下肢负重,起到局部稳定的作用。常用的有鞋垫和踝足矫形器等。

(三) 饮食疗法

重度脑瘫以及伴有口咽部功能障碍的患儿具有高风险可能出现营养状况问题,因此需要综合各学科采取多样性方法决定营养需求和饮食干预模式。对于能够口服进食的患儿,典型的一线疗法包括口服营养支持;对口服补充后仍然存在体重增加不理想的营养不良患儿,以及口咽部功能障碍导致吞咽食物存在安全性问题的患儿,可能需要考虑置管喂食,同时需要保证相应的并发症得到预防和处理,避免过度喂养或给予不足。

1. 饮食评估

(1) 持续监测并记录患儿的体重和身长/身高趋势:关注例如体重增加情况、生长线性趋势、是否在每次患病时都有体重减轻。

(2) 测量脂肪储备:如是否有皮下脂肪变薄、皮肤皱褶增加等征象。

(3) 测量节段长度:例如胫骨长度,以推测计算身高生长情况,并与标准曲线进行比对,可评估患儿生长状况。

(4) 如营养状态评估尚可,但儿童生长速度持续不理想,则需要检查生长激素水平。

(5) 可接受的体重范围为同年龄段非患病儿童的 10%~25%。

2. 喂食方法

(1) 口服喂食:即使需要花很长时间准备餐食,口服喂食仍然是患儿照顾家庭首选的喂食方法;一旦出现营养不良,大部分情况仍然可以通过口服增加喂食营养,或添加口服补充营养剂也能够解决问题。有些情况下置管可能在短时间内能改善营养状况,营养不良缓解后仍应调整继续口服喂养方法。

(2) 经皮胃造口管或胃空肠管:有部分患儿由于频繁咳嗽、噎食、误吸,故必须使用置管给予饮食。对于置管喂食需求超过 6 周的患儿,应考虑使用该方法;且不需要置管时这些装置可以取出。但要注意,即使是置管喂养,食物仍有可能反流导致误吸,所以仍应谨防误吸。

(3) 混合喂食:对于暂时性需要置管的患儿,可以采用夜间置管给予,使其白天可以有饥渴的感觉,从而可以进行经口喂食;这种方法也可锻炼口部肌肉运动能力,从而达到尽早回归经口喂食的目的。

(四) 转介服务

脑瘫的社区康复是绝大多数脑瘫康复需求者康复普及的最佳途径。只有将集中式康复与社区康复相结合,才能真正解决我国脑瘫儿童人人享有康复权利这一目标。我国大部分脑瘫患儿生活在农村或城市的普通家庭,没有能力和条件长期住院接受康复治疗。长期接受集中式的康复治疗,同样不利于患儿像正常儿童那样在家庭和社区的社会环境中、人与人的交往中,获得生理、心理、社会能力的全面康复,建立健全的人格和意志品质。因此,定期到康复机构和设施接受康复评定和指导性的康复治疗或解决特殊需求,长期以家庭或社区康复站为基地,进行康复训练和治疗,是脑瘫患儿实现全面康复的必经之路。

笔记

学习小结

- 第五章
  - 脑卒中：定义、病因、临床表现、Brunnstrom六阶段评定法、简式Fugl-Meyer运动功能评定法以及运动、语音及认知功能障碍等康复治疗
  - 脊髓损伤：定义、病因、临床表现、Brunnstrom六阶段评定法、简式Fugl-Meyer运动功能评定法以及运动、语音及认知功能障碍等康复治疗
  - 脑瘫：定义、临床表现、GMFM评定、PDMS-GM评定、WEEFIM评定、小儿脑瘫康复的原则、小儿脑瘫治疗原则、各类型脑瘫的主要治疗目标和方法

复习思考题

患者，女，62岁，突然右侧偏瘫2小时，急诊入院。体检：T36℃、P84次/分、R18次/分、Bp150/90mmHg；失语，双眼向左凝视，右鼻唇沟变浅，伸舌偏右，右侧肌张力低，肌力0级（Brunnstrom分级Ⅰ级），角膜反射右（+），左（-）；发病以来无头痛、恶心、呕吐、意识障碍及大小便障碍。

问题：(1) 该患者处于偏瘫的哪一期？四肢活动状况如何？

(2) 请结合上述评定结果制定相应的康复训练计划。

（蔡恩丽　郭　洪）

第六章

骨关节及运动系统疾病的社区康复

学习目的

本章以骨关节及运动系统损伤的社区康复为主，通过本章的学习，使学生熟练地对社区中常见的骨骼运动系统疾病进行诊断、评定，选择合适的康复治疗方案，并对预后、康复效果进行评估，及时选择出需要手术和进一步治疗的患者。

学习要点

1. 掌握颈椎病的分型和社区康复治疗，肩关节周围炎、腰椎间盘突出症、膝骨关节炎、骨折的社区康复治疗。

2. 熟悉各个疾病的临床表现和康复评定。

3. 了解各个疾病的形成原因及健康宣教。

第一节　颈椎病的社区康复

一、概述

颈椎病是一种常见的、多发的老年退行性病变，主要表现为颈肩痛、头晕头痛、上肢麻木、肌肉萎缩、严重者双下肢痉挛、行走困难，甚至四肢无力、瘫痪，大小便障碍。多发于中老年人，发病率男性高于女性。随着手机、电脑、空调的广泛使用，低头工作、生活方式增多，屈颈和遭受风寒湿的机会不断增加，造成颈椎病的患病率不断上升，且发病年龄有年轻化的趋势。

（一）定义

颈椎病（cervical spondylosis）是由于颈椎肥厚增生以及颈部损伤等引起颈椎骨质增生，颈椎椎间盘退行性改变，或椎间盘脱出、韧带增厚，刺激或压迫颈脊髓、颈部神经、血管而产生一系列症状的临床综合征。常见的原因有慢性劳损、寒冷刺激、局部感染、头颈部外伤、颈椎结构发育不良等。

（二）临床表现

根据受累组织和结构的不同，颈椎病分为：颈型、神经根型、脊髓型、交感型、椎动脉型、混合型。

1. 颈型颈椎病　颈项强直、疼痛，可牵扯至肩背，点头、仰头及转头活动受限，也可出现头晕。查体:颈椎旁肌、胸1到胸7椎旁肌、斜方肌、胸锁乳突肌、冈上肌、冈下肌有压痛。

2. 神经根型颈椎病　颈、肩部及肩胛骨内侧缘疼痛僵硬,上肢放射性疼痛或麻木,沿着受累神经根的走行和支配区放射。查体:颈部僵直、肌肉紧张、活动受限;棘突、棘突旁、肩胛骨内侧缘等部位压痛;受累神经根支配区的皮肤痛觉过敏或减退、肌力减弱。椎间孔挤压试验阳性,臂丛神经牵拉试验阳性。

3. 脊髓型颈椎病　步态不稳或笨拙步态、下肢无力、胸肋有"束带"感、足有"踩棉花"感觉。查体可见:上肢或躯干出现阶段性分布的浅感觉障碍区,深感觉多正常,肌力下降,双手握力下降。四肢肌张力增高,腱反射活跃或亢进,髌阵挛和踝阵挛阳性。病理反射阳性,浅反射减弱或消失。

4. 交感神经型颈椎病　持续性慢性头痛,可伴有恶心、呕吐、嗳气、咽干或咽喉有异物感等不适症状;部分患者还可出现胸前区憋闷、心悸怔忡;少数患者可引起血压升高、耳鸣、鼻塞等症状。

5. 椎动脉型颈椎病　慢性持续性眩晕或发作性剧烈眩晕为主要症状,可伴有耳鸣、视力降低等症状。眩晕等椎动脉供血不足症状常与头、颈的位置有关。

6. 混合型颈椎病　具有神经根型、脊髓型、椎动脉型、交感神经型任意两种或两种以上的临床表现。

二、康复评定

1. 颈椎活动度检查　上位颈椎疾病最易引起颈椎活动受限。神经根水肿或受压时,颈部出现强迫性姿势,影响颈椎的活动范围。正常颈部活动范围:前后屈伸各35°~45°,左右旋转各60°~80°,左右侧屈各45°。嘱患者做相应动作,测量其活动度是否有受限。

2. 肌力、肌张力评定　主要为颈、肩及上肢的检查,包括胸锁乳突肌、斜方肌、三角肌、肱二头肌、肱三头肌、大、小鱼际肌等。如有脊髓受压症状患者,要进行下肢肌肉的肌力、肌张力和步态评定。

3. 疼痛　疼痛评定可以采用VAS法、McGill疼痛问卷、口述分级评分法、人体表面积评分法、行为疼痛测定法等。

4. 感觉评定　对神经受损节段的定位有重要意义。主要包括手部和上肢的感觉障碍分布区的痛觉、温觉、触觉及深感觉等的检查,按照神经学检查标准进行。

5. 反射评定　包括相关深反射、浅反射及病理反射。

6. 特殊检查

(1) 臂丛牵拉试验:患者坐位,头微屈,检查者立于患者被检查侧,一手推头部向对侧,另一手握该侧腕部做相反方向牵拉,此时臂丛神经受牵拉,若患肢出现放射痛、麻木、则为阳性,多见于神经根型颈椎病患者。

(2) 椎间孔挤压试验:又称压顶试验。嘱患者头向患侧倾斜,检查者左手掌平放于患者头顶部,右手握掌轻叩击左手背部,如出现根性痛或麻木则为阳性。在神经根症状较重者则双手轻压头部即可出现疼痛、麻木或相应症状加重。

(3) 椎间孔分离试验:与椎间孔挤压试验相反,嘱患者端坐,检查者两手分别托住其下颌,以胸部或腹部抵住其枕部,慢慢向上牵引颈椎,以扩大椎间孔。如出现上肢麻木、疼痛等症状减轻或颈部轻松感为阳性。

(4) 前屈旋颈试验:先令患者头颈部前屈,再左右旋转活动,若颈椎处出现疼痛即为阳性,提示颈椎骨关节病,表明颈椎小关节多有退行性病变。

(5) 椎动脉扭曲试验:又称旋颈试验,主要用于检查椎动脉状态。检查者一手扶患者头顶,另一手扶其后颈部,使头向后仰并向左(右)侧旋转45°,停约15秒,若出现头昏、头晕、眩晕、视物模糊、恶心、呕吐者即为阳性,提示椎动脉综合征、椎动脉型颈椎病。此试验应根据患者年龄和病情,对年龄大、头晕较重者,不要用力过猛,以防晕厥。

7. 颈椎病专项评定　有颈椎稳定性评定、颈椎间盘突出功能损伤的评定和脊髓型颈椎病的功能评定等。日本骨科学会(JOA)对脊髓型颈椎病的17分评定法应用较为普遍。将正常人上、下肢运动功能设为4分,上、下肢及躯干感觉各为2分,膀胱功能为3分,总分17分,根据功能障碍进行评分,分数越低表示功能越差,以此可以评定手术治疗前后功能的变化。脊髓型颈椎病的康复治疗效果评定也可采用此法。

8. ADL能力评定　颈椎病会导致患者日常生活能力受到影响,降低患者自信心,减少患者对社会的参与程度,故ADL评定可以了解患者的生活能力和社会参与能力。

9. 肌电图和神经传导测定　肌电图对神经系统有无损伤及损伤部位、区分神经源性与肌源性、神经的早期损伤有重要诊断意义。尤其对神经根型和脊髓型的诊断有意义。

10. 影像学的评定　颈椎X线、CT、MRI对判断颈椎病的严重程度、病变节段、损伤的程度、预后、治疗方式的选择有重要参考意义。X线平片检查,这是诊断颈椎病重要依据。CT检查,了解椎间盘突出,椎管狭窄,横突孔大小等,对后纵韧带骨化症的诊断有重要意义。MRI检查,了解椎间盘突出程度(膨出、突出、脱出)、硬膜囊和脊髓受压情况。

三、康复目标

颈椎病常常反复发作,症状轻重不一。临床上每个颈椎病患者的病程、病情不一,预后也不同。大多数颈椎病通过各种非手术的康复治疗,症状体征可缓解、改善;若积极地配合康复治疗,坚持足够的疗程,可基本上消除颈椎病对患者工作和日常生活的影响。康复治疗的目标是消除症状体征并尽可能恢复正常生理功能和工作能力。

四、康复治疗

颈椎病的康复治疗包括病因治疗与对症治疗。治疗上应注意针对各型临床特点,采用适当的综合治疗,要求患者积极配合并坚持足够疗程,同时注意消除日常工作生活中可能加重病情的因素。

1. 运动疗法　运动疗法是提高和巩固疗效的重要手段,急性症状缓解后即可开始。包括保持和恢复颈部活动范围的练习、颈部肌肉的抗阻等长收缩训练,以及牵引颈部肌肉的练习。一般根据患者病情和爱好,制订个性化的练习计划。所有练习均应平稳、缓慢地进行,并在患者能耐受的情况下逐渐加大动作幅度。

笔记

（1）颈椎活动度训练：患者坐位，头部直立位，躯干保持正直，嘱其做缓慢的头部前屈，后伸运动及左右侧屈运动，尽量达到最大范围，改善颈椎活动范围。

（2）颈肌肌力增强训练：患者坐位，头部直立位，躯干保持正直，医者以一手置于患者额部、枕部或颞部，嘱患者抗阻力做头部前屈、后伸或侧屈运动，提高颈深肌群、胸锁乳突肌、肩胛提肌和竖脊肌的力量。

（3）麦肯基技术（Mckenzie）：根据麦肯基评定系统对坐、卧、立位颈椎各个维度的运动进行评价，来选择合适的治疗手法，如坐位后缩、坐位后缩加伸展、卧位后缩加伸展、手法牵引下后缩加伸展和旋转、伸展松动术、后缩加侧屈、侧屈松动术等，在开始选择治疗方向时，使用较小的力，出现了症状减轻或向心化现象，表明该方向是适合的治疗方向，必要时，逐渐增加该运动方向的力。一般情况，力的升级是从静态体位、患者自我运动开始，增加到患者自我过度加压、治疗师过度加压，其后再进行松动术、手法治疗，以确保治疗的安全性和有效性。

（4）牵引疗法：颈椎牵引是治疗颈椎病常用且有效的方法。颈椎牵引治疗必须掌握牵引力的方向（角度）、重量和牵引时间三大要素，才能取得牵引的最佳治疗效果。一般选择坐位或卧位的颌枕带牵引法。可以采用连续牵引，也可用间歇牵引或两者相结合。牵引角度一般按病变部位而定，如病变主要在上颈段，牵引角度宜采用0~10°，如病变主要在下颈段（颈5~7），牵引角度应稍前倾，可在15°~30°间，同时注意结合患者舒适来调整角度。牵引重量应综合参考患者病情、体质和舒适度，但起始重量一般不超过体重的10%，随治疗逐渐增加。牵引时间以连续牵引20分钟，间歇牵引则20~30分钟为宜，每日1次，10~15日为一疗程。

2. 物理因子治疗　主要作用是扩张血管、改善局部血液循环，解除肌肉和血管的痉挛，消除神经根、脊髓及其周围软组织的炎症、水肿，减轻粘连，调节自主神经功能、促进神经和肌肉功能恢复。常用治疗方法有：

（1）直流电离子导入疗法：常用各种西药或中药置于颈背，按药物性能接阳极或阴极，与另一电极对置或斜对置，每次通电20分钟，适用于各型颈椎病。

（2）低频调制的中频电疗法：一般用2000~8000Hz的中频电为载频，用1~500Hz的不同波形（方波、正弦波、三角波等）的低频电为调制波，以不同的方式进行调制并编成不同的处方。使用时按不同病情选择处方，电极放置方法同直流电，每次治疗一般20~30分钟，适用于各型颈椎病。

（3）紫外线疗法：颈后上平发际下至第二胸椎，红斑量（3~4生物量），隔日1次，3次1疗程，配合超短波治疗神经根型急性期。

（4）超短波疗法：用波长7m左右的超短波进行治疗。一般用中号电极板两块，分别置于颈后与患肢前臂伸侧，或颈后单极放置。急性期无热量，每日一次，每次12~15分钟，慢性期用微热量，每次15~20分钟。10~15次为一疗程。适用于神经根型（急性期）和脊髓型（脊髓水肿期）。

（5）超声波疗法：频率800kHz或1000kHz的超声波治疗机，声头与颈部皮肤密切接触，沿椎间隙与椎旁移动，强度用0.8~1W/cm^2，可用氢化可的松霜作接触剂，每日一次，每次8分钟，15~20次一疗程。用于治疗脊髓型颈椎病。超声频率同上，声头沿颈两侧与两冈上窝移动，强度0.8~1.5W/cm^2，每次8~12分钟，余同上，用于治疗神经根型颈椎病。

笔记

(6) 其他疗法：如磁疗、电兴奋疗法、干扰电疗等治疗也是颈椎病物理治疗常选的方法，选择得当均能取得一定效果。

3. 中医康复疗法

(1) 中药内服法：依据中医学理论辨证论治，将颈椎病分为风寒湿、肝肾亏虚、气滞血瘀、阳虚寒凝、肝阳上亢、痰浊中阻、气血亏虚七型，分别选用羌活胜湿汤或蠲痹汤、芍药甘草汤合二仙汤、身痛逐瘀汤、黄芪桂枝五物汤、天麻钩藤饮、温胆汤、归脾汤加减治疗。

(2) 中药外治法：有行气散瘀、温经散寒、舒筋活络等作用的中药制成不同的剂型，应用在颈椎病患者的相关部位。常用的有温经通络膏、止痛散、海桐皮汤等。

(3) 针灸疗法：以颈部夹脊穴、手太阳、足太阳和足少阳经穴为主，毫针泻法或平补平泻法。主穴：风池、颈夹脊、天柱、肩井、后溪、合谷、外关、阿是穴。手指疼痛麻木者，加曲泽、内关、小海、神门。眩晕者，加百会、血海、足三里、肝俞。上肢乏力者，加曲池、手三里、臂臑。下肢乏力者，加伏兔、足三里、承山。头痛者，加百会、太阳。项强者，加阿是穴。耳鸣者加翳风。项背毫针针刺时可加艾灸。

(4) 推拿疗法

1) 颈椎旋扳法：见第四章第二节颈部扳法。

2) 端提运摇法：术者立于患者后侧，双手置于颈项部，用力向上提颈，并慢慢用力使头部向左右两侧旋转各 30°~40°，重复 8~12 次。

3) 小角度提拉手法：放松手法后，以右侧为例，术者用右肘窝部托住患者的下颌，左手托住患者脑后慢慢旋转，令患者放松颈部肌肉，然后向斜上 45°方向提拉，切忌暴力骤然提拉。

4) 舒筋法：术者用双手掌根，从头开始，沿斜方肌、背阔肌、骶棘肌的纤维方向，分别向项外侧及背部分舒。由轻到重，再由重到轻，反复 8~10 次。

5) 提拿法：术者用双手或单手提拿颈后两侧及肩部肌肉，反复 3~5 次。

6) 揉捏法：术者立于患者后侧，以双手拇指或小鱼际部置于颈后两侧，着力均匀，上下来回揉捏 10~20 次。

7) 按压法：用双手拇指腹部在风池穴点按 1~2 分钟。用左手或右手拇、示指自颈后拿捏颈椎两旁肌肉，或用双手拇指指腹揉按颈椎两旁肌肉 2~3 分钟。应重点拿捏或揉按酸痛点。将一侧手经前方放至肩上部，用手指指腹揉按或拿捏冈上部肌肉 2~3 分钟。再用掌侧叩击冈上部肌肉 10 次。具体的方式方法因不同类型颈椎病及不同个体体质而异，应在专科医师指导下进行。

(5) 拔罐：可选颈夹脊、胸夹脊、肩井、天宗、肩贞等局部俞穴拔罐，每次 15 分钟，局部瘀滞较重者，可刺络放血。

4. 矫形支具应用　颈椎的矫形支具主要用于固定和保护颈椎，矫正颈椎的异常力学关系，减轻颈部疼痛，防止颈椎过伸、过屈、过度转动，避免造成脊髓、神经的进一步受损，减轻脊髓水肿，减轻椎间关节创伤性反应，有助于组织的修复和症状的缓解，配合其他治疗方法同时进行，可巩固疗效，防止复发。最常用的有颈围、颈托，可应用于各型颈椎病急性期或症状严重的患者。

笔记

五、健康教育

（一）知识宣教

1. 重视青少年颈椎健康　宣传颈椎知识，树立颈椎保健意识，重视颈椎健康，树立科学、健康的学习姿势。

2. 医疗保健操锻炼　无颈椎病症状者，可每日早、晚进行缓慢屈、伸、左右侧屈及旋转颈部运动，每次5分钟，动作要轻缓、柔和，加强颈背肌肉等长抗阻收缩锻炼。

3. 颈部按摩　按摩从颅底端到躯干上部的百劳穴3个反应点每日5分钟。两手手指互相交叉，放在颈部后方，来回摩擦颈部，力度要轻柔，连续摩擦50次，至颈部发热。

4. 避免颈部外伤　乘车外出应系好安全带并避免在车上睡觉，以免急刹车时因颈部肌肉松弛而损伤颈椎。

（二）起居照护

1. 避免风寒、潮湿　夏天注意避免风扇、空调直接吹向颈部，出汗后不要直接吹冷风，或用冷水冲洗头颈部，或在凉枕上睡觉。

2. 避免长期低头姿势　要避免长时间低头工作，这种体位使颈部肌肉、韧带长时间受到牵拉而劳损，促使颈椎椎间盘发生退变，至少1小时左右后改变一下体位；改变不良的工作和生活习惯，如卧在床上阅读、看电视等。

3. 颈部放置在生理状态下休息　成年人仰卧位睡眠时一般颈部垫高约10cm较好，高枕使颈部处于屈曲状态，其结果与低头姿势相同。侧卧时，枕头要加高至头部不出现侧屈的高度。

颈椎病急性发作期或初次发作的患者，要适当注意休息，病情严重者更要卧床休息2~3周。从颈椎病的预防角度说，应该选择有利于病情稳定，有利于保持脊柱平衡的床铺为佳。

（三）饮食疗法

由于颈椎病是椎体增生、骨质退化疏松等引起的，所以颈椎病患者应以富含钙、蛋白质、维生素B族、维生素C和维生素E的饮食为主。其中钙是骨的主要成分，以牛奶、鱼、猪尾骨、黄豆、黑豆等含量为多。蛋白质也是形成韧带、骨骼、肌肉所不可缺少的营养素。维生素B、E则可缓解疼痛，解除疲劳。

如属寒湿阻滞经络者，应多吃些狗肉、羊肉等温经散寒之食物；颈椎病属肝肾亏虚者应多食胡桃、山萸肉、生地、黑芝麻、牛骨等具有补肾髓功能，以起到强壮筋骨，推迟肾与脊柱蜕变的效果；如属气滞血虚者，应多进食公鸡、鲤鱼、黑豆等食物；阳虚寒凝者宜食韭菜、桂圆、干姜等温阳驱寒之品；肝阳上亢者，应多进食生地、牛膝、菊花等食物；痰浊中阻患者，则宜食用橘子、橘皮、薄荷、藿香、生姜等祛湿化痰食物；气血亏虚者宜食当归、桂圆、鸭血、山药、薏苡仁等食药。总之，对症进食，就能有利于颈椎病患者的康复。

（四）转介服务

无论哪一型颈椎病，其治疗的基本原则是遵循先非手术治疗，无效后再手术这一基本原则。一般均应先从正规的非手术疗法开始，并持续3~4周，一般均可显效。对个别呈进行性发展者（多为脊髓型颈椎病），则需当机立断，及早转院进行手术。神经

笔记

根型颈椎病症状重、影响患者生活和工作，或者出现了肌肉运动障碍者；保守治疗无效或疗效不巩固、反复发作的其他各型颈椎病，应考虑行手术治疗。

第二节　肩关节周围炎的社区康复

一、概述

肩关节周围炎好发于中老年人，尤其50岁左右的人发病率最高，故有“五十肩”之称。此病具有肩关节僵硬、遇热痛减和遇冷痛甚的特点，又称为“冻结肩”“肩凝症”“漏肩风”等，男女发病比例约为1∶3，多为单侧，双侧少见。本病早期肩关节呈阵发性疼痛，常因天气变化及劳累而诱发，以后逐渐发展为持续性疼痛，并逐渐加重。具有发病缓慢、逐渐加重、经数月或更长时间可减轻直至自愈的特征。

（一）定义

肩关节周围炎（scapulohumeral periarthritis）简称肩周炎，是一种因肩关节囊和肩关节周围软组织病变而引起肩关节疼痛和活动功能障碍的肩部疾病。肩周炎的形成病因包括颈部、背部不良的姿势、肌肉的废用或长时间保持某种姿势等。

（二）临床表现

本病初起症状较缓，逐渐加重，多数无外伤史。主要症状是肩关节疼痛、活动功能障碍。疼痛一般以肩关节前、外侧部较重，疼痛可为钝痛、刀割样痛，夜间较重。疼痛可放射到同侧的肩胛、肘以及手，关节活动时加重。病程长者会出现肩胛带肌萎缩，尤其三角肌。查体可见肩峰下滑囊、肱二头肌长头肌腱、喙突、冈上肌腱附着处压痛，肩关节各方向的主动和被动活动均受限，尤以外展、外旋、后伸，当肩关节外展时出现典型的“扛肩”现象。肩关节X线片一般无异常改变，后期可出现骨质疏松、关节间隙变窄或增宽，以及骨质增生、软组织钙化等。

根据不同病理过程，可分为急性期、粘连期、缓解期。

1. 急性期　病程较短，一般为1个月。本期临床表现为肩部自觉疼痛，昼轻夜重，疼痛多限于肩关节的最外侧，表现为肱二头肌长头肌腱炎、冈上肌腱炎、肩峰下滑囊炎等。肩关节活动受限多由于活动而加重疼痛所致。

2. 粘连期　病程数月，此期临床表现为肩关节活动功能明显受限，肩部疼痛逐渐减轻或消失，肩关节周围肌肉、肌腱、滑囊和关节囊等软组织相继受累，出现慢性炎症，关节广泛粘连，肩关节活动范围缩小，形成冻结肩。病程长者可出现三角肌，肩胛带肌不同程度的萎缩。

3. 缓解期　肩痛已明显减轻或消失，肩关节活动功能逐步改善。活动范围有所加大，多数患者外旋活动首先恢复，其次为外展，内旋活动，一般恢复期的长短与前两期的时间成正比关系。

二、康复评定

1. 疼痛测定　治疗前、中及后期均用同样的方法进行疼痛评定，评定方法包括压力测痛、视觉模拟评分法、口述分级评定法、McGill疼痛调查表。

2. 关节活动度测定　用测角器测量肩关节活动度，患者的患侧肩关节外展上举、前屈上举、后伸及内旋等活动度范围均小于正常范围。应与健侧进行对照性测量。

3. 肌力测定　肌力主要是针对与肩关节活动有关的肌肉利用徒手肌力测试方法进行测定。

4. ADL能力评定　患者需进行ADL能力评定，如果有穿脱上衣困难，应了解其受限程度；询问如厕、个人卫生及洗漱（梳头、牙刷、洗澡等）受限的程度；了解从事家务劳动如洗衣、切菜、做饭等受限情况。

5. Gonstant-Murley法　包括疼痛（15分）、日常生活活动（20分）、关节活动度（40分）和肌力（25分）四个部分，共100分，其中35分（疼痛和日常生活活动）来自患者主诉的主观感觉，65分（关节活动度和肌力）为医师的客观检查。Gonstant-Murley法是一个全面、科学而又简便的方法，见表6-1。

表6-1　Gonstant-Murley肩功能评定标准

Ⅰ疼痛（最高15分）	评分
无疼痛	15
轻度度痛	10
中度痛	5
严重痛	0
Ⅱ ADL（最高分20分）	
ⅰ日常生活活动的水平	
全日工作	4
正常的娱乐和体育活动	3
不影响睡眠	2
ⅱ手的位置	
上抬到腰部	2
上抬到剑突	4
上举到颈部	6
上举到头颈部	8
举过头顶部	10
Ⅲ ROM	
ⅰ前屈、后伸、外展、内收4种	
活动分别按下列标准评分（每种活动最高10分，4项最高4分）	
0°～30°	0
31°～60°	2
61°～90°	4

续表

91°~120°	6
121°~150°	8
151°~180°	10
ⅱ 外旋（最高分 10 分）	
手放在头后肘部保持向前	2
手放在头后肘部保持向后	2
手放在头顶肘部保持向前	2
手放在头顶肘部保持向后	2
手放在头顶再充分向上伸直上肢	2
ⅲ 内旋（最高分 10 分）	
手背可达大腿外侧	0
手背可达臀部	2
手背可达腰骶部	4
手背可达腰部（L_3 水平）	6
手背可达 T_{12}椎体水平	8
手背可达肩胛下角水平（T_7 水平）	10
Ⅳ肌力（最高 25 分）	
MMT0 级	0
Ⅰ	5
Ⅱ	10
Ⅲ	15
Ⅳ	20
Ⅴ	25

三、康复目标

肩关节周围炎临床上由于患者病情轻重不一，其疼痛程度、缓解周期、病理分期也不同，故治疗方法很多，但其治疗主要有两个目标：缓解疼痛和恢复关节活动度。

四、康复治疗

目前，对肩关节周围炎主要是保守治疗。缓解疼痛主要有口服消炎镇痛药，物理治疗，痛点局部封闭，按摩推拿、自我按摩等综合疗法。关节活动度的练习，包括主动与被动外展、旋转、伸屈及环转运动。当肩痛明显减轻而关节仍然僵硬时，可在

笔记

全麻下手法松解，以恢复关节活动范围。可常根据临床上病情的不同选择适当的治疗方法。

1. 运动疗法

(1) 关节活动度训练

1) 摆臂运动：弯腰至上身与地面平行，手臂自然下垂，首先是前后方向的摆动，待适应基本无痛后增加左右侧向摆动，最后做画圈动作，一般每个方向20~30次/组。

2) 爬墙运动：站立位，患侧面向墙，手指逐渐向上爬行，直至疼痛不能向上为止，2~3次/日。次日爬行时要力争超过前日高度，此动作主要锻炼肩关节的外展和外旋功能。

3) 拉环运动：双手分别握住滑轮拉环的两个环，健侧向下用力，使患侧上举以锻炼患肩外展、上举功能，还可以患肩内旋，患侧手反转握环，肩臂用力向下，带动患臂于内旋位外展，锻炼内旋、外展功能。

4) 担压运动：站立位，将患肢外展，肘部及前臂担于肩关节高度相近的平台上。然后使肩关节用力下压，或做下蹲动作，靠自身重量下压，角度越大越好。到疼痛难忍时，再坚持5~10分钟，待疼痛缓解后再继续下压。

(2) 松动手法：患者卧位，术者以一手握住肘部，另一手握住肩部，同时助手抵住肩胛骨。先使肱骨头慢慢内外旋转，然后再按下列步骤进行：

1) 患者仰卧，肘关节伸直，牵引的同时逐渐使肩前屈、外旋，再使患肢上举过头。

2) 患者仰卧，屈肘，先将上臂被动外展，当达到90°后，再外旋、外展患肢，最后患肢上举过头，要求手指能触及对侧耳朵。

3) 患者取健侧卧位，术者站于患者背侧，逐渐使肩关节后伸、内旋，慢慢屈肘使手指能触及对侧肩胛下角。

(3) 肌力训练：对于防止肌萎缩，增加肌肉力量及肌肉弹性，维持肩关节稳定及防止肩周炎复发有重要意义。疼痛明显时，可进行肩带肌的等长收缩及轻量的抗阻练习，疼痛缓解后应进行抗阻肌力练习。

2. 物理因子疗法　针对肱二头肌肌腱、冈上肌腱、三角肌滑囊等痛点，可选用超声波、激光等治疗。针对整个肩关节可选用短波、超短波、磁疗等，以促进血液循环，消炎止痛。还可采用拔罐疗法。

3. 中医康复疗法

(1) 中药内服法：将肩关节周围炎分为风寒湿阻、脉络瘀滞、肝肾亏虚三型，分别选用三痹汤或独活寄生汤，筋骨痛消丸、小活络丹或大活络丹，六味地黄丸或当归鸡血藤汤加减治疗。

(2) 中药外治法：可用活血化瘀、温经通络作用的膏方直接敷贴，也可用骨科洗药药袋熨敷肩部，每日2~3次。

(3) 针灸疗法：常选用条口、肩井、肩髃、肩前、曲池、臂臑、巨骨、阿是穴等，可作条口透承山的透刺法。根据病情采用相应的补泻手法，每日1次。肾亏虚型者可采用艾灸或针刺加灸，每日1次。

(4) 推拿治疗

1) 点压法：患者取坐位，术者用拇指或肘尖按压肩贞、肩井、肩髃、肩前、曲池、臂

笔记

臑、阿是穴等穴，每穴可点压1~1.5分钟，点压力度应由轻到重，以得气为度。

2）分筋手法：患者坐位，术者用拇指对病变肌腱加以分拨，多在肱二头肌长头肌腱、冈上肌腱等处。用力由轻到重，从肌腱的一端向另一端慢慢分拨。

3）松解手法：患者取坐位，术者一手按住患侧肩部，另一手握住患侧肘部，交替做肩关节前屈、后伸、外展等各方向活动。范围由小到大，当活动到最大限度后再做肩关节的回旋动作。操作应轻柔，切勿暴力。

（5）拔罐法　可在痛点（阿是穴）、肩髃、肩前、肩贞、肩外俞等穴位拔罐治疗，每日1次，12日为一疗程，或治愈为止。

五、健康教育

（一）知识宣教

1. 纠正不良姿势　对于经常伏案、双肩经常处于外展工作的人，应注意调整姿势，避免长期的不良姿势造成慢性劳损和积累性损伤。

2. 加强功能锻炼和肩关节活动度训练　特别要注重关节的运动，可经常打太极拳、太极剑、门球，或在家里进行双臂悬吊，使用拉力器、哑铃以及双手摆动等运动，但要注意运动量，以免造成肩关节及其周围软组织的损伤。

3. 注意容易引起继发性肩周炎的相关疾病　如糖尿病、颈椎病、肩部和上肢损伤、胸部外科手术以及神经系统疾病，患有上述疾病的人要密切观察是否产生肩部疼痛症状，肩关节活动范围是否减小，并应开展肩关节的主动运动和被动运动，以保持肩关节的活动度。

4. 对健侧肩积极预防　对已发生肩周炎的患者，除积极治疗患侧外，还应对健侧进行预防。

（二）起居照护

1. 注意防寒保暖　在日常生活中注意防寒保暖，特别是避免肩部受凉，对于预防肩周炎十分重要。

2. 勿过力劳累、长时间受压　勿长时间保持肩关节于固定姿势，使肩部肌肉得到充分放松；睡眠时避免长时间压迫患侧肩关节。

（三）饮食疗法

1. 忌吃肥腻食品　如肥肉、奶油、油炸食品等均属肥腻食品。如果每日吃大量的高脂肪类食物，将出现关节强直、疼痛肿胀以及功能障碍，关节炎的症状明显加重。

2. 忌吃用铁锅烧的饭菜　关节中过多的铁，导致铁蛋白饱和，它和游离的铁能促进关节炎的发作。

3. 忌吃海味　因为海参、海带、海菜、海鱼等含有一定的尿酸，这些尿酸被身体吸收后，能在关节中形成尿酸盐结晶，使关节炎的病情加重。

4. 忌饮酒及大量饮咖啡、浓茶。

（四）转介服务

1. 与颈椎病、肩关节脱位、化脓性肩关节炎、肩关节结核、肩部肿瘤，风湿性、类风湿关节炎及单纯性冈上肌腱损伤，肩袖撕裂等疾病导致的肩部疼痛和肩关节活动功能受限鉴别不清，诊断不明时。

笔记

2. 诊断明确，经正规治疗治疗效果不明显、甚至加重的患者。

3. 年老体弱、骨质疏松、基础疾病较多，治疗风险较大容易造成继发性损伤的患者。

以上情况可考虑到上级医院继续诊治，对于长期保守治疗无效，严重影响肩关节功能者，可考虑手术治疗。

第三节　腰椎间盘突出症的社区康复

一、概述

腰椎间盘突（脱）出症是骨科门诊最为多见的疾患之一，也是腰腿痛最为多见的原因。大部分患者在发病前有腰部创伤、慢性劳损或受寒湿史，常见于老年人、孕产妇或是久坐的人群。

（一）定义

腰椎间盘突出症（lumbar disc herniation，LDH）又称"腰椎间盘纤维环破裂症"，是腰椎间盘发生退行性变后，在外力的作用下，纤维环破裂、髓核突出刺激或压迫神经根、血管或脊髓等组织所引起的腰痛，并伴有下肢放射性疼痛等症状为特征的病变。常见的原因有老年性椎间盘退行性变、劳损和急性损伤造成椎间盘破裂突出、脊柱畸形或生理曲度改变、妊娠等因素等。

（二）临床表现

本病又因椎间盘突出的部位、大小及压迫的神经损伤程度不同而表现出多种多样的症状。主要表现有：

1. 腰背及下肢疼痛　腰背部疼痛，甚至沿臀部，经大腿后方至小腿后方放射，劳累、弯腰后加重，休息或卧床后减轻，棘突处叩痛，椎旁相当于骶棘肌处有压痛点。

2. 下肢麻木及感觉异常　下肢及足背部麻木，发凉怕冷，足趾末梢皮温降低，有时蚁行、烧灼等异常感觉。

3. 肌肉瘫痪和萎缩　压迫神经根严重时出现神经损伤，肌肉瘫痪，表现为足下垂；症状重，病程长者，多有肌肉萎缩，尤其是小腿部肌肉萎缩更为明显。

4. 腰椎曲度改变　腰椎生理曲线消失、平腰或前凸减小，少数病例甚至出现后凸畸形（多系合并腰椎椎管狭窄症者），脊柱侧凸，视髓核突出的部位与神经根之间的关系不同而表现为脊柱弯向健侧或弯向患侧。

5. 马尾综合征　常见会阴部麻木、刺痛、排便及排尿无力，有时和坐骨神经痛交替出现，时左时右，随后坐骨神经痛消失，表现双下肢不全瘫痪。女患者又有假性尿失禁，男性患者出现阳痿。

二、康复评定

1. 腰椎活动度评定　腰椎的运动范围较大，表现为屈曲、伸展、侧弯、旋转等多方向的运动形式。L_4～L_5和L_5～S_1节段是腰椎动度最大的节段。评定主动运动时，患者取站立位，观察患者腰椎各向动度是否受限，并观察主动活动是否自如，是否伴有疼痛、痉挛或僵硬。若患者主动运动不受限，可在主动运动达最大动度时施加外力。如

笔记

患者做某个动作时出现了症状，应该让患者在该诱发症状的体位停留10~20秒，观察症状是否加重。腰椎正常前屈最大活动度90°，后伸30°，侧屈为25°~30°，旋转为30°。

2. 肌力评定　评测躯干、腹部及双下肢的肌肉力量对患者腰椎间盘突出的病变程度、性质、判断严重程度有重要参考，对指导康复治疗中的肌肉力量训练有明确的意义。一般包括：躯干屈肌、伸肌、腹内和腹外斜肌肌力及耐力评定；双侧足大趾背伸、跖屈肌力评定。

3. 腰椎特殊检查　腰椎间盘突出症患者常有以下阳性体征：

(1) 直腿抬高试验：又称Lasegue试验，患者双下肢伸直仰卧，检查者一手扶住患者膝部使其膝关节伸直，另一手握住踝部并徐徐将之抬高，直至患者产生下肢放射痛为止。正常人一般可达80°左右，且无放射痛。患者直腿抬高试验也可以为阳性。

(2) 股神经牵拉试验：可在俯卧位、仰卧位或侧卧位进行。患者在保持髋关节适度的过伸时，将患侧膝关节最大限度屈曲，腹股沟或大腿前侧疼痛视为阳性，交叉股神经牵拉试验则为健侧屈膝时患侧出现症状。

(3) 屈颈试验：患者仰卧位，四肢平放，检查者一手按其胸前，一手置其枕后，缓慢屈其颈部，若出现腰部及患肢后侧放射性疼痛则为阳性，提示坐骨神经受压。

(4) 屈膝试验：如果患者主诉站立时有坐骨神经痛，让患者向前弯腰伸手去触摸自己的脚尖。如果患者弯腰时受影响，患侧的膝关节屈曲，则认为屈膝试验阳性，坐骨神经根受到压迫。

(5) 拾物试验：将一物品放在地上，令患者拾起。脊椎正常者可两膝伸直，腰部自然弯曲，俯身将物品拾起；如患者先以一手扶膝、蹲下、腰部挺直地用手接近物品，屈膝屈髋而不弯腰的将物拾起，此即为拾物试验阳性，表示患者脊柱有功能障碍，多见于脊椎病变如脊椎结核、强直性脊柱炎、腰椎间盘脱出，腰肌外伤及炎症等。

4. ADL能力评定　腰椎间盘因疼痛、感觉障碍、肌力下降影响患者弯腰、行走、站立、步态和社会参与能力，应根据患者的综合情况进行日常生活能力的评定。

5. 疼痛及疼痛点的评定　主要内容包括疼痛的程度和疼痛点的位置两方面，疼痛评定可以采用VAS法、McGill疼痛问卷法等。

6. 感觉和反射评定　感觉评定主要包括对神经支配区域的痛觉、温觉、触觉及深感觉等的检查，按照神经学检查标准进行。反射包括双下肢的深反射、浅反射及病理反射和腹壁反射。

7. 肌电图和神经传导测定　肌电图对神经系统有无损伤及损伤部位、区分神经源性与肌源性、神经的早期损伤有重要诊断意义。

8. 影像学的评定　X线平片检查，对腰椎的曲度、椎间隙等有初步判断。CT检查，了解椎间盘突出，后纵韧带钙化，椎管狭窄，横突孔大小等。对后纵韧带骨化症的诊断有重要意义。MRI检查可以了解椎间盘突出程度（膨出、突出、脱出）、硬膜囊和脊髓受压情况，髓内有无缺血和水肿灶，脑脊液是否中断，神经根受压情况，黄韧带肥厚，椎管狭窄等。

笔记

三、康复目标

腰椎间盘突出症的治疗一般采取非手术综合治疗，急性期以减轻椎间盘压力，促使突出缩小，还纳，缓解神经根水肿及受压，减轻疼痛，缓解期以增加腰背腹肌力量，提高脊柱稳定性，做好患者家庭指导，防止复发。

四、康复治疗

1. 运动疗法　主要为腰背肌和腹肌肌力的训练以及腰椎牵引疗法。

（1）腰背肌和腹肌肌力的训练：疼痛消退后宜尽早开始卧位腰背肌和腹肌肌力训练，此时宜作腰背肌和腹肌的等长收缩训练，或以恢复生理曲度为终止点的动力性训练，避免腰椎过屈或过伸的动作。症状缓解时，再作腰背肌和腹肌肌力训练，原则上腰背肌和腹肌同时训练，以求脊柱前后肌力平衡且同时增强肌力，具体应根据腰椎曲度、骶骨前倾角大小及腰背肌、腹肌肌力比值大小而有所偏重。运动训练应每日进行，至少持续3个月。神经根症状消失后应开始恢复脊柱活动度的训练。具体的训练方法如下：

1）挺胸：仰卧位，双肘支撑床面，抬起胸部和肩部。

2）“拱桥式”：仰卧位，双腿屈曲，抬起臀部同时挺胸挺腰，犹如“拱桥”。

3）上背伸肌训练：俯卧位，先将头抬起，然后上身抬起，保持5~10秒。

4）飞燕式：俯卧位，腹下垫枕，使身体呈“燕飞”状，两手和上臂后伸，躯干和下肢均同时用力后伸，两膝伸直，使头与下肢形成一水平线，保持5~10秒。

5）腹肌训练：仰卧位，双上肢平伸，上身和头部抬起，使背部离床；下肢并拢伸直，抬起双下肢离开床面。以上姿势维持4~10秒，重复4~10次。

（2）腰椎牵引：一般认为有神经根刺激症状时即可选用。牵引重量一般从自身体重的60%开始，渐增到相当于自身体重，20~30分钟/次，每日1次。

2. 物理因子治疗

（1）超声波疗法：将仪器放置下腰部及患肢后侧，接触移动1.0~1.5W/cm²，15~20分钟/次，每日1次。

（2）磁疗法：放置于腰骶部及沿坐骨神经走行，旋磁法、贴敷法均可选用。

（3）温热疗法：红外线、热光浴或蜡疗于腰部及患侧下肢后侧，20~30分钟/次，每日1次。

3. 中医康复疗法

（1）中药内服法：将腰椎间盘突出症分为血瘀证、寒湿证、湿热证、肝肾亏虚证型分别选用桃红四物汤、独活寄生汤、四妙散、六味地黄丸或当归鸡血藤汤加减治疗。

（2）中药外治法：局部使用中药，如熏洗、热熨等可以活血祛瘀、疏通经络，以促进局部血液循环和组织充血水肿的消退。常选用艾叶熏蒸法，将艾叶500g加入水2500ml，煮沸，倒入药盆，患者平卧于床上，下置药盆，以药蒸气熏蒸患处，每日1~2次。

（3）针刺法：治以活血通络，通经止痛。以局部阿是穴及足太阳、足少阳经穴为主。主穴：阿是穴、大肠俞、委中、环跳、阳陵泉、腰夹脊、丘墟。配穴：寒湿腰痛者，加腰

笔记

阳关;瘀血腰痛者加膈俞;肾虚腰痛者,加肾俞、命门、志室。寒湿证加艾灸;瘀血证加刺络拔罐;肾虚证配穴用补法,肾阳虚加灸法。每次留针20分钟,每日1次。

(4) 艾灸法:以督脉、足太阳、足少阳经穴为主,可选取阿是穴、肾俞、腰阳关、膈俞、大肠俞、环跳、足三里、三阴交等。每次取穴3~5个,以患者感觉温热不烫为度。每穴灸10分钟,每日1次。

(5) 推拿手法:主要包括揉、按、扳、牵引、旋转复位等手法,以疏通经络、行气活血、解痉止痛,达到整复腰椎畸形,改善突出髓核与神经根的位置关系、松解神经根压迫和有利于神经根水肿消除的目的。腰椎间盘突出症分为急性期、缓解期、恢复期,每期需采用不同的手法进行康复治疗。

1) 急性期:手法治疗宜舒经通络、解痉止痛为主,忌强力的扳、牵拉等手法,选用较为柔和的理筋、揉按、点按、㨰法,操作重点在腰部、臀部及患侧肢体,使患者肌肉得到放松,操作时间一般不宜过长。

2) 缓解期:手法治疗宜以进一步改善症状为主,同时增加理筋整复、松解粘连的扳、牵拉等手法的应用,如牵抖法、坐位旋转复位法、斜扳法等。

3) 恢复期:以补肾强腰为治法,可用拇指或肘尖点按腰部阿是穴、大肠俞、肾俞、命门、环跳等。

(6) 拔罐:具有温通经络,祛风除湿,散寒活血,舒筋止痛等作用。一般留罐15分钟,每日1次。

五、健康教育

(一) 知识宣教

1. 改善不良的姿势　对于长期从事弯腰用力工作,或久坐、久站的人员,应注意工间休息,做工间操;同时改变不良的用力姿势,避免强力举重,日常生活中也应避免某些运动姿势,防止腰部负荷的剧烈增加。

2. 加强腰背、腹肌的功能锻炼　加强腰背肌、腹肌的锻炼,可维持脊柱的稳定性,减轻腰椎的负荷,同时强有力的腰肌可防止腰背部软组织的损伤。

3. 妊娠期和哺乳期避免重体力劳动　由于内分泌的改变,下腰部和骨盆的肌肉、关节囊及韧带松弛,下腰椎负荷增大,椎间盘内压升高,容易发生腰椎间盘突出症。因此,妇女在妊娠期、哺乳期应避免重体力劳动。

(二) 起居照护

1. 心理教育　介绍相关知识,讲解情绪对疾病的影响,使患者保持愉快的心情。

2. 改善居住环境　中医学认为久卧湿地,腰部易受寒湿所困,产生腰痛,成为腰椎间盘突出症的诱因和基础。日常生活中应注意天气变化,适量调整衣被,避免冒雨涉水,起居有节。

3. 卧硬板床休息　在急性期应绝对卧硬板床休息2~3周,减轻腰椎负担,避免久坐。护士应做好日常生活护理。注意保暖,褥子薄厚、软硬适度,床的高度要略低一些,最好刚坐起时双脚就可着地。

(三) 饮食疗法

饮食清淡,多饮水,忌食生冷油腻食物。宜多食含纤维丰富的蔬菜、水果和含钙量高的食物,防止便秘。如芹菜、菠菜,牛奶,奶制品,虾皮、海带等。

笔记

血瘀证患者宜食行气活血之品，如橙子、佛手、刀豆、桃仁、油菜、黑大豆等。食疗方：山楂粥、红枣桂圆粥。

湿热证患者宜食清热利湿之品，如冬瓜、薏苡仁等，忌食辛辣、肥甘厚味及鱼腥发物等。食疗方：牛膝叶粥（牛膝叶、大米）、防风薏米粥等。

寒湿证患者宜食散寒利湿之品，如牛、羊肉、生姜、茴香、薏苡仁、山药等；忌食生冷食品；可适当饮用药酒，如木瓜酒、五加皮酒等。食疗方：乌头粥（生川乌、粳米、姜汁、蜂蜜）。

肝肾亏虚证患者宜食温肾壮阳、补肾滋阴之品，如枸杞子、山药、蘑菇、胡桃、龙眼肉、芝麻、黑豆等，忌辛辣食物，戒烟酒。食疗方：黄芪炖鸡汤（黄芪、母鸡）。

（四）转介服务

1. 椎管狭窄合并腰椎间盘突出症者，只有手术才能治愈，特别是有马尾神经损伤或神经根损伤较重者，应尽早手术。

2. 治疗期间病情加重或者出现严重并发症后应积极转入骨科病情或者上级医院治疗。

第四节　膝骨关节炎的社区康复

一、概述

骨关节炎多发生于中老年人，发病率随年龄增大而增加，女性多于男性。60岁以上的人群中患病率可达50%，75岁以上的人群中则达80%。关节炎的致残率可高达53%。好发于负重大、活动多的关节，如膝、脊柱（颈椎和腰椎）、髋、踝、手等关节。其中膝关节的发生率最高。流行病学调查表明，55岁以上老年人膝骨关节炎的发生率为44%～70%。

（一）定义

膝骨关节炎（osteoarthritis，OA）是一种最常见的、缓慢发展的慢性退行性关节炎，又称为膝关节退行性关节病。其特征是膝关节软骨发生原发或继发性退行性变，软骨下骨硬化或囊性变、关节边缘骨质增生、滑膜增生、关节间隙变窄、关节囊挛缩、韧带松弛或挛缩、肌肉萎缩无力等，出现不同程度的疼痛、触痛、肿胀、摩擦声、变形、膝关节屈曲或伸直障碍、关节僵硬与不稳定，导致功能减退甚至丧失，影响患者生活自理和社会活动的参与。其变性的原因至今未明，但关节面的劳损和营养障碍是重要的诱发因素。常见原因有：长期姿势不良，负重用力，导致膝关节软组织慢性劳损；还有肥胖、骨质疏松、外伤、年龄、遗传因素等。

（二）临床表现

1. 疼痛　是膝骨关节炎的主要症状，初起感觉关节不适，体位变化时疼痛明显，活动后减轻。随着症状加重出现负重性疼痛与主动活动疼痛，过度活动，步行较长距离时，关节疼痛加重及活动受限，休息后可缓解。晚期疼痛及肌肉痉挛加重，休息后不能迅速缓解。疼痛常与气温、气压、环境、情绪等有关。压痛点常位于膝关节内侧或髌股关节之间或髌骨周围。

2. 肿胀　早期关节周围局限性肿胀，随着病情进展可有关节弥漫性肿胀，滑膜增

笔记

厚，关节积液。

3. 畸形　以膝内翻畸形常见，甚者伴小腿内旋。另一种常见的畸形因骨质增生而使髌骨增大，或股四头肌萎缩而受外侧支持带牵拉使髌骨外移。

4. 功能障碍　膝骨关节炎所引起的功能障碍，主要表现为关节僵硬、不稳，屈曲受限；也可有膝关节酸软、滑落感、跪倒感、错动感以及交锁、弹响或摩擦音等。

二、康复评定

膝骨关节炎的评定应针对关节的生物力学及其功能障碍对临近关节的影响以及对患者的独立性和生活质量的影响程度进行评定。

1. 疼痛评定　可以根据患者对其疼痛的部位、性质、程度、持续时间、缓解方式、服用止痛药类别、药量等来评估，也可以通过目测类比评分法（VAS）来评定。

2. 关节压痛的评定　多采用 Ritchie 关节指数。

3. 肌力测定　可采用徒手肌力检查法或等速肌力测试仪判断肌力减退的程度。

4. 关节活动范围（ROM）的评定　可用量角器测量关节活动范围以作为康复治疗前后的对比。

5. 畸形分析　膝关节内外翻畸形最常见，影响正常步态，也影响到髋关节和踝关节的正常生物力线及负荷。

6. 步行能力评定　能否站立，完成由坐到立位的转换，行走的距离，室内、户外行走、上下楼梯等情况，并结合 15 米步行时间来评定。

7. 日常生活活动能力（ADL）评定　对于症状发作期和有功能障碍或畸形的缓解期，应该直接测试患者的 ADL 情况。虽然肌力和关节活动度的评定对推测关节功能有一定参考价值，但是这种推断往往不够准确。因为疼痛经常影响到患者的功能发挥，因此需要直接测试患者的独立生活所必需的关节活动情况。

8. X 线　X 线平片可见膝关节间隙变窄，后期关节面凹凸不平，边缘有骨质增生，有时关节内可见游离体，严重者可见关节畸形或半脱位。

三、康复目标

膝骨关节炎是一种退变性疾病，起病缓慢，病程长，反复发作。康复治疗能延缓病情的发展，减轻疼痛，改善关节活动功能。其康复治疗目标有：消炎消肿，缓解疼痛；减轻关节负荷，保持和恢复关节、肢体活动功能；增强患肢肌力，预防与治疗肌肉萎缩；增加关节稳定性，防止关节畸形和疼痛复发。

四、康复治疗

膝骨关节炎是一种老年退变性疾病，初期一般采用非手术治疗，药物治疗虽然能起到一定程度的缓解疼痛，但康复治疗能达到缓解病情的发展，减轻患者疼痛，改善关节活动度，提高患者生活质量，在其治疗中起到关节作用。

1. 运动疗法　以轻微的肌肉活动为主。包括肌力训练和关节活动度训练。当患者关节发炎、肿胀时，为了避免关节挛缩，可以使用主动辅助性运动。由于患者运动时可以控制自己的关节，不会引起肌肉痉挛，对关节亦较无伤害。应鼓励患者在白天进行每小时 2~3 分钟的肌肉等长收缩练习，以防止肌萎缩。这种部分辅助运动练习方法可减少拉伤的，而促进了在被动活动时不能被激发的本体感受反射。医师必须仔细观察患者的耐受性，控制活动量。如在运动后疼痛和痉挛时间超过1小时，就意味着运动过度，在下次治疗时必须减少运动强度。

（1）关节松动手法

1）伸膝及屈膝法：适用于膝关节伸屈功能受限者。伸膝法：仰卧位，医者一手握大腿下端，另一手握小腿上端，令患膝过伸，保持伸直位1~2分钟。屈膝法：一手握踝关节处，另一手扶住膝部，令患膝屈曲，足跟接近臀部，保持1~2分钟。

2）屈伸牵引法：患者仰卧，术者双手握住患者踝部，逐渐用力缓缓牵引，扩大关节间隙，然后一手托其腘窝，使关节极度屈曲，停顿10秒，然后缓缓伸直膝关节，如此反复。

（2）主动训练方法

1）股四头肌等长收缩：直腿抬高（约30°），用力将腿伸直，尽可能坚持，双腿交替进行。15~20分钟/次，每日3~5次/日。

2）提踵训练：扶墙站立，脚跟抬起，脚尖站立，坚持20~30秒，双腿交替进行。10~15分钟/次，3~5次/日。

3）抱膝锻炼：仰卧位，将一侧膝关节屈曲，尽量贴向胸部，用双手将膝关节固定15~30秒，然后逐渐伸直。两腿交替进行。重复进行30~50次，3次/日。

4）坐位伸膝：坐在椅子上，逐渐将一条腿的膝关节伸直，并保持直腿姿势，双腿交替进行。重复练习30~50次/日。

5）跪压法：跪坐床上，自行向后跪压以增加屈膝角度，感觉小腿稍有麻胀感为止。1~3分钟/次，60次/日。

2. 物理因子治疗

（1）超声波疗法：低强度脉冲超声可通过改善局部应力微环境来促进间质细胞增殖，使其定向分化为成纤维细胞、软骨母细胞和软骨细胞，并可刺激蛋白、蛋白多糖的合成及胶原的分泌来促进软骨损伤后的修复。将超声波声头以适当压力固定在肩部疼痛部位。常用强度为0.2~0.5W/cm^2，时间为3~5分钟。

（2）离子导入疗法：直流电陈醋离子导入，将陈醋电极接阴极，另一极接阳极，对置或并置于病变膝关节，电流量6~18mA，每日1次，每次15~30分钟，15~20次为一个疗程。

（3）中药穴位电离子导入疗法：在经络穴位上进行直流电药物导入。可在病变膝关节周围穴位上放置浸药的衬垫，衬垫为圆形，每次取穴不超过4~6个，对称取穴，电量和通电时间与一般方法相同。药物可选用中药复方，也可选用单味中药，煎成水剂使用。

3. 中医康复疗法

（1）中药内服法：将骨膝关节炎分为风寒湿痹、血瘀痛痹、肾虚骨痹、阴虚内热证分别选用独活寄生汤、身痛逐瘀汤、六味地黄丸加减。

（2）中药外治法：中药煎水热敷、熏洗可改善关节局部循环，增加关节活动范围。常用艾叶、牛膝、乳香、没药、姜黄、威灵仙、透骨草、红花、莪术、海桐皮、骨碎补等药物，水煎，温洗关节。每次20~30分钟，每日2次。

（3）针刺法：以病痛局部穴为主，结合循经及辨证取穴。以毫针泻法或平补平泻

笔记

法。选穴:犊鼻、内膝眼、阳陵泉、膝阳关、血海、梁丘、伏兔、阿是穴等。留针 20 分钟,每日 1 次。

(4) 艾灸法:适用于寒湿性膝骨关节炎患者,常用的有艾条灸、隔盐灸,每次 3~10 壮,每日 1 次。

(5) 推拿治疗:手法治疗以缓解僵硬的关节和萎缩的肌肉为主,起到疏通经络、行气止痛、通利关节的作用。治疗时手法要轻柔和缓,切忌粗暴。

1) 揉法:术者用手掌大鱼际或掌根揉按患肢,操作时压力要轻柔,动作协调有力,持续 5~6 分钟。

2) 拿捏法:术者用大拇指和其余四指相对用力,从患肢的大腿开始从上至下,进行有节律的拿捏 5~6 分钟。先施术于前部,然后拿捏后部。

3) 痛点按压法:膝关节周围压痛点以拇指点按并弹拨,持续 1~3 分钟。

(6) 拔罐:可在病变局部或背部俞穴拔罐治疗,以行气活血、通络止痛,适用于膝关节周围肌肉丰厚处,每次留罐 15 分钟,每日 1 次。

(7) 小针刀治疗:对于关节周围局限性疼痛,或关节僵硬影响活动,经上述康复治疗效果不显著者,可考虑采用小针刀疗法。

4. 关节腔注射治疗　可使用透明质酸钠做关节腔注射治疗,每次注射 2ml,每周 1 次,连续 5 次为 1 个疗程。

5. 矫形支具与辅助器　用于减少受累关节的负重。

(1) 护膝:适用于膝骨关节炎中膝关节不稳定的患者。使用后可改善膝关节的稳定性,减轻疼痛和改善步行能力。

(2) 手杖:膝骨关节炎中患者步行时下肢负重引起关节疼痛或肌肉无力支重困难者,使用手杖以减轻关节负荷。

(3) 轮椅:膝不能行走者使用。

五、健康教育

(一) 知识宣教

1. 注意保暖　膝关节勿受寒冷刺激,戴护膝保暖,保护膝关节。

2. 培养正确的生活和工作姿势　正确的生活和工作姿势可以减少运动损伤,改变错误的工作方式、合理的运动训练将有助于减少膝关节骨性关节炎的发生。

3. 减轻体重　中老年实施减肥措施、控制体重是有效的预防、减少症状性膝骨关节炎的发生。

4. 功能训练　有氧运动有助于改善骨性关节炎相关性关节功能障碍及整体状况;下肢远端的肌肉力量可以保护膝关节以减少发生骨关节炎,对已患膝关节骨性关节炎的患者,则可阻止其进展。

5. 早期防治高血糖、高胆固醇血症、痛风等代谢性疾病。

(二) 起居照护

1. 耐心细致介绍疾病治疗及康复的过程、注意事项,消除紧张和顾虑,积极配合治疗和护理。

2. 注意休息,适当进行一些活动,以保持关节的活动功能。疼痛严重者应卧床休息,膝关节制动,软枕抬高下肢。

笔记

3. 因体位改变，出现剧烈的疼痛和功能障碍，应立即平躺，协助医师松解关节，减轻疼痛。

4. 膝关节肿胀较甚，疼痛加重，应警惕关节内积液。及时报告医师在局麻下抽出积液，并常规送检，加压包扎。

（三）饮食疗法

饮食宜清淡易消化，忌生冷、发物及煎炸品，多吃蔬菜水果，可获得维生素 C、D、E，以改善骨胶原合成所需营养。

风寒湿痹证饮食宜祛风胜湿，温经通络之品，如姜蒜辣面条、防风葱白粥或牛膝等，趁热食用，以汗出为度。中药汤剂宜温服。

血瘀痹痛证宜活血通络，温经壮阳之品，如参芪当归煲粥、乌鸡熟地汤，中药汤剂宜温服。

肾虚骨痹证宜补益气血，益肝肾，可用熟地、当归、黄芪煲鸡汤，杜仲、牛膝煲猪脚筋，桃仁粥，中药宜分次温服。

阴虚内热证宜滋肾阴，清虚热，可用牛膝、沙参、玉竹、炖鳝鱼、鹌鹑等滋阴补血食品。

（四）转介服务

非手术治疗无效，病情进行性加重，严重影响日常生活和工作时，可考虑手术治疗。如利用关节镜可明确诊断、作冲洗治疗、取出游离体和切除骨赘等。必要时考虑手术治疗，如改变力线的胫骨高位截骨术、膝关节置换术等。

第五节　骨折术后的社区康复

一、概述

骨折是一种常见病，是引起肢体残障的一个重要原因。目前，传统观念注重骨折的复位、固定，而忽视骨折后的功能恢复。造成骨折周围组织肿胀、肌肉萎缩、关节粘连挛缩、瘢痕粘连、骨质疏松、骨痂形成缓慢、皮肤自主神经调节失衡等，从而导致肢体的残疾或者功能障碍。在保证骨折有效愈合的基础上，实施有效的康复，尽早和尽快地恢复肢体功能是康复医学所要解决的问题。

（一）定义

骨的完整性或连续性中断称为骨折（fracture）。大多数骨折由创伤引起，称为创伤性骨折，多由于直接、间接暴力及积累性劳损导致；部分由疾病所致骨质破坏，受轻微外力即发生的骨折，称为病理性骨折。常见疾病有原发性或转移性骨肿瘤、骨质疏松、内分泌紊乱、骨的发育障碍等。骨折的愈合大体分为 4 期：①血肿机化期（骨折后 2~3 周内完成）；②原始骨痂期（骨折后 6~10 周内完成）；③成熟骨痂期（骨折后 8~12 周内完成）；④塑形期（需 2~4 年才能完成）。骨折愈合需要良好的固定（骨折端紧密接触）、充足的血液供应和有利的力学环境。全身情况和损伤局部因素均对骨折愈合有一定影响。

骨折后运动功能的恢复在临床上表现为肌力的恢复和关节运动范围的恢复。损伤的相关肌肉和关节功能障碍，肌肉失用性萎缩和关节粘连。通过治疗和功能锻炼使

笔记

这些肌肉、关节,尤其是自身有损伤的肌肉和关节,恢复到可能达到的程度,其过程甚至长于骨折愈合(临床愈合期)。

(二)临床表现

骨折经骨科内固定或外固定后逐渐进入康复期,发热、休克、异常活动、骨擦音或骨擦感、坏疽等急性症状消失,生命体征平稳,但仍然有以下临床表现:

1. 骨折周围局部炎症　骨折周围软组织损伤后炎性反应导致局部水肿、疼痛、压痛的持续存在。

2. 关节僵硬、挛缩　骨折和关节损伤最为常见的并发症。患肢长时间固定,静脉淋巴回流不畅,渗出物使局部发生粘连,并伴有关节囊和周围肌肉挛缩,导致关节活动障碍。

3. 骨质疏松　长期固定可引起局部失用性骨质疏松,或者骨折后卧床使双下肢、躯干骨处于完全不负重状态,四肢及躯干运动量明显下降,肌肉收缩量减少,对骨的刺激减少,使骨骼处于无负荷、无应力状态,骨量就会减少,继而发生骨质疏松症。

4. 肌肉萎缩、无力　肌肉受损、失用、局部血供障碍都会导致肌肉萎缩,收缩无力。

5. 畸形　骨折段移位可使患肢外形发生改变,主要表现为缩短。

6. 骨化性肌炎　又称为创伤性骨化。

除此之外,还会导致肺炎、尿路感染、静脉血栓等并发症,甚至伴发严重的心理障碍。

二、康复评定

1. 骨折愈合情况评定　注意骨折对位对线、骨痂形成情况;注意发现是否存在延迟愈合或未愈合、假关节形成、畸形愈合等愈合不良情况;注意有无感染及血管、神经损伤、关节挛缩、骨化性肌炎等并发症。

2. 疼痛评定　常采用视觉模拟评分法、简化的 McGill 疼痛评分表。

3. 关节活动度评定　关节活动度是评价运动功能的客观指标,也是康复训练效果的客观指标,可以反映骨折周围关节的功能状态,为康复提供依据,常用特制量角器进行测量。必要时与健侧进行对照。

4. 肌力评定　肌力评定是骨折康复评定的重要内容之一,常用徒手肌力评定法和器械肌力评定法。

5. 肢体长度及周径测量　了解骨折肢体的长度,并与健侧进行对照,另要测定肢体的周径,了解肌肉有无萎缩、肿胀。

6. 感觉功能评定　检查有无合并神经损伤。

7. 日常生活活动能力评定　上肢骨折时重点评定饮食、写字、更衣等功能障碍。下肢骨折主要评定步行、负重等功能。常采用 Barthel 指数、FIM(功能性独立性评定)等。

8. 影像学检查　X 线、CT、MRI 检查可以了解骨折的部位、类型、移位情况,有助于了解骨折发生的原因、过程、性质和骨折的愈合程度。

三、康复目标

复位、固定和康复治疗是治疗骨折的三大原则。在康复治疗中三大原则的贯彻与否决定了骨折是否良好愈合，是否能尽可能地恢复损伤部位的解剖结构和功能。中医理论和经验在康复治疗中的运用，能使康复的疗效极大提高。

1. 复位　是将移位的骨折恢复正常或接近正常的解剖位置，重建骨骼的支架作用。骨折复位是骨折治疗的基础。骨折获得良好的复位后，可以恢复肢体的长度和外形，增加稳定性，有利于功能活动和骨折愈合。

2. 固定　骨折复位后需要固定，保持骨折不再移位，并有利于骨折的愈合，有利于功能的恢复。固定是骨折治疗的关键。

3. 康复治疗　绝大部分骨折经过合理的治疗是可以愈合的，但骨折愈合仅是功能得以恢复的基本条件，要恢复肢体的功能，需要在愈合全过程中和愈合后进行合理的康复治疗。康复治疗是患者恢复功能的保证。

运动功能的完全恢复是骨折术后康复的最终目标。骨折术后康复治疗的目的是在不影响固定和愈合的前提下，尽快恢复患肢肌肉、肌腱、韧带、关节囊等的舒缩活动，防止或减少骨折后遗症的发生，促进骨折的愈合。

四、康复治疗

骨折术后康复是在确保固定稳定的同时，早期进行康复治疗。骨折固定术后第一日，就应开始系统康复治疗，骨折固定术后一个月内，是康复治疗的关键时期，对肢体功能恢复有重要意义。

1. 康复治疗的一般方案

（1）早期康复（1~2周）

1）目的：促进软组织肿胀消退，利于伤口愈合，减少并发症的发生。

2）运动疗法：①伤肢近端和远端未被固定关节的各个轴位上的主动运动，必要时给予助力；②骨折固定部位进行该部位肌肉有节奏的等长收缩练习，以防止失用性肌萎缩，并使骨折端挤压而有利于骨折愈合；③对健肢与躯干应尽可能维持其正常活动；④患肢抬高：有助于肿胀消退，肢体的远端必须高于近端，近端要高于心脏平面。

3）物理因子疗法：①温热疗法：传导热疗（如蜡疗、中药熨敷药）、辐射热疗（如红外线、光浴）等；②超短波疗法或低频磁疗；③音频电或超声波治疗；④局部给予海桐皮汤外洗；⑤水疗。

4）中医康复疗法：①中药内治法：早期活血化瘀，方用桃红四物汤加减；②针灸治疗：辨证选穴，操作手法早期以泻法为主，活血化瘀止痛；③推拿治疗：早期推拿主要作用于损伤邻近部位，用力不宜太重，治疗时间宜短。

（2）中期康复（3~6周）

1）目的：促进骨折愈合，部分恢复关节功能和肌肉力量。

2）运动疗法：继续早期的功能锻炼外，骨端骨折，尤其关节内骨折在固定2~3周后，应每日短时取下外固定装置，在保护下进行受损关节不负重的主动运动，并逐步增加关节活动范围，运动后继续固定，逐渐增加锻炼的强度。以促进关节软骨的修复，利

笔记

用相应关节面的研磨塑形并减少关节内的粘连。在病情允许时，应尽早起床进行全身活动。

3）物理因子疗法：同早期康复治疗。

4）中医康复疗法：①中药内治法：以接骨续筋为主，方用正骨紫金丹加减；②针灸治疗：辨证选穴，操作以补法为主，促进局部康复；③推拿治疗：中期操作要点主要作用于损伤局部附近，手法力度中等。

（3）后期康复（7 周以后）

1）目的：促进骨折愈合，消除残存肿胀，软化和牵伸挛缩的纤维组织，尽量恢复关节各方向的活动度及肌肉力量；改善关节功能，包括活动度和稳定性；重新训练肌肉的协调性和灵巧性。

2）运动疗法：恢复关节活动度：①主动运动：受累关节进行各运动轴方向的主动运动，轻柔牵伸挛缩、粘连的组织。运动时应遵守循序渐进的原则，运动幅度逐渐增大。②助力运动和被动运动：刚去除外固定的患者可先采用主动助力运动，以后随着关节运动范围的增加而相应减少助力。对组织挛缩、粘连严重者，使用被动运动，但被动运动方向与范围需符合解剖及生理功能，动作应平稳、缓和、有节奏，以不引起明显疼痛为宜。③关节松动术：对僵硬的关节，可配合热疗进行手法松动。④恢复肌力：逐步增加肌肉训练强度，以引起肌肉的适度疲劳为度。

3）作业疗法：恢复 ADL 能力、职业前训练及工作能力训练，改善动作技能技巧，增强体能，从而恢复患者伤前的 ADL 及工作能力。

4）物理因子疗法：局部紫外线照射、红外线、蜡疗、音频电、超声波疗法等。

5）中医康复疗法：①中药内治法：以补益肝肾为主，方用金匮肾气丸加减；②针灸治疗：同中期治疗；③推拿治疗：推拿的主要目的是为恢复关节功能，作用于损伤局部，力度较重，重点治疗粘连部位，时间可较长。

2. 肱骨近端骨折康复要点

（1）早期康复

1）运动疗法：术后 2 日内，不活动肩关节及肘关节，不进行肩、肘关节周围肌肉力量锻炼。2 日后，屈伸腕部肌肉进行等长锻炼；以健侧手辅助固定上臂，进行肘关节主动锻炼，肘主动屈伸，以保持肱二头肌力量。

2）物理因子疗法：术后 1~24 小时可根据情况，患处给予间断冰敷。术后 72 小时后，可给予低频电疗 20~30 分钟/次，1~3 次/日；低频磁场疗法局部运用，剂量 0.02~0.03T，15~20 分钟/次，1 次/日。

3）中药内治法：早期活血化瘀，方用桃红四物汤加减。

4）针灸治疗：选取患侧肩井、风池、曲垣、秉风、天宗、天鼎、扶突、缺盆、肩中俞、肩外俞、曲池、合谷、曲泽、阳溪、后溪穴。早期以泻法为主，活血化瘀止痛。

5）推拿治疗：稳定性骨折，伤后 3~5 日即可开始推拿。而对不稳定性骨折，伤后 10~15 日后骨折处可用手法治疗。

①颈部：指揉和拿颈棘突及肩井部。

②肩胛部：揉肩胛骨部：患者坐位或俯卧位，术者站于患者体侧，一手掌扶患肩，另手以小鱼际或示中环指末节指腹着力揉冈上肌、冈下肌、大圆肌和小圆肌。拿肩胛骨部：体位同上。术者一手扶患肩，另手拇指与其余四指拿捏冈上肌和大

笔记

圆肌。

③上肢部：理、指揉、拿捏前臂伸屈肌群。

④点穴：取患侧曲垣、秉风、天宗、天鼎、扶突、缺盆、肩中俞、肩外俞、曲池、合谷、曲泽、阳溪、后溪穴。

（2）中期康复

1）运动疗法：2 周后开始肩关节悬垂运动锻炼（悬垂运动：利用肢体重力作钟摆式悬垂运动的锻炼方式。患者弯腰，使上肢自然悬垂，依矢状面前后摆动，额状面左右摆动以及顺时针及逆时针的环形摆动），开始各方向主动活动，但外展不超过 80°，继续肘关节及腕、手部各关节活动。开始肩袖肌训练（如合并有肩袖损伤患者，将训练时间推迟到四周后）；继续肘、腕部肌肉等长锻炼，促进握力。患肩开始逐渐向自主运动过渡，悬垂摆动至最大幅度的前屈或外展时，维持此位将身体直立，持续 30 秒后自然回至中立位。重复此运动，待肌力恢复至 3 级时，可在身体直立位行抗重力前屈及外展运动。

2）物理因子疗法：在低频电疗、低频磁场疗法基础上，局部给予海桐皮汤外洗、蜡疗、光疗、超声波治疗、水疗等治疗。

3）中药内治法：以接骨续筋为主，方用正骨紫金丹加减。

4）针灸治疗：选穴同早期穴位，操作以补法为主，促进局部康复。

5）推拿治疗：操作同早期康复操作，增加伤处手法，分拨肱二头肌长头腱和三角肌止点。

（3）后期康复

1）运动疗法：各关节最大限度主动活动，适当增加被动活动，以最大限度恢复肩关节活动范围。肩带肌肉等长锻炼及抗阻力锻炼，同时行辅助性被动活动：①借助固定于墙上的车轮以被动扩大肩关节的前屈、后伸、外展与外旋范围。所用车轮的直径逐渐加大，运动时前臂呈旋后位以手握住轮柄转动。②以手指作爬墙式运动以扩大前屈范围。③将双上臂平抬，双肘屈 90°位手上举，向墙面贴拢以增加外旋范围。④双手各执长毛巾的一端，在背后斜行跨过做擦背运动，患侧手握下方时，可被动增强内旋活动，握上方时则可增强外旋活动。

2）物理因子疗法：同中期治疗。

3）中药内治法：以补益肝肾为主，方用金匮肾气丸加减。

4）针灸治疗：同中期治疗。

5）推拿治疗：同中期手法。伤处手法增加：摇、扳、搓、抖患肩。

3. 股骨颈骨折康复要点　患肢功能锻炼的原则是尽早开始，每次活动的量及幅度逐渐由小到大，由弱到强，治疗时避免患肢外旋、内收。

（1）早期康复

1）运动疗法：以静力练习（关节不活动，保持某一姿势直至肌肉疲劳）为主。髋关节外展中立位放置患肢：避免髋内收动作（交叉腿等），麻醉消退后开始踝泵练习、股四头肌及腘绳肌等长收缩练习。

①踝泵练习：5 分/组，1 组/小时。

②股四头肌及腘绳肌长收缩练习：大于 300 次/日，应在不增加疼痛的前提下尽可能多做。

笔记

③髋、膝关节活动度及肌力练习：术后3日：开始CPM练习，2次/日，30分钟/次，练习后即刻冰敷30分钟（角度在无或微痛情况下逐渐增大）由医务人员指导完成。

④直腿抬高练习：10~20次/组，1~2组/日。

⑤主动髋屈伸练习：在无或微痛及骨折稳定的前提下，坐位足不离开床面，缓慢、用力，最大限度屈膝屈髋，保持10秒后缓慢伸直。10~20次/组，1~2组/日。

2）物理因子疗法：处理同肱骨近端骨折早期治疗。

3）中药内治法：早期活血化瘀，方用桃红四物汤加减。

4）针灸治疗：选取患侧髀关、伏兔、膝阳关、犊鼻、足三里、大杼、承山、阴陵泉、三阴交、环跳、悬钟等，以平补平泻为主，以活血化瘀，行气止痛。

5）推拿治疗：稳定性骨折，伤后3~5日即可开始推拿。而对不稳定性骨折10~15日后骨折处病情稳定，可用手法治疗。常用的手法包括：

①𢶍股四头肌、股内收肌：术者以右手掌指关节及小鱼际着力施术部位，分别在大腿的前、内侧做𢶍法。

②揉股四头肌、股内收肌：术者以一手的掌心着力，揉大腿前内侧的肌肉。

③拿揉股四头肌、股内收肌和小腿三头肌。

④点穴：取患侧髀关、伏兔、足三里、悬钟、承山、环跳等，每穴点按5分钟，力量均匀渗透。

（2）中期康复

1）运动疗法：在早期功能锻炼的基础上适当加大运动量，增加运动时间。加强膝关节的屈伸锻炼，负重训练、增加患肢抗阻训练。

①髋、膝关节活动度练习：2周后加强髋关节活动度及肌力练习。髋关节屈曲角度未达到90°前，禁止正常姿势坐起，只能半坐起（即半躺半坐）练习。如骨折愈合良好，力求在4周左右膝关节屈曲达120°，髋关节屈曲角度接近90°；骨折愈合程度允许的前提下坐位抱腿，开始前测量脚跟与臀部间距离，逐渐使距离缩短至与健侧腿角度相同。在髋关节感到疼痛处保持5~10分/次，1~2次/日；屈膝屈髋运动时，力度要适当，避免用力过猛。

②负重及平衡练习：在骨折愈合程度允许的前提下负重，可在平板健康秤上让患腿负重，以明确部分体重负重的感觉。由1/4体重逐渐至患侧单腿完全负重站立。5分/次，2次/日。

③固定自行车练习：并逐渐减低座位的高度。20~30分/次，2次/日。

④后抬腿练习：30次/组，4~6组/日。

⑤俯卧位抗阻屈膝：10~15秒/次，每次间隔5秒，10次/组，4~6组连续练习，组间休息30秒。

⑥抗阻伸膝练习：以沙袋或皮筋为负荷在髋关节无痛的活动范围内进行。10~15秒保持/次，每次间隔5秒，10次/组，4~6组连续练习，组间休息30秒。

⑦提踵练习：2分/次，休息5秒，3~5次/组，2~3组/日。

2）物理因子疗法：处理同肱骨近端骨折中期治疗。

3）中药内治法：以和营止痛，接骨续筋为主，方用续骨活血汤加减。

4）针灸治疗：选取患侧髀关、伏兔、风市、犊鼻、足三里、承山、阴陵泉、阳陵泉、三阴交、环跳、丘墟等，以平补平泻为主以活血祛瘀，舒筋通络。

5）推拿治疗：

①擦股四头肌、股内收肌：术者以右手掌指关节及小鱼际着力施术部位，分别在大腿的前、内侧做擦法，可擦至膑底上缘。

②揉股四头肌、股内收肌：术者以一手的掌心着力，揉大腿前内侧的肌肉，用力需均匀渗透。

③拿揉股四头肌、股内收肌和小腿三头肌。

④理股四头肌、股内收肌：术者以一手指腹着力按压肌肉，带动皮下组织沿大腿内、外及前侧分别理至小腿部。

⑤屈膝屈髋运动，活动膝关节及髋关节，力度要适当，避免用力过猛。

⑥点穴：取患侧髀关、伏兔、足三里、悬钟、承山、阳陵泉、环跳等，每穴点按5分钟，力量均匀渗透。

（3）后期康复

1）运动疗法：在中期训练基础上强化肌力及关节稳定。全面恢复日常生活各项活动。

①静蹲练习：随力量增加逐渐增加下蹲的角度（>90°），2分/次，间隔5秒，5~10连续/组。2~3组/日；

②跨步练习：包括前后、侧向跨步练习，20次/组，组间休息45秒，4~6组连续练习，2~4次练习/日；患侧单腿蹲起练习：要求缓慢、用力、有控制（不打晃）。20~30次/组，组间间隔30秒，2~4次/日。

2）其他理疗：同中期治疗。

3）中药内治法：以益气血肝肾，强壮筋骨为主，方用接骨汤加减。

4）针灸治疗：选取患侧髀关、伏兔、风市、足三里、血海、阴陵泉、阳陵泉、三阴交、环跳、百会等，以平补平泻为主以益气活血，舒筋通络。

5）推拿治疗：

①擦股四头肌、股内收肌：术者以右手掌全掌着力施术部位，分别在大腿的前、内侧快速做擦法，以局部温热为度。

②指揉股四头肌、股内收肌：术者以一手的拇指指腹着力，揉大腿前内侧的肌肉，带动皮下组织，用力需均匀渗透。

③拿揉股四头肌、股内收肌和小腿三头肌，拿揉髌骨，以双手四指固定髌骨拿揉，力量适中。

④理股四头肌、股内收肌：术者以一手指腹着力按压肌肉，带动皮下组织沿大腿内、外及前侧分别理至小腿部。

⑤点穴：髀关、伏兔、风市、足三里、血海、阴陵泉、阳陵泉、三阴交、环跳、百会，每穴点按5分钟，力量均匀渗透。

⑥摇膝关节：一手手掌固定膝关节，一手使膝关节屈曲做顺时针及逆时针摇法，幅度可由小到大。

4. 股骨干骨折康复要点　患肢功能锻炼的原则是尽早开始，每次活动的量及幅度逐渐由小到大，由弱到强，主动为主，被动为辅，循序渐进，坚持不懈，同时给予患肢皮肤按摩及揉捏等。

（1）早期康复

1）运动疗法：麻醉清醒后立即行患肢的足趾及踝关节主动屈伸等活动。

①股四头肌收缩运动：患肢固定，做好股四头肌缓缓收缩并保持 10 秒后放松为一组，3～5 组/分钟，3～5 分钟/次，10～15 次/日。

②踝关节及足趾屈伸运动：患肢固定，做踝关节足趾的均匀屈伸为 1 组，8～10 组/分钟，3～5 分钟/次，3～4 次/日。

③髌骨推移运动：患肢固定，用拇指和食指推右移动为 1 组，每分钟 10～15 组，每次 3～5 分钟，3～4 次/日。

④抬臀运动：患肢固定，健肢屈膝曲髋，足蹬床面挺腰抬臀，以下肢、臀和腰部肌肉绷紧臀部离开床面为准，坚持 10～30 秒后放下，连续做 2～3 次为 1 组，每 1～2 小时做 1 次，或视病情进行。

⑤被动屈膝屈髋运动：将患肢固定在伸直位，从感觉无痛的最小角度（一般为 30°～40°）开始，逐渐增强活动的持续时间、速度，每日增加 10°，逐渐至 120°止，一般每次 1～2 小时，每日 2～3 次，同时加强下肢肌力训练及其他辅助运动。

在训练过程中，严密观察患者反应，个别不能耐受者，要减少活动幅度和时间，防止发生意外和损伤。

2）物理因子疗法：处理同肱骨近端骨折早期治疗。

3）中药内治法：早期活血化瘀，方用桃红四物汤加减。

4）针灸治疗：选取患侧髀关、伏兔、膝阳关、阳陵泉、犊鼻、足三里、委中、承山、三阴交、阴陵泉、环跳、丘墟等。早期以泻法为主，活血化瘀止痛。

5）推拿治疗：稳定性骨折，伤后 3～5 日即可开始推拿。而对不稳定性骨折 10～15 日后骨折处可用手法治疗

①㨰股四头肌、股内收肌：术者以双手掌指关节着力分别在大腿的前、内侧做㨰法。

②指揉股四头肌、股内收肌：术者以一手的示中环指末节指腹着力，揉大腿前内侧的肌肉。

③拿股四头肌、股内收肌和小腿三头肌。

④理下肢：术者以一手指腹着力沿大腿内、外、前侧分别理至小腿部。

⑤点穴：取患侧髀关、伏兔、膝阳关、阳陵泉、犊鼻、足三里、委中、承山等。

（2）中期康复

1）运动疗法：在早期功能锻炼的基础上适当加大运动量，增加运动时间。加强膝关节的屈伸锻炼，开始主动屈髋运动，增加患肢肌力的训练。X 线片上显示有明显骨痂形成时可扶双拐下地行走，患肢从负重 1/4 开始。

①主动屈髋运动（坐起运动）：在床尾拴一条结实的绳子，患者一手拉住绳子，一手撑着在床面，上身离床前屈，然后松开绳子，双手撑着床面，上身坐直，患者背后可放棉被维持坐位，先从小角度开始，逐渐增大到 90°，每日 2～3 小时，持续时间由短到长。

②床旁站立运动：在内外固定牢固的情况下，部分患者可用双拐支撑进行床旁或平行杆中站立，保持身体重心在健侧，患肢不负重触地，每次站立时间视患者情况而定，2～3 日后开始练习用步行器或拄双拐行走。

笔记

2）物理因子疗法：处理同肱骨近端骨折中期治疗。

3）中药内治法：以接骨续筋为主，方用正骨紫金丹加减。

4）针灸治疗：选穴同早期穴位，操作以补法为主，促进局部康复。

5）推拿治疗：操作同早期康复操作，同时在骨折局部附近运用揉法、拿法、理筋、点穴法，力度较早期为重，酌情可适当用运摇关节手法。

（3）后期康复

1）运动疗法：患肢逐渐过渡到 1/2 负重、3/4 负重、全负重，即从足尖着地开始，逐渐过渡到前脚掌着地，再过渡到大部分脚掌着地至全脚掌着地，双腋拐四点步行。患侧的髋、膝、踝关节进行各方向的主动活动，尽量牵伸挛缩、粘连的组织，注意髋关节的外展内收和踝关节的背伸跖屈活动。X 线片提示骨折临床愈合后，进行下蹲练习，运动幅度逐渐增加，以不引起明显疼痛为度。

①双拐步行运动：患者拄双拐行走时，患肢不负重，双拐移动时患肢同步，健肢移动时双拐不动，健肢与患肢交替行走，呈“三点”步态，10~20 分钟/次，2 次/日，逐日递增每次 20~30 分钟，3~4 次/日。

②单拐步行运动：患者拄双拐熟练以后，可拄单拐行走，患肢开始部分负重，一般情况下拐应拄在健侧，前进时拐与患肢同时起落。

③拄拐上下楼运动：患者一手扶楼梯一手拄拐，拐与患肢同步，上楼时先上健侧，下楼时先下拐。

2）物理因子疗法：同中期治疗。

3）中药内治法：以补益肝肾为主，方用金匮肾气丸加减。

4）针灸治疗：同中期治疗。

5）推拿治疗：同中期手法。着重㨰大腿前后内外侧肌肉；指揉股四头肌；拿股四头肌；分股四头肌；拿髌骨周缘；摇扳膝关节。

五、健康教育

（一）知识宣教

1. 合理膳食营养，多食用含钙、磷高的食品。
2. 坚持体育锻炼，多接受日光浴，预防骨质疏松症。
3. 日常生活中尽量减少剧烈活动、危险动作。
4. 预防导致骨质丢失的相关疾病，如糖尿病，类风湿关节炎，脂肪泻，慢性肾炎，甲旁亢/甲亢，骨转移癌，慢性肝炎，肝硬化等。

（二）起居照护

1. 应保持愉快心境，积极配合治疗。鼓励患者深呼吸、多喝水，预防肺部及泌尿系统的并发症。

2. 抬高患肢，骨折后应抬高患肢（用枕头垫起骨折的肢体）促进血液循环，防止过度肿胀。

3. 骨折后长期卧床的，应睡木板床，还要注意定时翻身，按摩受压的皮肤，防止发生褥疮。

（三）饮食疗法

1. 骨折早期　饮食应以清淡开胃、易消化、易吸收的食物为主。如蔬菜、蛋类、豆

笔记

制品、水果、清淡鱼汤、瘦肉等。制作以清蒸炖熬为主，避免煎炸。常用的黄豆骨头汤较肥腻，所含脂肪较多，不易消化吸收，此阶段最好不要食用。

2. 骨折中期　饮食上应从清淡转为适当的高营养补充，以满足骨骼生长的需要。可在初期的食谱上加上骨头汤、田七煲鸡、鱼类、蛋类、奶类以及动物肝脏等食物。适当多吃一些青椒、西红柿、苋菜、萝卜等维生素 C 含量丰富的蔬菜，以促进骨痂生长和伤口愈合。

3. 骨折后期　饮食上无禁忌，可食用各种高营养食物及富含钙、磷、铁等矿物质的食物。此期食谱可再配以老母鸡汤、猪肾汤、羊肾汤、鹿筋汤、鱼汤等。

（四）转介服务

1. 骨折后未作处理或处理不恰当，康复治疗会造成继发性损伤患者。
2. 康复治疗不当，造成关节、损伤部位肿胀、疼痛，韧带、肌腱撕裂损伤等。
3. 年老体弱、严重骨质疏松，康复治疗风险较大患者。
4. 骨折后有严重并发症患者，如肺部感染、压疮、下肢静脉血栓等需要继续治疗的患者。

以上情况或者其他在社区康复科无法处理的患者，需要转其他科室或者上级医院协助治疗。

学习小结

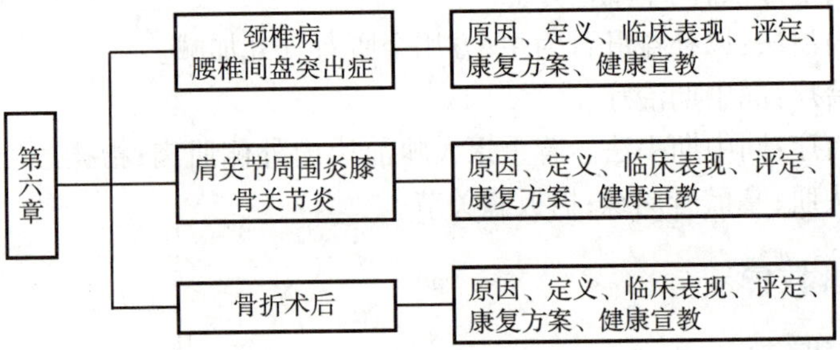

复习思考题

王××，女，52 岁，教师，因“颈背部酸困痛伴右肩关节酸痛 2 年，加重 1 周”入院。2 年前，患者因长期伏案工作（10 小时/天）致枕部、整个颈背部、双侧肩胛骨脊柱缘酸、困、沉，头顶部发沉，记忆力减退，时有恶心、心悸、胸闷、双眼视物模糊、眼皮发紧，右肩关节痛。2016 年行 X 线检查示：颈椎棘突交错，连线略右偏，第二和第三颈椎间隙后缘略增宽，第五和第六颈椎前缘增生，第三和第四、第四和第五、第五和第六颈椎椎间隙变窄。初步诊断为颈椎病，收住入院。

入院时情况：颈背部酸、困、痛；肩胛骨脊柱缘酸、沉、困；有第二至第七胸椎棘突连线僵硬感；头顶部发沉；记忆力减退；时有恶心、心悸、胸闷、双眼视物模糊、眼皮发紧。颈功能活动：前屈 15°、后伸 20°、左侧屈 10°、右侧屈 10°、左侧旋 45°、右侧旋 45°，压顶试验（+）、椎间孔挤压试验（+）、神经根挤压试验（+）、颈牵引试验（+）、斜方肌疲劳试验（+）。软组织检查：上项线、项平面有肿胀样病灶，有痛感；第一至第十胸椎棘突连线、横突连线、关节突连线之间有条状、结节样病灶；第二至第七颈椎棘突连线、横突连线、关节突连线之间、斜方肌上部有增厚、条索样病灶，按之患者诉舒适酸沉，松手有轻松感。

分析患者属于哪种颈椎病，简述患者需要完善的功能评定项目，并根据评定结果制定相应的康复方案。

（张　铭）

第七章

心肺和代谢性疾病的社区康复

学习目的

本章选取了四个有代表性的，临床常见多发的心肺和代谢疾病，通过对这些疾病的社区康复评定、治疗和社区健康教育知识的学习，学会制定科学合理的康复方案，延缓或阻止这些慢性疾病的发展，降低再次发病的风险，改善慢病患者的生存质量。

学习要点

1. 掌握冠心病、原发性高血压、慢性阻塞性肺疾病和糖尿病不同阶段的康复目标及中西医康复治疗方法。
2. 熟悉冠心病、原发性高血压、慢性阻塞性肺疾病和糖尿病的定义与临床表现。
3. 了解社区健康教育等干预措施。

第一节　冠心病的社区康复

一、概述

冠状动脉粥样硬化性心脏病简称冠心病，是我国最常见的心血管疾病之一。随着人民生活水平的提高、人口老龄化、生活方式的改变，我国冠心病的发病率和死亡率呈上升趋势。冠心病的康复是指综合采用主动积极的身体、心理、行为和社会活动的训练，缓解症状，改善心血管功能；积极干预冠心病的危险因素，阻止或延缓疾病的发展过程，减少复发的风险，最终提高患者的生活质量。

（一）定义

冠心病（coronary artery disease），是指冠状动脉粥样硬化使血管腔狭窄或阻塞，和（或）因冠状动脉功能性改变（痉挛）导致心肌缺血、缺氧或坏死而引起的心脏病，统称为冠状动脉性心脏病，亦称缺血性心脏病。

（二）临床表现

冠心病分为无症状性心肌缺血型、心绞痛型、心肌梗死型、缺血性心肌病型和猝死型。临床常见心绞痛型和心肌梗死型两种。

1. 心绞痛型　以发作性胸痛或胸部不适为主要表现的一组临床综合征。主要包括：常由劳累或情绪激动所诱发心前区压榨性疼痛，常放射到左肩部或左臂内侧达无

笔记

名指或小指。疼痛出现后渐加重，在3～5分钟内消失，持续一般<15分钟，舌下含服硝酸甘油在几分钟内缓解，发作时常伴心率增快，血压升高，表情焦虑，皮肤冷或出冷汗等。

2. 心肌梗死型　属冠心病的严重类型，主要症状多为无明显诱因发病，疼痛程度较重，可持续小时或数日，休息和含服硝酸甘油片多不能缓解。有少数患者无疼痛，一开始即表现为休克或急性心力衰竭。主要表现为烦躁不安、出冷汗、恐惧或有濒死感、发热、心律失常，收缩压低于80mmHg；疼痛剧烈时常伴有频繁的恶心、呕吐甚至出现心力衰竭。

二、康复评定

冠心病患者除了由于心肌供血不足直接导致的心脏功能障碍之外，还有一系列继发性躯体和心理障碍，需要经过评定后针对性地进行康复治疗。

（一）心电图运动试验

亦称心电图运动负荷试验，是通过一定量的运动增加心脏负荷，观察心电图变化，对已知或怀疑患有心血管疾病，尤其是冠状动脉粥样硬化性心脏病（冠心病）进行临床评估的方法。与冠状动脉造影相比，因其更简便实用、费用低廉、无创伤、符合生理情况、相对安全，因而被公认为是冠心病康复最重要的评定方法，评定方法详见第三章第九节。最常用分级症状限制性心电运动实验，以明确运动中患者的心血管功能储备，运动风险以及安全运动范围，它也是制定运动处方的基础，在确定最大运动强度后取70%～85%最大心率或者50%～80%的最大代谢当量，作为患者运动锻炼的靶强度。最大心率=220-年龄，高强度运动心率=最大心率×（80%～85%），中等强度运动心率=最大心率×70%，低强度运动心率=最大心率×60%。代谢当量（METs）3.5ml/（kg·min），低强度≤3METs，中等强度3～6METs，高强度≥6METs。

（二）超声心动图运动实验

超声心动图可以直接反映心肌活动的情况，从而揭示心肌收缩和舒张功能，还可以反应心脏内血流变化情况，所以有利于提供心电图所不能显示的重要信息。运动超声心动图比安静时检查更加有利于揭示潜在的异常，从而提高实验的敏感性，检查一般采用卧位踏车的方式，以保持在运动时超声探头可以稳定地固定在胸壁，减少检测干扰，运动方案可以参照心电运动实验。

（三）运动康复危险分层

运动疗法是冠心病康复的重要内容之一，根据患者的病史、临床检查、运动实验结果等，对患者运动的危险性进行客观系统的评价，对于指导运动水平有重要参考价值。运动康复危险级别，A级：无确定心血管危险疾病，包括两个以上心血管危险因素；B级（低危）：无充血性心衰表现，静息状态无心肌缺血或心绞痛，运动容量≤6METs，有自我调节运动能力；C级（中高危）：运动负荷≤6METs时发生心绞痛或缺血性ST段压低，出现非持续性室性心动过速，有心搏骤停史，可能危及生命；D（高危）：未控制的心肌缺血，严重的瓣膜反流和狭窄，失代偿心力衰竭，未控制的心律失常，可因运动加重病情。

（四）心功能评定

冠状动脉造影用来评定冠脉狭窄的程度，冠腔狭窄70%～75%以上会严重影响血

笔记

供。常用TIMI实验分钟级:0级:无血流灌注;Ⅰ级:造影剂部分通过,冠脉狭窄远端不完全充盈;Ⅱ级:冠脉狭窄远端可完全充盈,造影剂显影和消除慢;Ⅲ级:造影剂充盈和消除迅速,类同正常冠脉血流。心脏超声对冠心病患者危险分层提出左室射血分钟数(LVEF)>50%为低危,LVEF 40%~49%为中危,<40%为高危。美国心脏学会评定心功能分级:Ⅰ级:为日常体力活动不受限;Ⅱ级:体力活动轻度受限;Ⅲ级:体力活动明显受限,低于日常的体力活动即可引起疲乏、心悸、呼吸困难或心绞痛;Ⅳ级:不能从事任何体力活动,休息状态下也出现心力衰竭的症状,体力活动后加重。

(五)日常活动能力评定

可参见日常生活、非职业活动、职业活动代谢当量参考值,来评估冠心患者的日常活动能力,详见第三章第一节和第三节。

(六)环境评定

主要包括居住环境、空气质量、气候等;家人、朋友、社会及卫生专业人员的态度;能够获得照顾与护理、卫生服务等;个人对疾病的认识,受教育程度,用药的依从性等。

三、康复目标

冠心病康复是指综合采用主动积极的身体、心理、行为和社会活动的训练与再训练,帮助患者缓解症状,改善心血管功能,在生理、心理、社会、职业和娱乐等方面达到理想状态,提高生活质量。同时强调积极干预冠心病危险因素,阻止或延缓疾病的发展过程,减轻残疾和减少再次发作的危险。冠心病康复治疗会影响其周围人群对冠心病风险因素的认识,从而有利于尚未患冠心病的人改变不良的生活方式,达到预防冠心病的目的。因此冠心病康复可进一步扩展到尚未发病的人群。有效的康复治疗可使死亡率降低,积极参加康复锻炼者比不运动者的死亡率可以降低29%,同时致死性心肌梗死发生率也可降低。

急性心肌梗死的康复治疗分钟为三期:住院期康复(Ⅰ期)、出院后康复(Ⅱ期)、慢性冠心病或慢性期康复(Ⅲ期)。

(一)Ⅰ期的康复目标

Ⅰ期的康复目标是使患者和家属了解冠心病的有关知识;消除恐惧,早期开始身体活动,出院时日常生活自理,可以按正常节奏连续行走200米或上下1~2层楼而无症状和体征,运动能力达到2~3METs。

(二)Ⅱ期的康复目标

Ⅱ期的康复目标是使患者适应出院后的生活,安定情绪,逐步恢复一般日常生活活动能力,包括轻度家务劳动、娱乐活动等,提高生存质量,并尽早地恢复工作。运动能力达到4~6METs。

(三)Ⅲ期的康复目标

Ⅲ期的康复目标是巩固Ⅱ期康复成果,进一步改善患者的心理状态和控制危险因素,提高体力活动能力和心血管功能,恢复发病前的生活和工作。

四、康复治疗

(一)冠心病康复治疗分期

1. 住院期康复(Ⅰ期) 本期康复在急性心肌梗死2周以内进行。包括在心脏监

笔记

护病房和普通病房两个阶段。本期的治疗要增强患者康复信心；早期活动，保持现有的功能水平，防止废用，改善体力，逐渐过渡到出院时日常生活自理，达到该阶段康复目标。

2. 出院后康复（Ⅱ期）　自患者出院开始，至病情完全稳定为止，时间为6~12周。本期的适应证与禁忌证与住院期相似，患者运动能力达到3METs以上，病情稳定。出院后，由于失去了医务人员在场的安全感，有的患者对独立进行日常生活活动产生恐惧感，如果再有偶发的身体不适，常加重这种不安和恐惧，而使患者停止康复活动，不利于恢复。应鼓励和督导患者完成该阶段康复计划和目标。

3. 慢性期康复（Ⅲ期）　本期冠心病患者的病情处于长期稳定状态，包括陈旧性心肌梗死、稳定性心绞痛、隐性冠心病、经皮冠状动脉腔内成形术或支架置入术后，心脏移植术后、安装起搏器后等。康复程序一般设计为2~3个月，患者的自我锻炼应该持续终生，并依照康复目标恢复到发病前的生活和工作状态。

（二）运动疗法

1. Ⅱ期康复运动方案　Ⅰ期康复多在医院完成，因此本章节的社区康复方案始于Ⅱ期。具体内容包括室内外散步、太极拳、家务劳动、厨房活动、园艺活动或在邻近区域购物等。活动强度为40%~50%最大心率，不可有气喘和疲劳，禁止过分用力。一般需要6~12周，出现不适应暂停运动并及时就诊。具体方案如下：

第一阶段：在家进行坐位活动。可以缓慢上下楼，要避免疲劳、洗澡水过热、环境温度过冷过热、提举超过2kg的重物、过度弯腰、情绪沮丧、过度兴奋和应激等。

第二阶段：可以外出理发、轻微劳动，上下两层楼或可以步行1公里而无任何不适时，可以恢复性生活（注意应采取相对放松的方式，提前服用或备用硝酸甘油类药物）。可连续步行1公里，每日1次，时间为10~15分钟。避免长时间活动、高温环境、提举超过4kg的重物、情绪沮丧、过度兴奋和应激等。

第三阶段：可以长时间熨烫衣物、铺床等劳动，提4.5kg左右的重物、轻度园艺工作、室内游泳、探亲访友等。可连续步行1公里，每次10~15分钟，每日1~2次，避免提举过重的物体和活动时间过长。

第四阶段：可以与他人一起外出购物、正常烹饪、提5kg左右的重物；家庭小修理、室外打扫；连续步行每次20~25分钟，每日2次。避免提举过重的物体和使用电动工具，如电钻、电锯等。

第五阶段：可以独立外出购物、短时间吸尘或拖地、提5.5kg左右的重物；钓鱼、保龄球类活动；连续步行每次25~30分钟，每日2次，避免提举过重的物体。

第六阶段：清洗浴缸、窗户，可以提9kg左右的重物，平静的跳舞；外出野餐，去影院和剧场。步行列为日常生活活动，每次30分钟，每日2次。避免剧烈运动，如举重、挖掘等，以及竞技性活动，如各种比赛。

2. Ⅲ期康复运动方案　进一步巩固Ⅱ期康复成果，改善患者的心理状态和控制危险因素，提高体力活动能力和心血管功能，恢复发病前的生活和工作，一般为2~3个月，而自我锻炼应持续终生。康复方案的设计应遵循全面性、个体化、循序渐进、持之以恒、兴趣性的原则，提高主动性和顺应性，从而产生良好的康复效果。具体运动方案如下：

（1）运动方式：包括有氧训练、力量训练、柔韧性训练、作业训练、医疗体操、太极

笔记

拳等。

(2) 运动量:运动时微出汗,轻度呼吸加快但不影响对话,早晨起床时感觉舒适,无持续的疲劳感和其他不适感。

(3) 运动强度:确定运动强度的方式主要有:①年龄预计方式:靶心率(次/分钟)=170(180)-年龄(岁)。其中常数170适用于病后恢复时间较短者或体质较弱者。180适用于已有一定锻炼基础,体质较好的康复患者和老年人。②心率储备方式:心率储备为最高心率与安静心率的差值,等于年龄预计最高心率或运动试验中的最大心率(即安静心率)。年龄预计最高心率=220-年龄。靶心率(次/分钟)=心率储备×(60%~80%)+安静心率。③最大氧耗量或代谢当量(METs)方式:由于心血管活性药物的广泛应用,在心率难以反映真正的心血管运动状态且在运动中监测心率比较困难时,取运动试验最大氧耗量或MET的40%~85%作为训练强度。④无氧阈方式:指当运动负荷达到极限量后,组织必须进行无氧代谢才能提供更多的能量,此时耗氧量阈值称为无氧阈。冠心病患者的无氧阈约发生于60%最大氧耗量或相当于60%~70%最大心率。⑤主观劳累程度计分方式:对于无监护性运动,主观劳累计分一般为11~13,对于有心电监护者,强度可以在13~15。

(4) 运动时间:指每次运动锻炼的时间。一般认为达到靶强度的运动需要持续15~30分钟,也有认为可以在10~60分钟。运动量=运动强度×时间。在额定运动总量的前提下,训练时间与强度成反比。热身活动和整理活动的时间一般另外计算。

(5) 运动频率:通常采用每周3~5次的频率。

(6) 训练实施:每次训练都必须包括热身活动5~10分钟、训练活动和整理活动5~10分钟三部分。

(三) 中医康复治疗

在冠心病的康复治疗过程中,Ⅰ期多在住院期间进行康复治疗,Ⅱ期和Ⅲ期是社区康复的重要内容,掌握正确的中医康复疗法,可以提高康复的效果。

1. 中药治疗　依据中医学理论辨证论治,冠心病分为心气不足型、心阴不足型、气阴两虚型、心阳不振型、痰浊闭塞型、心血瘀阻型、寒凝心脉证和气滞血瘀证八个证型。分别选用归脾汤或保元汤,天王补心丹,生脉散,瓜蒌薤白白酒汤合右归饮,瓜蒌薤白半夏汤合温胆汤,桃红四物汤合(或)丹参饮,当归四逆汤合瓜蒌、薤白白酒汤,血府逐瘀汤加减治疗。常用中成药有:复方丹参片、麝香保心丸和速效救心丸。

2. 针刺治疗

主穴:心俞、厥阴俞、大椎、膻中、内关。

配穴:痰阻心脉者,加丰隆、肺俞、巨阙;气滞心胸者,加中脘、足三里、太冲;心血瘀阻者,加膈俞、血海、三阴交;寒凝心脉者,加足三里、关元、太溪;心气亏虚者,加气海、足三里;心阴不足者,加三阴交、少府、太溪;心肾阳虚者,加关元、大椎、气海。实证针用泻法,虚证针用补法。

3. 推拿治疗　冠心病除了采用药物、针灸等治疗方法外,推拿治疗也不失为一种有效的治疗手段。

(1) 点按内关穴:当心绞痛、心律失常发作时,用力点按内关穴,每次3分钟,间歇1分钟,能迅速止痛或调整心律。

(2) 揉灵道穴:先轻揉灵道穴1分钟,然后重压按摩2分钟,最后轻揉1分钟,每

笔记

日上、下午各揉1次,10日为一疗程,间歇2~3日,可进行下一疗程,可明显减轻心绞痛症状。

(3)揉按膻中:用拇指按揉膻中,每次15分钟,每日1次,15次为一疗程,可明显改善冠心病症状。

4. 其他疗法

(1)宽胸气雾剂或复方细辛气雾剂,疼痛时雾气吸入。

(2)救心油,疼痛时擦人中处并作深呼吸运动。

(3)三棱、莪术粉各1克,温开水送服,每日2~3次。

(4)延胡索、广郁金、檀香等分为末,每次2~3克,温开水送服,每日2~3次。

五、健康教育

(一)知识宣教

冠心病的发病率的控制,首先应该从冠心病的预防和健康教育做起,普遍提高社区居民对冠心病知识的认识和自我保健能力。

一级预防:主要是控制冠心病的主要危险因素有高血压、高血脂、高血糖、肥胖等。主要预防措施包括:冠心病患者应彻底戒烟,还要避免吸二手烟;体重与冠心病的发病率呈正相关,肥胖者可以饮食治疗为基础,结合行为和运动治疗控制体重;加强高血压的防治知识宣教,指导合理膳食,学会自我监测血压,保持情绪乐观,坚持长期服药,维持血压稳定;降低血脂,多食蔬菜和谷物并限制饮酒,同时适当的配合体育运动;控制血糖,严格控制饮食,适当运动,定期检查血糖,必要时用药。

二级预防:目的是改善症状,防止复发,降低病死病残率。提倡有效用药、有效剂量。

三级预防:康复治疗主要是医疗运动,即有氧训练、力量训练等,再配合心理治疗、作业治疗、行为治疗、危险因素纠正等。

(二)起居照护

合理、规律的生活、力所能及的工作、良好的心态、稳定的情绪对缓解疾病至关重要。社区康复中应重视及时调整患者性格中与冠心病发病相关的因素,如性格急躁、自我要求过高、竞争性强、持续的紧张状态等。引导患者戒烟、酒等不良的生活习惯。

(三)饮食疗法

饮食原则保持多食谷物、豆类、蔬菜;少食动物脂肪而代之以植物油;少食高胆固醇食物而宜用降胆固醇食物;控制饮食,限制体重;原则上禁酒;晚餐宜清淡。现介绍几种中医食疗方:

1. 玉米粉粥　玉米粉50克,粳米100克。粳米洗净,冷水调稀粳米用武火烧沸后,转用文火将玉米粉糊倒入,边倒边搅,煮至玉米烂成粥每日早、晚食用。

2. 豆腐浆粥　豆浆汁500克,粳米50克,砂糖或细盐适量,同煮为粥。

3. 蜜饯山楂　生山楂500克,煎煮至七成熟烂、水将熬干时加入蜂蜜250克,再以小火煮熟收汁即可。每日3次,每次15~30克。

4. 柠檬玉面粥　柠檬1个,切成片,用蜂蜜3匙渍透,每次5片,加入玉米面粥内服食。

5. 薤白粥　薤白30克,粳米100克,锅内加清水适量,用武火烧沸后,转用文火煮

笔记

至米烂成粥每日两次，早、晚餐食用。

（四）转介服务

在康复运动训练中死亡率和心肌梗死的发生率极低，但患者的临床状态随时可能发生变化，工作人员在每次运动训练前，应常规进行临床评价，并辨析急症问题，给予适当干预及转诊服务。当患者在运动训练中出现心绞痛，应立即采取舒适体位，舌下含服硝酸甘油，并安慰情绪监测生命体征，3~5 分钟如未缓解再含服一片，并拨打急救电话转诊。如患者出现心跳、呼吸骤停，应立即实施心肺复苏，拨打急救电话，并通知医师和家属。

第二节　原发性高血压的社区康复

一、概述

高血压是最常见的心血管病，是全球范围内的重大公共卫生问题，它是我国人群脑卒中和冠状动脉性心脏病（冠心病）发病及死亡的主要危险因素。高血压患者常伴有脂肪和糖代谢紊乱以及心、脑、肾和视网膜等器官功能性或器质性改变，被称为人类健康的“无形杀手”，是需要进行慢性病健康管理的主要病种之一。高血压病的防控和康复应注重改变不良生活方式，限盐、限酒、控制体重，加强高血压社区防治工作，定期测量血压、规范管理、合理用药，关注对多种心血管危险因素的综合干预。

（一）定义

高血压病是指由于动脉硬化以及血管运动中枢调节异常等原因所导致的安静状态下动脉血压持续性增高的一种疾病。临床常见原发性和继发性两种类型，其中原发性高血压主要与遗传、年龄和性别、饮食、长期工作紧张、精神刺激和环境有关，占高血压总数的 95%以上，本书重点介绍原发性高血压的社区康复。

（二）临床表现

原发性高血压，起病缓慢，早期无明显症状，可见头痛、眩晕、气急、疲劳、心悸、耳鸣等，长期高血压可导致左室肥厚。根据血压水平对高血压病进行了分级，见表 7-1。

表 7-1　血压水平的定义和分类

（1999 世界卫生组织/国际高血压学会，WHO/ISH）

类别	收缩压（mmHg）	舒张压（mmHg）
正常血压	<120	<80
正常高值	120~139	80~89
高血压	≥140	≥90
1 级高血压	140~159	90~99
2 级高血压	160~179	100~109
3 级高血压	≥180	≥110
单纯收缩期高血压	≥140	<90

笔记

二、康复评定

血压和动态血压测定，根据血压水平评定高血压的等级。心、肺功能测定，生活质量相关评定，日常生活活动能力评定详见康复评定章节。

三、康复目标

血压降至140/90mmHg以下，合并糖尿病和肾病的患者降至130/80mmHg以下，最大限度降低心脑血管疾病和肾病的致死和致残率。通过运动、饮食、药物等综合康复治疗措施，降低肥胖、高脂血症、糖尿病等高血压发病的危险因素的影响，有效地控制血压；减少药物用量，改善重要脏器的损害，提高体力活动能力和生活质量。

四、康复治疗

（一）运动疗法

运动不仅可使收缩压和舒张压下降，而且对减轻体重、增强体力、降低胰岛素抵抗有利。可根据年龄及身体状况选择慢跑、快步走、太极拳等不同方式。运动频度一般每周3~5次，每次持续20~40分钟。

1. 步行　经常步行有利于小血管扩张，使血管阻力降低，血压下降，减轻心脏负荷。高血压病患者步行一般以80~120步/分钟为宜。若自我感觉较好，还可以慢跑，最好步行、慢跑交替进行。走、跑的速度可根据心率来掌握。开始锻炼时，靶心率=（最大心率-休息时心率）×40%+休息时心率；适应后，逐渐过渡到×60%。实际运动中测量的心率与用这种方法计算的结果一致则可认为是达到了锻炼目的。每次步行以3000~5000m为宜。在运动后3~5分钟后心率应恢复正常，运动后疲劳感应在1~2小时内应消除。运动后自我感觉良好，疲劳感经适当休息后很快消失，则说明达到了足够的运动量。

2. 慢跑　在进行健身跑前应做心电图运动试验以检查心功能和血压对运动的反应性。高血压患者进行健身跑不要求一定的速度，而以跑步后不产生头昏、头痛、心慌、气短和疲劳感等为宜，心率一般控制在130次/分钟以内，跑步时要求精神放松。

（二）中医康复治疗

1. 中药治疗　依据中医学理论辨证论治，原发性高血压分为肝火亢盛证、阴虚阳亢证、气阴两虚证、阴阳两虚证、痰湿内盛证和瘀血阻络证六个证型。治疗以补虚泻实为原则，依据风、火、痰、瘀的不同，分别采用熄风、降火、化痰、化瘀等治法泻其实，根据气血阴阳的偏衰补其虚。分别选用泻青丸或龙胆泻肝丸、天麻钩藤饮、生脉散、肾气丸或济生肾气丸、半夏白术天麻汤合温胆汤、血府逐瘀汤加减。

2. 针灸治疗

（1）针刺

主穴：风池、人迎、曲池、合谷、三阴交、太冲。

配穴：肝阳上亢者，加侠溪、行间；阴阳两虚者加关元、命门；痰浊内蕴者，加内关、中脘、丰隆；瘀血阻络者，加气海、膈俞；肾精不足者，加肾俞、太溪。

（2）三棱针法：耳尖、大椎、太阳、曲池。每次选1~2个穴，点刺出血3~5滴，每周治疗2~3次。

笔记

3. 推拿疗法

(1) 可选择按揉风池、内关、神门、合谷、足三里等穴位可助降压和消除症状。

(2) 双手掌放在前额上(先左手在下),从左太阳穴抹至右太阳穴 25 次,然后再换右手在下,从右向左抹 25 次,可促使大脑血液循环加快,既有降压作用,又可防治大脑动脉硬化。

(3) 用双手示、中二指同时夹住两耳根部,从下向上稍用力搓摩 36 次,可防治高血压及耳动脉和脑动脉硬化、耳鸣。

(4) 两手交替搓双脚涌泉穴各 200 次。最好每日晚睡前用 40℃左右的热水泡脚 15~20 分钟。双脚出浴擦干后,搓涌泉穴和全脚掌。可促使气血畅通,养肝明目,温补肾经,滋润肾水,并且有防治失眠、高血压的效果。

4. 导引法

(1) 太极拳:动作和顺、放松、缓慢,可缓解体内血管的过度紧张,对周围血管平滑肌起到"按摩"的作用,促使单位时间内的血流量适宜增加保持血管弹性,缓解由于血管弹性变化引起的高血压症状,同时血管内的血流速度稍有加快,单位时间内通过血管横截面的血流量略有增加。流经各脏器的血液流量亦有所增加,降低了低密度脂蛋白、胆固醇等在血管壁上的沉积,加速了对已有沉积物的冲刷,血液"淤阻"程度有所降低,动脉管壁顺应性增加,减缓了动脉血管壁硬化病变的速度。

(2) 气功:气功是我国传统的保健方法,通过意念的诱导和气息的调整,发挥自我调节作用。长期的气功锻炼可使血压控制较好、减少降压药用量,并可使脑卒中的发生率降低。具体方法:选择一个少受外界干扰的安静环境→静坐一个舒适的位置→闭上眼睛尽量放松全身肌肉,从脚开始,循环逐步向上,直至面部,保持肌肉高度松弛→通过鼻子呼吸,呼吸节律为"鼻吸-停-鼻呼",呼气时默念"一",持续锻炼 20 分钟,结束时闭目静坐数分钟,然后再睁眼→注意是否已达到肌肉高度放松,应保持一种若有若无的状态,当思绪出现纷乱时,要摒弃杂念,继续默念"一",每日锻炼 1~2 次。一般要在饭后 2 小时进行,以免影响消化。

(三) 西药治疗

高血压的常用药物包括利尿剂、受体阻滞剂、钙拮抗剂、血管紧张素转换酶抑制剂、血管紧张素Ⅱ拮抗剂、受体阻滞剂等。

五、健康教育

(一) 知识宣教

通过多种形式让患者及家属了解高血压的康复保健知识,是降低危险因素、防治高血压发生、发展的有效方法。

一级预防:消除高血压的病因或易患因素,对已有高血压危险因素存在、但尚未发生高血压的个体或群体的预防。具体措施有减轻或控制体重;低盐饮食,每人每日钠摄入小于 6g;每日食用蔬菜 400~500g,水果 100~200g,相当于补钾 4g;每日应摄入钙 800mg,可从牛奶和蔬菜中摄入;另外,还需戒烟酒,低脂饮食,适当运动,保持心情愉快等。

二级预防:目前我国高血压防治存在三高(患病率、死亡率、致残率高)、三低(知晓率、服药率、控制率低)的不正常现象。社区应对已发生高血压的居民采取的预防

笔记

措施,防止高血压进一步发展及早期并发症的发生。具体措施首先一定要落实一级预防措施。其次,进行系统正规的抗高血压治疗,选择合理、有效的治疗方案;选用比较好的降压药物和服药时间。

三级预防:主要是对已并发心、脑血管疾病的高血压患者的并发症预防。这些并发症,多为全身动脉硬化所致,如冠状动脉粥样硬化,脑动脉硬化、肾动脉硬化以及眼底动脉硬化而引起心、脑、肾等并发症的发生,对重度高血压患者进行抢救,同时进行康复治疗,提高生活质量。

(二)起居照护

生活起居与高血压的发生、发展及预后关系十分密切。正确的生活方式对轻型高血压患者有降压作用,对严重的高血压患者也会提高药物的疗效。

1. 居室环境　高血压病患者居室宜清静,噪声过大会给患者带来烦恼,并且造成精神紧张。室内光线宜充足、柔和,要有合理的照明。过于昏暗、缺乏阳光的居室容易使人感到疲惫,加重孤独感。居室陈设装饰宜简洁、实用、整齐为原则,避免拥挤、杂乱。留有一定空间,以减少压抑、烦闷感觉。居室墙壁及窗帘、床罩宜选用淡绿、淡蓝、洁白等柔和而偏冷色的色调为佳。适当点缀花卉盆景,可令人心旷神怡,有利于降低血压。

2. 节制膳食　定时定量进食,避免过饥过饱,不暴饮暴食。食物种类齐全,营养比例合理,不挑食偏食。清淡饮食有利于高血压的防治。

3. 睡眠　高血压病患者生活宜有规律,早睡早起,保证有充足睡眠。早晨不要急于起床,可在床上仰卧,活动四肢和头颈部,使肢体肌肉和血管平滑肌恢复适当张力,以适应起床时体位变化,然后慢慢起床,这样血压不会有很大波动。

4. 排便　排便急躁、屏气用力,有脑出血的危险。高血压病患者要坐便,蹲位易疲劳。养成每日定时排便的习惯。有便秘的人要多吃些粗纤维食物,以利于肠蠕动,防止粪便干结。严重的便秘可用开塞露滑润通便,但不宜滥用泻药。

5. 运动　高血压病患者最好不要在冬季早晨进行室外锻炼。清晨的体温较低,寒冷的空气刺激,可促使血管收缩,会加重高血压病甚至诱发脑卒中。因此,高血压病患者早晨起床后,只宜在室内活动。不宜做剧烈运动,散步和做操,可增加血管舒缩能力,缓解全身中小动脉的紧张,有利于降压。

6. 心理　不良情绪是高血压发病的基础之一,而环境和性格特征则是引起情绪变化的重要因素。要克服急躁情绪,放松思想,消除紧张和恐惧心理,改掉急躁、易怒脾气,注意心理调适。要确立自己的生活目标和世界观,培养自己的艺术鉴赏能力,提高修养。常听一些令人轻松、愉快的音乐,要善于安排自己的生活。

(三)饮食疗法

遵从限制过多钠盐摄入;减少膳食脂肪,补充适量蛋白质;限制饮酒的饮食原则。具体高血压食疗方法:

1. 芹菜 500g 水煎,加白糖适量代茶饮;或芹菜 250g、红枣 10 枚,水煎代茶饮。

2. 山楂 30~40g、粳米 100g、砂糖 10g,先将山楂入砂锅煎取浓汁,去渣,然后加入粳米、砂糖煮粥,每日服 2 次,可作上、下午加餐用,不宜空腹服用,7~10 日为一疗程。

3. 罗布麻叶 6g、山楂 15g、五味子 5g、冰糖适量,开水冲泡代茶饮,常饮可降压,改善高血压症状,并可防治冠心病。

笔记

（四）转介服务

高血压患者的血压控制和调节可在社区卫生服务中心完成，但如果患者出现心室肥厚、血管硬化、肾性损害等并发症，则需转介到二、三级医院就诊住院治疗，并及时随访。对于突发的脑卒中、心绞痛、心衰等急症，应及时拨打120电话，并做好院外急救。

第三节　慢性阻塞性肺疾病的社区康复

一、概述

慢性阻塞性肺疾病简称慢阻肺，发病机制尚未完全明了，近年因大气污染及吸烟人数增加等因素，慢阻肺的发病率有逐渐增加的趋势，且病死率高，目前居全世界死亡因素的第四位。慢阻肺主要症状为咳嗽、咳痰、劳力性呼吸困难，严重限制患者的活动能力，是一种重要的慢性呼吸系统疾病。

（一）定义

慢性阻塞性肺疾病（chronic obstructive pulmonary diseases，COPD）是以持久性气道阻塞为特征的一组呼吸道病症，表现为呼吸道气流受限不完全可逆、呈进行性发展，可伴有气道高反应性，包括具有气流阻塞特征的慢性支气管炎、支气管哮喘、阻塞性肺气肿及肺源性心脏病等。

（二）临床表现

起病缓慢，病程较长。慢性咳嗽，咳痰，气短或呼吸困难是COPD的标志性症状，兼有喘息和胸闷等症状。早期体征可无异常，随疾病发展出现如下体征：视诊，胸廓前后径增大，肋间隙增宽，剑突下胸骨下角增宽，称为桶状胸，部分患者呼吸变浅，频率增快，严重者可有缩唇呼吸等；触诊，双侧语颤减弱；叩诊，肺部过清音，心浊音界缩小，肺下界和肝浊音界下降；听诊，双肺呼吸音减弱，呼气延长，部分患者可闻及湿性啰音和（或）干性啰音。

二、康复评定

在康复治疗前应对患者的呼吸功能进行评定，评估日常生活活动和运动的能力。内容包括询问病史、家族史、吸烟史、职业、生活和工作环境及临床症状如咳嗽、胸闷、气短等。此外要进行以下评定：

（一）肺功能评定

包括肺容量、肺通气功能，特别是小气道的通气功能，详见第三章第九节。

（二）运动试验

有助于判断肺功能损伤程度，可作为康复治疗前后的功能评定，常用活动平板和自行车功率的评定方法。试验中应观察患者反应，测量摄氧量、二氧化碳排出量、每分钟通气量等指标，作为康复治疗的依据。

（三）日常生活能力评定

根据COPD患者的自觉气短症状，设定了日常生活能力的6个等级，详见第三章第一节。

笔记

三、康复目标

COPD 的康复主要目的在于改善顽固和持续的功能障碍（气道功能和体力活动能力）、提高生活质量、延长生命、降低医疗成本、稳定或逆转肺部疾病引起的病理生理和精神病理学的变化，以期在肺障碍程度允许的条件下，恢复生活功能至最佳状态。COPD 患者在急性发作期过后进入稳定期，临床症状虽有所缓解，但其肺功能仍在继续恶化，并且由于自身防御和免疫功能的降低以及外界各种有害因素的影响，经常反复发作，而逐渐产生各种心肺并发症。稳定期 COPD 是社区康复的工作重点，其根本目的在于预防急性发作，改善日常活动能力，尽可能恢复受损的心肺功能，防止或减缓心肺功能的减退。近年来，在一些国家和地区制定的 COPD 诊治规范中不同程度地强调了康复治疗的重要性。

四、康复治疗

（一）呼吸训练

患者应学会腹式呼吸（图 7-1）与噘唇呼吸的正确方式，以减少呼吸频率和改善通气功能。腹式呼吸吸气时腹肌放松，腹部鼓起，呼气时腹肌收缩，腹部下陷。开始训练时，患者可取卧位、半卧位或坐位，初学者可以半卧位为宜，将一手放在腹部，一手放在胸前，在感知胸腹起伏、呼吸时应使胸廓保持最小的活动度，腹部可用手适当加压，以增加呼吸时膈肌的活动度，练习数次后，可休息片刻，两手交换位置后进行训练。缓缓吸气至不能再吸时，再屏息 2~3 秒，逐渐延长至 5~10 秒，频率为 8~10 次/分钟，持续 3~5 分钟。

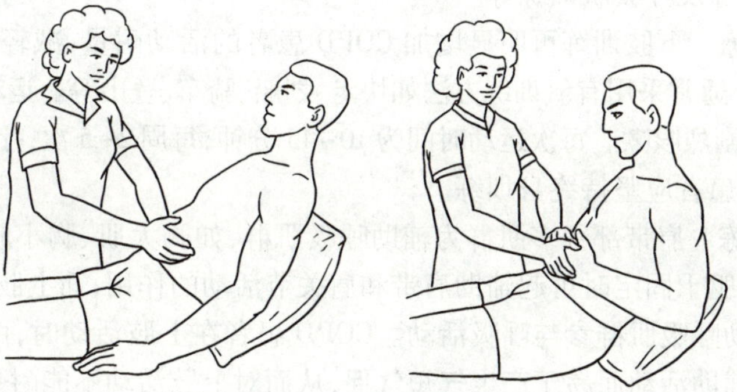

图 7-1　腹式呼吸法

噘唇呼吸用鼻子吸气，由 1 数到 2，呼气时，如吹口哨般地噘起嘴唇后慢慢向前吹气，维持吐气时间是吸气时间的 2~4 倍。患者进行呼吸训练要持之以恒，做到运用自如，才能保证在呼吸急促时控制自己的呼吸。

（二）排痰训练

排痰训练包括体位引流、胸部叩击、震颤及直接咳嗽。目的是促进呼吸道分泌物的排出，下降气流阻力，减少支气管和肺的感染。

1. 体位引流　主要利用重力促进各个肺段内积聚的分泌物排出，不同的病变部位采用不同的引流体位，目的是使此病变部位的肺段向主支气管垂直引流。引流频率视分

笔记

泌物多少而定，分泌物少者，每日上、下午各引流1次，痰量多者宜每日引流3~4次，常用引流的体位有倾斜俯卧位，头低45°、倾斜左右侧卧位，头低45°或30°、倾斜仰卧位，头低45°、半卧位。餐前进行为宜，每次引流一个部位，时间5~10分钟，如有数个部位，则总时间不超过30~45分钟，以免疲劳。

2. 胸部叩击、震颤　有助于黏稠、浓痰脱离支气管壁。其方法为治疗者手指并拢，掌心呈杯状，运用腕部力量在引流部位胸壁上双手轮流叩击拍打30~45秒，患者可自由呼吸。叩击拍打后手按住胸壁部加压，治疗者整个上肢用力，此时嘱患者做深呼吸，在深呼气时作颤摩振动，连续3~5次，再作叩击，如此重复2~3遍，再嘱患者咳嗽以排痰。

3. 咳嗽训练　咳嗽是呼吸系统的防御机能之一，COPD患者咳嗽机制受到损害，最大呼气流速下降，纤毛活动受损，痰液本身比较黏稠。因此，更应当教会患者正确的咳嗽方法，以促进分泌物排出，减少反复感染的机会。第一步先进行深吸气，以达到必要吸气容量；第二步吸气后要有短暂闭气，以使气体在肺内得到最大分布，同时气管到肺泡的驱动压尽可能保持持久；第三步关闭声门，当气体分布达到最大范围后再紧闭声门，以进一步增强气道中的压力；第四步通过增加腹内压来增加胸膜腔内压，使呼气时产生高速气流；第五步声门开放，当肺泡内压力明显增高时，突然将声门打开，即可形成由肺内冲出的高速气流，促使分泌物移动，随咳嗽排出体外。一般方法为先做深呼吸，在呼气时用力咳嗽，重复数次。如痰液已到气管或咽喉部而无力咳出时，可用双手压迫患者下胸部或上腹部，嘱其用力咳嗽将痰排出。

（三）运动训练

运动量宜从小开始，量力而行，逐渐增强运动耐受能力。以有氧训练为主，包括下肢训练、上肢训练及呼吸肌训练等。

1. 下肢训练　下肢训练可明显增加COPD患者的活动耐量，减轻呼吸困难症状，改善精神状态。通常采用有氧训练方法如快走、划船、骑车、登山等。运动后不应出现明显气短、气促或剧烈咳嗽。每次运动时间为10~45分钟，每周2~5次，疗程4~10周。为保持训练效果，患者应坚持终身训练。

2. 上肢训练　肩带部很多肌群为辅助呼吸肌群，如胸大肌、胸小肌、背阔肌、前锯肌、斜方肌等。躯干固定时可起辅助肩带和肩关节活动的作用；而上肢固定时，这些肌群又可作为辅助呼吸肌群参与呼吸活动。COPD患者在上肢活动时，由于这些肌群减少了对胸廓的辅助活动而易于产生气短气促，从而对上肢活动不能耐受。而日常生活中的很多活动如做饭、洗衣、清扫等都离不开上肢活动，为了加强患者对上肢活动的耐受性，COPD的康复应包括上肢训练，上肢训练包括手摇车训练及提重物训练。手摇车训练：从无阻力开始，每阶段递增5W（此处“W”为手摇车训练里面特有的单位），运动时间20~30分钟，速度为50转/分钟，以运动时出现轻度气急、气促为宜；提重物练习：患者手持重物，开始0.5kg，以后渐增至2~3kg，做高于肩部的各个方向活动，每次活动1~2分钟，每日2次，监测以出现轻微的呼吸急促及上臂疲劳为度。

3. 呼吸肌训练　呼吸肌训练可以改善呼吸肌耐力，缓解呼吸困难症状。

（1）吸气训练：采用口径可以调节的呼气管，在患者可接受的前提下，将吸气阻力增大，吸气阻力每周逐步递增2~4cmH_2O。开始练习3~5分钟/次，3~5次/日，以后练习时间可增加至20~30分钟/次，以增加吸气肌耐力。

笔记

(2) 呼气训练:①腹肌训练:腹肌是最主要的呼气肌。COPD 患者常有腹肌无力,使腹腔失去有效的压力,从而减少膈肌的支托及减少外展下胸廓的能力。训练时患者取仰卧位,腹部放置沙袋作挺腹练习(吸气时腹部隆起,呼气时下陷),开始为 1.5~2.5kg,以后可以逐步增加至 5~10kg,每次腹肌练习 5 分钟;也可仰卧位做双下肢屈髋屈膝,两膝尽量贴近胸壁练习,以增强腹肌。②吹蜡烛法:将点燃的蜡烛放在口前 10cm 处,吸气后用力吹蜡烛,使蜡烛火焰飘动。每次训练 3~5 分钟,休息数分钟,再反复进行。

(四)中医康复治疗

1. 中药治疗　依据中医理论辨证论治,慢性阻塞性肺疾病可分为肺肾阴虚证、肺脾气虚证、肺肾阴虚证三个证型,分别选用补肺益肾方、补肺健脾方、润肺滋肾方加减。

2. 针刺治疗

主穴:肺俞、定喘、膻中。

配穴:痰湿阻肺证,加中脘、丰隆、脾俞、足三里;痰热壅肺证,加尺泽、合谷、丰隆;表寒里热证,加尺泽、合谷、大椎。针法用平补平泻法。

3. 穴位贴敷　冬病夏治,穴位贴敷消喘膏(白芥子、延胡索、甘遂、细辛共研末,加生姜汁调成稠膏状),夏季三伏天贴敷,选穴肺俞、心俞、膈俞等。

4. 导引法　导引法强调身心的调整。如:太极拳、八段锦、五禽戏等对 COPD 有较好的治疗作用,穴位按摩、针灸、拔火罐等也有较好效果。例如,每天早晨进行约 30 分钟的太极拳训练,训练前吸入 β 受体激动剂、胆碱能受体抑制剂,训练时接受专业太极拳老师的指导,要求患者精神放松,呼吸深慢,气沉丹田,以调心(意)、调息、调形(身)为主要方式,以感到不疲惫为宜。在训练时配合常规治疗方法效果佳。

5. 保健操　预防感冒是 COPD 康复的重要内容之一,防感冒按摩操现已经得到较普遍应用,基本方法是:

(1) 按揉迎香穴:用两手中指指腹紧按迎香穴,做顺、逆时钟方向按摩各 16~32 次。

(2) 擦鼻两侧:两手大鱼际肌或两侧拇指近节互相对搓擦热,自鼻根部印堂穴开始沿鼻两侧下擦至迎香穴。可两手同时,也可一上一下进行,各擦 16~32 次。

(3) 按太渊穴:用拇指指腹按太渊穴作顺、逆时针方向按摩各 16 次,左、右侧交替进行。

(4) 浴面拉耳:主要为摩擦脸面和耳部。两手掌互搓至热,两手掌紧贴前额前发际,自上向下擦至下颌部,然后沿下颌分钟擦至两耳,用拇、示指夹住耳垂部,轻轻向外拉(也称双凤展翅),约 2~3 次,再沿耳向上擦至两侧颞部,回至前额部,重复 16 次。最后两手掌心呈环状,掩盖鼻孔,呼吸 10 次。

(5) 捏按风池穴:用两拇指指腹按该穴,其余各指分钟别置于头顶部,作顺、逆时钟方向按摩各 16 次,或用一手的拇、示指分别按两侧的风池穴,作按捏 16 次。然后,用手掌在颈项部作左右按摩 16 次。

五、健康教育

(一)知识宣教

坚持全人群和高危人群相结合的"三级预防"健康宣教策略,具体包括以下内容。

一级预防:鼓励患者尽早查明与 COPD 易感性有关的遗传学因子;切实做好控制吸烟工作,提倡不吸烟;宣传控制城市空气污染、减少职业性危害因素。

笔记

二级预防：高危人群定期进行普查宣教；二级预防工作中戒烟是最主要、最关键性措施；常用药物的作用和正确使用方法；科普 COPD 发病机制，宣传“三早”。

三级预防：继续强化戒烟；缓解期改善患者营养状态，应用中医中药健脾补肾，提高机体免疫力，预防、减少呼吸道感染，减缓疾病进展速度；加强康复训练；长期低流量吸氧可提高患者生活质量，使 COPD 患者的生存率提高 2 倍。

（二）起居照护

1. 能量节省技术　需要患者进行一定的运动治疗，在实际生活和工作中，要强调省力，完成更多的活动。基本方法是：

（1）物品摆放有序化：即事先准备好日常家务杂事或活动所需的物品或材料，并按照一定规律摆放。

（2）活动程序合理化：按照特定工作或生活任务的规律，确定最合理或者最顺手的流程或程序，以减少不必要的重复劳动。

（3）操作动作简化：尽量采用坐位，并减少不必要的伸手、弯腰等动作。

（4）劳动工具化：搬动物品或劳动时尽量采用推车或其他省力的工具。

2. 耐寒锻炼　夏季冷水擦身，秋后冷水擦脸，直至初冬，坚持冬季晨跑，逐渐增大运动量，速度不宜太快。

3. 每立方米空间，用食醋 5ml，加水煮沸，每次 30～60 分钟，每日 1 次，或隔日二次。

4. 香薷、苍术、艾叶，加适量香料、助燃剂、黏合剂，配制成药香，在居室内点燃。

（三）饮食疗法

患者应注意饮食忌辛辣、肥甘、过酸、过咸之品，戒烟酒、浓茶，宜少食多餐，进营养丰富，易消化稀软饮食，有水肿者应进低盐或无盐饮食。COPD 具体食疗方法：

1. 冬春季节，贯众、紫苏、荆芥各 10g，甘草 3g，水煎顿服，连用 3 日。

2. 夏季用藿香、佩兰、菊花、金银花各 5g，薄荷 2g，泡服代茶饮，连用 7 日。

3. 在感冒流行季节，加服板蓝根冲剂，每次 6g，1 日 2 次，连用 3 日，可减少老年肺胀的复发。

4. 广柑一个（去皮、核，压碎），加川贝粉 6g、冰糖 20g，同放入锅内蒸，待水开后再蒸 20 分钟即可。一次食用，用于慢阻肺的虚证。

（四）转介服务

COPD 是一种慢性呼吸都疾病，患者常伴多种并发症。且易因呼吸道感染等致病情加重，治疗不及时可能导致呼吸道衰竭、电解质紊乱等，患者出现咳嗽加重，黄痰，发热，呼吸困难加重，下肢水肿等应转入呼吸科就诊，积极治疗。

第四节　糖尿病的社区康复

一、概述

糖尿病作为主要的慢性疾病之一，已成为严重的全球性公共卫生问题，并且城市人口糖尿病患病率高于农村地区。我国是全球糖尿病患者最多的国家，并且糖尿病及糖尿病前期患者人数正在迅速增加。持续高血糖是基本特征。

笔记

（一）定义

糖尿病是由遗传因素和环境因素等多种致病因素作用于机体导致胰岛功能减退、胰岛素抵抗等而引发的糖、蛋白质、脂肪、水和电解质等一系列代谢紊乱综合征。糖尿病（血糖）一旦控制不好会引发并发症，导致肾、眼、神经、心脏、血管等组织的衰竭病变，严重者会造成尿毒症。

（二）临床表现

临床上以高血糖为主要特点，可出现多尿、多饮、多食、消瘦等典型表现，即“三多一少”症状。2010 年 ADA（美国糖尿病学会）糖尿病诊断标准为：

1. 糖化血红蛋白（HbA1c）≥6.5%。
2. 空腹血糖（FPG）≥7.0mmol/L（空腹定义为至少 8 小时内无热量摄入）。
3. 口服糖耐量试验时 2 小时血糖≥11.1mmol/L。
4. 在伴有典型的高血糖或高血糖危象症状的患者，随机血糖≥11.1mmol/L。

糖尿病分为：1 型糖尿病（β 细胞毁坏，导致胰岛素绝对不足）；2 型糖尿病（胰岛素抵抗和胰岛素代偿性分泌反应不足联合所致）；特殊类型糖尿病（较少见）；妊娠期糖尿病。其中 1 型、2 型糖尿病占绝大多数。

二、康复评定

（一）糖代谢功能评定

有糖尿病的症状，任何时间静脉血糖浓度≥11.1mmol/L；空腹静脉血糖浓度≥7.0mmol/L；服 75g 葡萄糖 2 小时静脉血糖浓度≥11.1mmol/L。上述三项标准中，有一项符合标准者，即可诊断为糖尿病。

（二）糖化血红蛋白测定

它能够反映过去 2～3 个月血糖控制的平均水平，不受偶尔一次血糖升降的影响，可以比较全面地了解过前一段时间血糖控制水平。我国糖尿病患者糖化血红蛋白控制标准为 6.5%，7%～8%为血糖控制一般；8%～9%控制不理想；>9%是慢性并发症发生发展的危险阶段。

（三）运动耐力评定

年龄超过 40 岁，尤其有 10 年以上糖尿病史或有高血压、冠心病及脑血管病症状和体征的患者，可采用 6 分钟行走试验或心电运动试验，同时监测试验前后血糖。

（四）心理评定

糖尿病是慢性、进行性疾病，治疗过程漫长，增加患者心理和经济负担，是患者易产生悲观情绪，耐力下降等，可用症状自评量表、艾克森个性问卷评定。

三、康复目标

迄今为止，糖尿病仍是无法根治的慢性疾病，特别是高血糖长期得不到控制的患者易导致眼、肾、神经、心脏和周围血管等组织器官的并发症，而成为糖尿病致死和致残的主要原因。康复治疗可有效地改善糖尿病患者周围组织对胰岛素的敏感性，起到辅助降低血糖的作用。另外，康复治疗还能提高糖尿病患者的心肺功能和体力活动能力，改善生活质量。因此，它是糖尿病综合治疗中的重要方法之一。

笔记

四、康复治疗

为了达到糖尿病康复治疗目标，必须采取综合康复治疗的方法，这种方法适用于各种类型的糖尿病患者，是目前治疗糖尿病最有效的方法。治疗方法包括5个方面：①饮食疗法；②运动疗法；③药物治疗；④糖尿病教育；⑤血糖监测。其中起直接作用的是饮食疗法、运动疗法和药物治疗三方面，而糖尿病教育和血糖监测则是保证这3种治疗方法正确发挥作用的必要手段。糖尿病康复治疗重点在糖尿病患者的运动锻炼、饮食控制及糖尿病教育等方面，它与临床治疗相互配合，最终达到控制血糖，缓解症状的目的。

（一）饮食疗法

饮食治疗是所有糖尿病治疗的基础，是糖尿病自然病程中任何阶段预防和控制糖尿病必不可少的措施，现介绍饮食康复治疗的目标和方法。

1. 通过饮食调节和适度的锻炼，将体重控制在正常范围内。饮食治疗应个体化即在制定饮食计划时，除了要考虑到饮食治疗的一般原则外，还要考虑到糖尿病的类型、生活方式、文化背景、社会经济地位、是否肥胖、治疗情况、并发症和个人饮食的喜好。

2. 日常膳食摄入应遵循如下原则

（1）总热量的20%~30%应来自脂肪和油料，其中少于1/3的热量来自于饱和脂肪，单不饱和脂肪酸和多不饱和脂肪酸之间要达到平衡。如患者的低密度脂蛋白胆固醇水平≥100mg/dl（2.6mol/L），应使饱和脂肪酸的摄入量少于总热量的10%，食物中的胆固醇含量应<300mg/d。如患者的低密度脂蛋白胆固醇水平≥100mg/dl（2.6mmol/L），食物中的胆固醇含量应减少至<200mg/d。

（2）碳水化合物所提供的热量应占总热量的55%~65%，应鼓励患者多摄入复合碳水化合物及富含可溶性食物纤维素的碳水化合物和富含纤维的蔬菜。对碳水化合物总热量的控制比控制种类更重要。在碳水化合物总热量得到控制的前提下，没有必要严格限制蔗糖的摄入量，可用无热量非营养性甜味剂。

（3）蛋白质不应超过需要量，即不多于总热量的15%。有微量白蛋白尿的患者，蛋白质的摄入量应限制在低于0.8~1.0g/kg之内。有显性蛋白尿的患者，蛋白质的摄入量应限制在低于0.8g/kg。

（4）食盐限量在6g/d以内，尤其是高血压患者。

3. 单独或配合药物治疗来获得理想的代谢控制，有利于对糖尿病慢性并发症的预防。对于年轻的1型糖尿病患者，供应合适的能量和营养来确保正常的生长和发育，并使饮食治疗和胰岛素治疗得到良好的配合；对于年轻的2型糖尿病患者，供应合适的能量和营养来确保正常的生长和发育，减少胰岛素抵抗，帮助患者养成良好的饮食习惯，并使饮食治疗、药物治疗、运动疗法得到良好的配合；对于妊娠和哺乳妇女，供应合适的能量和营养来确保胎儿正常的生长和发育并使代谢得到良好的控制；对于老年糖尿病患者，供应合适的能量和营养并要考虑到心理社会因素；对于使用胰岛素和促胰岛素分泌剂者，通过教育患者掌握糖尿病自我管理的技巧，减少或防止低血糖（包括运动后低血糖）发生的危险性。

4. 限制饮酒，特别是肥胖、高血压和（或）高甘油三酯血症的患者。酒精可引起应用促胰岛素分泌剂或胰岛素治疗的患者出现低血糖。为防止酒精引起的低血糖，饮酒的同时应摄入适量的碳水化合物。

5. 妊娠的糖尿病患者应注意叶酸的补充以防止新生儿缺陷。钙的摄入量应保证1000～1500mg/d，以减少发生骨质疏松的危险性。

（二）运动疗法

适当的运动可以增强机体对胰岛素的敏感性，使肌肉组织对葡萄糖的利用增加、血糖下降，改善代谢紊乱。

1. 运动的指标　最适合糖尿病患者的运动是持续而有规律的中强度的运动，如骑自行车、步行、慢跑、游泳、跳舞等有氧运动，以运动后不感到疲劳为宜。糖尿病患者运动时要注意预防诱发低血糖，运动宜在餐后1～3小时开始运动，其运动强度以心率作为指标，应控制在该年龄所达到的最高心率的60%～80%。运动前应有5～10分钟的热身和放松，提高机体的灵活性，防止肌肉的疼痛和损伤。35岁以上患者，应评估是否有心脏疾患，血糖高于14mmol/L不能运动。老年糖尿病患者要根据自己的体质和耐力情况选择适度的体育活动，以散步为主，最好在三顿饭后20～25分钟散步25～40分钟，如劳累即刻休息。有条件者，可练气功，练气功可使气血旺盛，经络疏通，抵抗力增强，宜选择“静养功”“导引”等简单易行的功法练习。

2. 运动量

（1）1型糖尿病最好每日在固定时间运动，每周至少3次，每次30分钟，运动强度为个体最大心率的60%～80%（个体最大心率=220－年龄）。

（2）2型糖尿病每周至少应运动5次，每次30～60分钟，以增加热量消耗并协助减轻体重。因其运动时间较长，故强度可略低，达到个体最大心率的60%～70%即可。

（3）完整的运动流程包括10～15分钟的热身运动，5～10分钟的整理运动，真正的锻炼时间为20～30分钟，至少要有20分钟，但也应灵活掌握，以微汗而不疲劳为原则。

（三）中西医药物治疗

1. 口服降糖药　口服降糖药包括促胰岛素分泌剂（磺脲类药物、格列奈类药物）和非促胰岛素分泌剂（α-糖苷酶抑制剂、双胍类药物和格列酮类药物）。上述药物降糖的机制各不相同。促胰岛素分泌剂刺激胰岛分泌胰岛素，增加体内胰岛素的水平。双胍类药物主要抑制肝脏葡萄糖的产生，还可能有延缓肠道吸收葡萄糖和增强胰岛素敏感性的作用。α-糖苷酶抑制剂延缓和减少肠道对淀粉和果糖的吸收。格列酮类药物属胰岛素增敏剂，可通过减少胰岛素抵抗而增强胰岛素的作用。

2. 胰岛素治疗　胰岛素是1型糖尿病患者维持生命和控制血糖所必需的药物。2型糖尿病患者在糖尿病的晚期也需要使用胰岛素来控制血糖的水平以降低糖尿病急、慢性并发症的危险性。目前通过皮下注射速效或长效的胰岛素尚不能模拟体内胰岛素分泌的生理学曲线，需通过适当的饮食控制，运动和调理及自我血糖水平监测，获得满意的血糖控制效果。

3. 中医辨证论治　中医将糖尿病归入“消渴”范畴。阴虚热盛证，一贯煎合六味地黄汤加减；气阴两虚证，参麦饮合炙甘草汤加减；阴阳两虚证，八味肾气丸加减。

五、健康教育

健康教育被公认是其他治疗成败的关键。良好的健康教育可充分钟调动患者的

笔记

主观能动性，积极配合治疗，有利于疾病控制。糖尿病的治疗应是综合性的治疗。“综合性”的第一层含义是：糖尿病的治疗是包括饮食控制、运动、血糖监测、糖尿病自我管理教育和药物治疗。“综合性”的第二层含义是：虽然糖尿病主要是根据高血糖确诊因而需要医疗照顾，但对大多数的 2 型糖尿病患者而言，往往同时伴有“代谢综合征”的其他表现，如高血压、血脂异常等，所以糖尿病的治疗应是包括降糖、降压、调脂和改变不良生活习惯如戒烟等措施的综合治疗，控制血糖，延缓和减轻糖尿病慢性并发症的发生和发展。

（一）知识宣教

一级预防：体重增加时，应及时限制饮食、增加运动量，尽早恢复至正常；要养成终身运动的习惯，讲究科学和艺术，循序渐进、量力而行、兼顾兴趣，最好结伴运动，便于坚持和取得良好的效果；坚持戒烟和少饮酒，摒弃不良生活习惯；有糖尿病家族史，且本人肥胖，血糖偏高，少运动的高危人群，应重点关注。

二级预防：血糖监测是糖尿病管理中的重要组成部分，自我监测可使患者全面了解自己的用药水平和控制水平。通常一日可测 4 次血糖：1 次空腹血糖，3 次餐后两小时血糖。血糖监测应设为中老年人常规体检项目，发现糖尿病迹象，应及时去测定和仔细鉴别，尽早诊断并争取早期治疗。在常规注射胰岛素前 30~60 分钟，应测手指毛细血管血糖，以确认胰岛素的准确用量，应用胰岛素的患者应密切观察其低血糖反应，如心慌、出汗、抽搐、头痛、焦虑、饥饿等症状；出现此反应可用美国糖尿病协会（ADA）推荐的 10~15g 单糖口服或一杯果汁，一杯含糖饮料或 2~3g 葡萄糖片，经过上述处理 10~30 分钟才能复查血糖，如果检查太早，会由于数值不准确而导致不必要的两次口服含糖食品，如果症状和体重还没有改善或血糖水平没有达到正常，可重复上述处理。

将血糖长期维持在正常或接近正常的水平，需要运用饮食、运动、药物等手段综合控制。此外，心理治疗对糖尿病的控制和康复也非常重要，乐观稳定的情绪有利于维持患者内在环境的稳定，正确的精神状态和对疾病的态度应该是在医师正确指导下，发挥主观能动性，学习防治糖尿病知识，通过尿糖和血糖的监测，摸索出影响病情的有利和不利因素，掌握自己病情的特点，有坚强的信心和毅力，认真治疗而不紧张，坚持不懈地进行合理的饮食、体力活动、劳逸结合。以正确的药物为基础，通过心理治疗的配合，达到有效的控制和防治糖尿病的目的。

三级预防：预防或延缓糖尿病慢性并发症的发生和发展，降低伤残率和死亡率，是糖尿病三级预防的重点。糖尿病患者应定期进行全身体检，特别是对眼、肝肾功能、血脂、血压等的检查。注意保持身体清洁，避免损伤，尤其对于糖尿病足，应作为预防的重点：每日检查指甲和趾间，注意颜色变化；每日用温热的中性肥皂水洗脚，洗后擦干，水温不宜超过 35℃；使用热水袋时水温不宜超过 50℃，以免烫伤；穿宽松柔软透气好的衣服、合脚舒适的鞋袜，如发现皮肤破损及时处理预防感染。

（二）起居照护

1. 情绪平稳　很多人一旦患上糖尿病，大多都会经历一个心理波动的阶段。但是精神萎靡，情志失调会导致内分泌紊乱，不利于控制血糖。所以，糖尿病患者一定要保持心态上的平稳，正确面对糖尿病，以充分的自信心去战胜疾病。

2. 注意心脑血管的护理　老年糖尿病患者引发心肌梗死的可能性为一般患者的 5~7 倍。所以应定期检查心血管病变情况，特别是感觉明显乏力、胸痛、心慌、气短及

笔记

心律失常、血压降低等异常症状时，须及早去医院做心电图检查。

3. 保持充足睡眠　睡眠是控制糖尿病的重要条件，充足的睡眠对于血糖的下降能起到一定作用。

（三）饮食疗法

如上介绍了糖尿病康复饮食疗法，现介绍几种食疗方。

1. 黄芪 30g，山药 60g（研粉）。先将黄芪煮汁 300ml，加入山药粉搅拌成粥，每日服 1~2 次。

2. 双耳汤：白木耳、黑木耳各 10g，洗净加清水蒸笼蒸至木耳熟烂，食木耳饮汤。适用于糖尿病患者眼底出血症。

3. 菊槐绿茶饮：菊花、槐花、绿茶各 3g，沸水冲泡饮用。适用于糖尿病伴高血压患者。

4. 苦瓜茶饮：鲜苦瓜 1 个（去瓤去籽，选苦瓜肉），绿茶适量，温水冲泡。适用于轻型糖尿病患者。

5. 芹菜粥：鲜芹菜 60~100g，切碎，粳米 50g，煮粥食用。适用于糖尿病合并高血压者。

6. 葛根粉粥：葛根粉 30g，粳米 50g，共煮粥服用。适用于老年人糖尿病，或伴有高血压。

（四）转介服务

糖尿病康复的重心在基层，因此社区要加强和二、三级医院的合作，建立双向转诊制度，保证服务的连续性。对于患者在社区或家庭中出现的治疗问题，社区工作者无法处理时，应及时转介到二、三级医院规范治疗，并做好转诊患者的随访工作。对病情稳定及对社区康复有需求的患者，应及时转介到社区进行康复治疗，对特别困难，且丧失劳动能力者，要及时转介纳入社会保障体系。

对于突发出现心慌、出汗、恶心呕吐以及有明显的饥饿感等低血糖情况，应立即喝糖水和进食，防治低血糖的发生。由于各种原因停用降糖药物或饮食过量诱发酮症酸中毒，出现疲倦甚至昏迷，应立即送附近医院进行救治。

学习小结

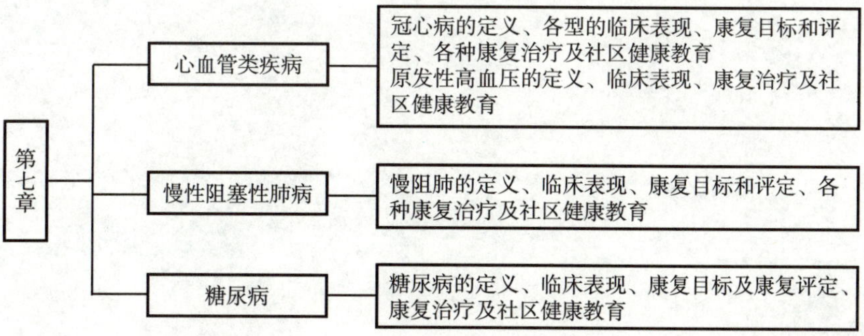

复习思考题

患者，女，57 岁，COPD 患者。前往社区康复中心就诊，主诉：吸烟史 26 年，咳嗽、喘息10年余，痰多，感呼吸困难，短距离慢走即感气促。体格检查：桶状胸，运动正常，肋间隙增宽；叩诊过清音，右肺下界平锁骨中线第七肋间；听诊：双肺呼吸音减弱，两肺广泛存在干、湿啰音及散在哮鸣音。

辅助检查：胸片显示两肺通透过强；肺通气功能检查FEV1/FVC为65%，FEV1为60%预计值。

问题：1. 请在开展康复治疗前，对患者进行肺功能康复评定。

2. 结合评定结果为患者制定康复计划。

（许伟岚）

第八章

精神、智力、听力和视力障碍的社区康复

学习目的

通过本章学习精神障碍、智力障碍、听力障碍和视力障碍的概念和康复评定、康复服务的主要内容和方法，为建立和完善社区康复工作的社会化工作体系、为残疾人提供终生服务奠定基础。

学习要点

精神障碍、智力障碍、听力障碍和视力障碍的康复评定及治疗；精神障碍、智力障碍、听力障碍和视力障碍的康复服务的内容与方法；精神障碍、智力障碍、听力障碍和视力障碍的定义。

第一节　精神障碍的社区康复

一、概述

（一）定义

精神障碍（mental disorder）是以个体认知、情感调节或行为紊乱为显著临床特征的一种综合征。它反映了个体心理、生理和发育过程中相关精神功能的障碍。精神残疾（mental disability）是指各类精神障碍持续一年以上未痊愈，由于存在认知、情感和行为障碍，以致影响其日常生活和社会参与。

（二）分类

1. ICD-10 分类　目前最新版本仍是 WHO 1992 年出版的第 10 版，简称《ICD-10》，第 11 版预计在 2018 年开始执行。主要按照病因病理学分类和症状学分类兼顾的原则，更着重于疾病描述，通用性更强。主要将精神障碍分为器质性（包括症状性）精神障碍，使用精神活性物质所致的精神及行为障碍，精神分裂症、分裂型及妄想性障碍，心境（情感）障碍，神经症性、应激性及躯体形式障碍，伴有生理障碍及躯体因素的行为综合征，成人的人格与行为障碍，精神发育迟缓，心理发育障碍，通常发生于儿童及少年期的行为及精神障碍，其他待分类的精神障碍。《ICD-10》在国际上被广泛认可并被多个国家和地区作为官方的标准疾病分类系统，包括我国。

2. DSM-5 分类　DSM-5 由美国精神医学学会于 2013 年颁布，主要按照症状学分

笔记

类原则，更强调诊断准则，更为精确。将精神障碍分为 22 类。

3. CCMD-3 分类 CCMD-3 由中华精神科学会于 2001 年颁布，兼顾症状学分类和病因病理学分类原则。将精神障碍分为 10 类。

（三）康复目标

1. 预防精神障碍的发生 早期发现、早期治疗和全面康复，防止精神障碍的发生以及进一步发展成为精神残疾。

2. 尽可能减轻精神障碍程度 尽可能防止精神障碍患者出现精神衰退，逐步提高生活自理能力。

3. 提高精神障碍患者的社会适应能力 提高或恢复精神障碍患者原有的社会功能，使其能较好地完成社会角色，减少对社会的不良影响，提高其生活质量。

4. 恢复劳动能力 通过各种康复措施和训练手段，使精神障碍患者具有代偿性生活和工作技能，充分发挥其保留的各项能力。

（四）精神残疾社区康复网络及支持系统

1. 精神残疾社区康复网络

（1）构成：社区康复网络由自上而下建立的组织管理网络、技术指导网络和治疗康复系统组成。组织管理网络是开展精神残疾防治康复工作的根本保证，由政府及其卫生、民政、公安、计划、财政、劳动和社会保障、残联等有关部门组成领导小组，下设康复工作办公室；技术指导网络提供技术支持，是技术资源中心；治疗康复系统保障患者的治疗与康复。

（2）特点：①坚持社区服务：以社区为基础、家庭为依托，充分发挥社区内现有机构、设施、人员的作用，资源共享，对精神残疾者提供终生服务；②“个性化、整体化、长期化”的工作模式：对整个社区的精神残疾康复对象要分别制定整体的管理规划和个体化康复计划并长期坚持。

2. 精神残疾康复的支持系统 该系统负责组织精神残疾的康复需求摸底调查，建立康复服务档案，为精神残疾人提供康复服务和相应的支持，提供康复服务信息和转介服务。

（1）康复协调员队伍：主要由社区委员会干部、基层卫生工作人员、社区志愿者及其家属兼任，负责监护、记录、上报精神残疾患者的病情变化、服药及日常生活等，对周围群众开展宣传教育。

（2）家庭康复：是精神障碍社区康复工作的一种主要形式。主要监督患者服药、心理疏导、帮助患者进行社会交往等。

（3）日间医院和夜间医院：在专业治疗机构设立的日间病房和夜间病房是患者回归社会的“过渡站”。在日间医院，患者夜间返回家里，白天接受治疗和康复训练；而夜间医院则是患者白天进行正常工作，晚上回到医院。

（4）精神病康复站：属于长期看护场所。主要针对社会功能已经明显衰退，或者可能对社会造成危害、但病情无法得到控制的精神残疾者。

（5）娱疗站和福利工场：利用各类社区服务设施开办工疗、娱疗、福利工作场所，专门安置无职业或暂时不能回归社会的精神残疾者。

笔记

二、康复评定

（一）精神残疾的分级

按照 WHO 提供的《社会功能缺陷筛选表》所列 10 个问题的评分来划分精神残疾的等级。10 个问题主要了解患者最近一个月关于职业工作、婚姻职能、父母职能、社会性退缩、家庭外的社交活动、家庭内活动过少、家庭职能、个人生活自理、对外界的兴趣和关心以及责任心和计划性等十个方面的情况。每个方面问题的评分为 0~2 分，只有一个问题被评为“1 分”或各题均被评为“0 分”的，不属于精神残疾的范围。具体内容见表 8-1。

表 8-1　精神残疾等级

等级	程度	社会功能缺陷筛选表 10 个问题的回答情况
一级	极重度	有 3 个或 3 个以上问题被评为“2 分”
二级	重度	有 2 个问题被评为“2 分”
三级	中度	只有 1 个问题被评为“2 分”
四级	轻度	有 2 个或 2 个以上问题被评为“1 分”

（二）我国精神残疾分级

参照我国国家标准《残疾人残疾分类和分级标准》（GB/T 26341—2010），共分四级。18 岁及以上的精神障碍患者依据 WHO-DAS Ⅱ 分值和适应行为表现分级，18 岁以下精神障碍患者依据适应行为的表现分级。

三、康复服务

（一）康复治疗

1. 康复原则　应采取不同途径和方式，重视患者的行为技能训练和心理康复，充分考虑环境因素和家庭因素，尽最大可能促使精神障碍患者心理、生理和社会功能全面、整体的康复，回归社会。

（1）训练行为技能：最大限度恢复独立生活能力以及家庭职能、工作效能、社交技能，努力提高生活质量，改善社会地位和健康状况。

（2）调整改善环境：创造条件建立有利的过渡性康复设施，在服务设施及生活条件上适应需求，争取社会支持，解决就业和职业康复问题。

（3）优先心理康复：始终贯彻心理支持与心理教育理念，并结合有效的心理治疗，保证心理活动和心理需求的健康发展。

（4）重视家庭参与：积极采取家庭干预，动员家庭成员与社区配合，担负起应尽的职责。

（5）进行科学普及：充分利用各种媒体普及精神卫生知识，使群众掌握一定的精神卫生知识，正确对待自我或周围的精神障碍患者。

2. 社区康复治疗方法及目的　精神障碍的社区康复是综合性、协调性地应用医学的、教育的、社会的、职业的和其他一切可能的措施，让患者在社区得到服务，使精神障碍患者达到躯体功能、心理功能、社会功能、职业能力的全面恢复，防止进一步发展成为精神残疾,进而获得平等的权利参加社会生活,履行应尽的社会职责。

3. 常见精神障碍的社区康复治疗 本节主要介绍社区常见的精神分裂症、情感性精神病的康复治疗。

(1) 精神分裂症的康复:精神分裂症是导致精神残疾的主要疾病之一,社区康复的对象多为慢性精神分裂症患者。

1) 早期干预:康复要从急性期开始,最大限度防止其心理社会功能减退。

2) 模拟社区生活区:除了急性症状严重尚未控制的患者以外,其余患者即使不能回归社区,也应该在医院内建立一种开放式的环境小区,培养患者独立生活能力,这种集中小区类似于"模拟社区生活区"。

3) 作业治疗:根据精神障碍的不同阶段和表现,结合患者的兴趣爱好,由社区安排在工疗站、日间医院等分别实施合适的作业治疗。如扑克、拼图、体操、太极拳等。

4) 支持性心理治疗:对患者进行劝解、疏导、安慰、解释、鼓励,帮助患者树立信心和正确的人生态度。

5) 家庭干预:家庭干预是一项对精神分裂症有效的社区康复措施。其治疗要求尽可能动员家庭成员参与到患者的训练过程中,最大限度提高患者的适应力。

(2) 情感性精神病的康复:情感性精神病是一组以情感障碍为原发性症状、呈周期性发作、间歇期内完全正常的精神病。又称躁狂抑郁性精神病。

1) 心理康复:可以通过言语或文字等各种形式的康复训练给予患者心理安抚与帮助,使患者增强信心,认识自身价值,尽可能减轻和纠正认知、情感及行为等方面的功能异常。

2) 药物治疗:药物治疗是情感性精神病的首选治疗。

3) 康复护理:有自杀倾向的抑郁症患者要日夜看管,而躁狂症患者应该尽可能与他人分开,但同时也需一定的自由活动范围。

4. 中医药防治精神障碍 精神障碍中医有"癫狂""脏躁""百合病"等称谓。中药治疗以调整阴阳为原则,使用解郁化痰、降火化瘀、宁心安神等中药。针灸治疗则以清心醒脑、豁痰宣窍、潜阳泻火为治则,以任督二脉、心及心包经穴位为主。取得了较好的疗效。

(二)健康教育

主要是对社区人群通过多种方式普及精神卫生相关知识。使社区人群正确对待、早期发现和早期治疗精神障碍患者,防止精神残疾的发生,减少精神障碍患者对自身和他人的伤害,促进社区人群的整体心理健康水平。

1. 知识宣教 精神障碍已成为严重危害全人类身心健康的重大公共卫生问题之一。遗传、神经发育、感染、躯体疾病、创伤、营养不良以及毒物等是导致精神障碍的主要生物学因素。应激事件、人格特征、性别、家庭教育方式、文化宗教背景以及人际关系等是导致精神障碍的主要心理及社会因素。

2. 三级预防 一级预防,即精神障碍的病因预防。主要包括:对社区人群进行精神卫生知识普及,开展心理健康咨询和保健,防止近亲结婚,做好围生期保健,早期发现"高危人群"并及时进行干预,定期进行流行病学调查等。二级预防是精神障碍防治工作中极为重要的环节,重点是早发现、早诊断和早治疗精神障碍患者,防止复发。主要包括:提高社区人群早期发现精神障碍患者的能力,指导已确诊和可疑精神障碍

笔记

患者家属及时到医院诊断和治疗。三级预防重点是防止精神障碍复发，通过各种方法提高患者的功能水平和生活质量，促进其回归社会和家庭。主要包括：为精神障碍患者提供康复训练和心理指导，定期随访社区内精神障碍患者等。

（三）康复管理

根据《中华人民共和国精神卫生法》要求，精神障碍的社区康复管理内容主要包括：①建立严重精神障碍患者的健康档案；②对需要康复的精神障碍患者提供场所和条件，对患者进行生活自理能力和社会适应能力等方面的康复训练；③对在家居住的精神障碍患者定期随访；④指导患者用药和开展康复训练；⑤对患者的监护人进行精神卫生知识和看护知识的培训；⑥对严重精神障碍患者应转介到专科医院治疗。

第二节　智力障碍的社区康复

一、概述

（一）定义

智力（intelligence）又称智能，指人们认识客观事物并运用知识解决实际问题的能力。智力涉及感知、记忆、思维、言语等一系列的认知和言语功能，是由先天因素和后天实践共同作用产生和发展的。

智力障碍（disorder of intelligence）是指一种以智力功能和适应行为都存在显著限制为特征的障碍。智力残疾（disability of intelligence）指智力显著低于一般人水平，并伴有适应行为障碍。适应行为（adaptive behavior，AB）是指个体实现人们期待的与其年龄和文化群体相适应的个人独立与社会职责的程度或效果。

（二）智力残疾的分类

根据智力发育时间，可将智力残疾分为两类。先天或智力发育期间（18 岁以前）由各种有害因素导致的精神发育迟滞；智力发育成熟之后因各种有害因素造成的智力损害或智力明显衰退，如因疾病造成的痴呆。

（三）康复目标

主要是通过智力障碍筛查、建立康复服务档案、智力障碍预防及健康教育、社区医疗康复、转介服务、精准康复服务等方式早发现、早诊断、早治疗智力障碍患者，从而降低智力障碍的发生率、最大限度降低智力障碍程度、最大程度改善智力障碍患者的功能，防止进一步发展成为智力残疾，提高其社会适应能力，尽可能恢复劳动和工作能力，重返社会。

二、康复评定

（一）智力功能的评定

常用韦氏智力测验，有成人、儿童和幼儿三个量表。所得的结果用数字表示，称为智商（IQ）。详见本书第三章第三节。

（二）精神发育迟滞的分级

WHO 根据智商将精神发育迟滞分为轻度、中度、重度和极重度四个等级。见表 8-2。

笔记

表 8-2 精神发育迟滞的分级

严重程度	智商	接受教育和康复训练能力	生活能力
轻度	50~69	初级教育或特殊教育	可独立生活
中度	35~49	特殊教育和训练	掌握简单生活技能，半独立生活
重度	20~34	简单训练	生活自理能力差，需要监护
极重度	<20	无能力	无生活自理能力，需要监护

（三）我国智力残疾的分级

按 0~6 岁和 7 岁以上两个年龄段发育商、智商和适应行为分级。0~6 岁儿童发育商小于 72 的直接按发育商分级，发育商在 72~75 之间的按适应行为分级。7 岁以上按智商和适应行为分级；当两者的分值不在同一级时，按适应行为分级。WHO-DAS Ⅱ 分值反映的是 18 岁及以上各级智力残疾的活动与参与情况。具体内容见附录一。

三、康复服务

（一）康复治疗

智力障碍的康复治疗强调早期干预。根据智力障碍的程度、年龄、社区、家庭条件安排训练的目标以及近期和远期康复计划，立足社区和家庭，对智力障碍儿童开展运动、感知、认知、语言交往、生活自理和社会适应能力训练，对成年智力障碍患者开展生活自理、社会生活能力、就业能力等训练，提供日间照料、娱乐活动、支持性就业等社区康复服务。在有条件地区兴建集康复、教育、文娱、劳动等内容为一体的智力障碍患者托养机构、庇护就业机构，为智力障碍患者提供系统化、终身性康复服务。

1. 儿童智力低下的康复　儿童智力低下一般是指儿童由各种有害因素导致的精神发育迟滞，一般智力功能明显低于同龄水平，同时伴有适应性行为缺陷。儿童智力低下应早发现、早治疗，主要以家庭方式、集体方式、家庭与集体相结合的方式进行。医师和特教老师指导患儿的父母及带教人学习掌握特殊儿童心理特征、个别化教学、言语教育训练、按摩治疗等实用技术和康复教育方法，提高家庭康复和家庭教育的技能和水平。

（1）康复原则：智力低下儿童确诊后，教育康复训练目前仍是最有效的康复措施。应遵循以下原则：①补偿身心缺陷，达到全面发展；②因材施教；③直观性教学；④反复巩固；⑤小步前进；⑥及时强化。

（2）学龄期智力低下的康复治疗：主要进行粗大运动、精细动作、语言、适应性行为、认知能力、个人—社会行为等方面的训练。具体方法有：

1）婴儿刺激：是指对 1 岁以内的智力低下儿童采用的以感知训练为重点的强化教育。使得智力低下儿童尽早开始与外界交往。

2）集体教学：训练者同时对 7~8 个及以上的智力低下儿童进行教学。

3）集体活动：组织智力低下儿童一起活动。

4）个别训练：针对每个智力低下儿童的实际情况，实施个别针对性训练。在确定观察对象、掌握智力低下儿童基本情况和家庭康复教育需求后，医师和特教老师利用周末集中开办家长学校，邀请有关方面专业技术人员讲课，培训智力低下儿童父母及

笔记

带教人，更新他们康复教育儿童的观念，向患儿父母传授实用技术和康复教育方法，培训患儿父母掌握在家庭开展教学的技能技巧，以提高家庭教育和康复的技能和水平。

2. 成年人智力低下的康复　成年人智力低下一般是指成年人由于先天性或者后天的原因，大脑出现器质性损害，或者由于脑发育不完全，从而造成认识活动持续障碍以及心理活动障碍。康复重点是进行生活自理、简单劳动技能、适应社会生活的训练。通过康复使智力低下成年人建立自信心和融入社会的愿望，了解和掌握一定的职业技能，形成积极向往新工作和乐观向上的生活态度，遵守社会公德，树立职业道德，掌握一定的现代化科学知识的工作技能。具体方法包括：

1）向智力低下成年人提供文明礼仪、熟悉社区环境、利用社区资源、掌握安全常识等方面的训练。

2）为智力低下成年人及其家庭提供日间照料、娱乐活动等服务以及生活、医疗和就业等方面的信息及咨询服务。

3. 中医药防治智力障碍　智力障碍中医有“痴呆”“五迟”“五软”“惊胎”“解颅”等称谓。中药治疗以补肾养肝，健脾养心，祛痰化浊，活血化瘀，解毒通络，开窍醒神为治则，针灸治疗及推拿治疗也取得了良好临床疗效。

（二）健康教育

1. 知识宣教　遗传、铅中毒、营养问题、围产期药物滥用、产伤、传染病、外伤以及家庭关系、家庭教育和社会教育等生物学、社会文化、行为及教育因素等是导致智力障碍的主要因素。

2. 三级预防　降低智力障碍患病率最有效的措施就是预防。1981 年联合国儿童基金会提出三级预防的概念，三级预防的中心是将预防、治疗和服务紧密结合起来。

（1）一级预防：一级预防主要是消除智力低下的病因，预防疾病的发生。具体措施有：①采取婚前检查、进行遗传咨询、避免近亲婚姻等；②实行围产期保健（高危妊娠管理、新生儿重症监护、劝阻孕妇饮酒吸烟、避免或停用对胎儿发育有不利影响的药物）；③进行传染病（病毒、细菌、原虫）的免疫接种；④防止产时脑损伤，防止脑部疾病引起癫痫反复发作；⑤注意环境保护（防止理化污染、中毒及噪音损害）；⑥减少颅脑外伤、溺水、窒息等意外事故；⑦加强学前教育和早期训练；⑧禁止忽视和虐待儿童。

（2）二级预防：二级预防主要是早期发现，及时治疗。具体措施有：①对高危新生儿进行随访，早期发现疾病，给予治疗，尤其应该注意婴幼儿时期蛋白质和铁、锌等微量元素的供应和适当环境刺激对智力发育的良好作用；②对学龄前儿童定期进行健康检查，如：体格、营养、精神心理发育、视觉和听觉等；③新生儿先天代谢性疾病筛查，如：甲状腺功能低下、苯丙酮尿症；④遗传病产前诊断、出生缺陷监测（染色体病、神经血管畸形、代谢疾病）。

（3）三级预防：三级预防是在已经发生脑损伤、缺陷之后，采取综合措施，以预防进一步发展为智力残疾。这需要社会、学校、家庭各方面协作进行综合预防，早期干预和刺激，给予特殊教育和康复训练，使智力低下儿童的功能有所改善。

3. 家庭教育　家庭是社会的细胞，是儿童的第一学习课堂，人们越来越重视家庭对儿童的影响。智力残疾儿童的教育训练，尤其需要在家庭中得到维持和延续，特别是母亲的直接参与，效果会更好。开展智力残疾儿童的家庭教育，首先应当了解家长

笔记

的心态，帮助家长取得心理平衡，认识家庭教育的重要性。其次，提供有关智力残疾儿童相关资料；提供有关的社会服务资源，以及申请或使用方法等；介绍有关智力残疾儿童在生活上的特殊需要，指导家长如何满足儿童的需要；指导家长学习和发展有关教养儿童的知识与技巧，诸如儿童心理发展的基本规律，早期发现与早期干预的知识和技能等；指导家长以明智而一致的教育态度去教育训练子女，做到不过度保护、不当面取笑、不与其他儿童攀比、不进行威胁与恐吓、讲话和指令有针对性。

4. 社区教育　智力残疾儿童是社区的一份子。生活在社区里，即需要家庭与学校给予教育与训练，也需要社区给予积极支持，协同学校与家庭开展各项有益的康复服务措施。社区在宣传优生、优育、优教的同时，应当广泛宣传群众，使人们消除对智力残疾儿童的偏见与歧视，以正确和积极的态度去关心与帮助其本人及其家庭，积极参与教育、训练等各项康复措施。

（三）康复管理

按照国家《残疾人康复服务“十三五”实施方案》的要求，结合《社区康复“十二五”实施方案》实施办法。智力残疾的社区康复管理内容主要包括：①智力残疾的筛查和诊断；②建立智力残疾人康复档案；③为智力残疾人提供康复治疗和训练；④智力残疾康复知识普及；⑤转介服务。

第三节　听力障碍的社区康复

一、概述

（一）定义

听力（hearing）是指人耳对声音的收集、感知能力。听力障碍（hearing handicap）是指听觉系统中的感音、传音以及听觉中枢发生器质性或功能性异常，而导致听力出现不同程度的减退。

听力残疾（audial disability）是指各种原因导致双耳不同程度的永久性听力障碍，听不到或听不清周围环境声及言语声，以致影响其日常生活和社会参与。程度较轻的习惯称为重听（hard of hearing），程度较重显著影响社交能力的习惯称为聋（deafness）。

（二）耳聋的分类

耳聋的分类方法很多，具体内容见表8-3。

表8-3　耳聋的分类

分类方法	内容		
依据病变性质	器质性聋	功能性聋	
依据病变部位	传导性聋	感音神经性聋（感音性聋、神经性聋、中枢性聋）	混合性聋
依据发病时间	先天性聋	后天性聋	
依据病因	遗传性	疾病及外伤	环境及药物

（三）康复目标

主要通过听力障碍筛查、建立康复服务档案、听力障碍预防及健康教育、社区医疗康复、转介服务、精准康复服务等方式降低听力障碍的发生率、最大限度降低听力障碍程度、最大程度改善听力障碍患者的功能，防止进一步发展成为听力残疾，提高其生活质量，重返社会。

二、康复评定

1. 耳聋分级　参照国际标准化组织（ISO）1964 年公布的标准和 WHO 1980 年的类似标准，耳聋分为五级，以 500Hz、1000Hz 和 2000Hz 的平均听阈为评价指标，以单耳听力损失为准，见表 8-4。

表 8-4　耳聋分级

分级	500Hz、1000Hz 和 2000Hz 的平均听阈
轻度聋	26～40dB
中度聋	41～55dB
中重度聋	56～70dB
重度聋	71～90dB
极重度聋	>91dB

2. 我国听力残疾的分级　参照 2010 年国家标准《残疾人残疾分类和分级》，不配戴助听放大装置，按平均听力损失及听觉系统的结构、功能，活动和参与，环境和支持等因素，将听力残疾分为四级。其中 3 岁以内儿童，残疾程度为一、二、三级的定为残疾人。

三、康复服务

（一）康复治疗

聋儿康复是一门涉及医学、教育、工程、社会等诸多方面的边缘学科，经历了从手势语教育为主体的自发康复教育阶段、聋儿康复机构建立阶段到现在的社区家庭康复阶段的发展过程。

聋儿康复应遵循“三早”原则：早发现、早配助听器、早训练。早发现：当家长发现孩子有听力或语言发育迟缓，应尽早求助于专科医师，不可轻率地判断“无异常”或“讲话迟”的结论；早配助听器：据报道，约 85%的聋儿有不同程度的残余听力，借助助听器，加上科学训练，多数聋儿可以讲话交流；早期开展听觉言语训练：3 岁以前是儿童大脑发育最快的时期，也是学习语言最关键时期；7 岁以前是最佳期；7～12 岁是可塑期。

1. 聋儿听力言语康复　人类靠听觉感知和分辨自然界的各种声音，靠听觉学习建立语言系统，靠语言进行社会交往。听力障碍会严重影响儿童的语言能力，因此，聋儿的康复不仅需要听力康复，还同时需要言语康复。听觉言语康复训练一般包括听觉训练、发音训练和言语训练，三者要交叉进行。

（1）听觉训练：包括判断声音察觉能力训练，听觉注意能力训练，分辨不同声音能

笔记

力训练，选择性听取能力训练，听觉反馈能力训练。

1）戴好助听器是前提条件：必须由助听器验配专业人员依据聋儿的听力损失情况，选择适宜功率的助听器，并且进行助听器验配和评估，明确助听器的处方。

2）内容由简单到复杂：聋儿刚开始配戴助听器时应多听一些动物的鸣叫声、音乐声、自然环境声音，逐渐增加对语音、语言的识别。如果以半年为一个训练周期，可将其分为 3 个阶段，训练内容分别是：第一个阶段，80%为简单声音，20%为言语声；第二个阶段，50%为简单声音，50%为言语声；第三个阶段，20%为简单声音，80%为言语声。

3）方法由多感法与单一法相结合，寓于游戏中：每个阶段的训练又可分为 3 个层次：①对于新知识、新内容用多感法训练，即通过视、触、听，加深聋儿对所学内容音、形、义的理解；②用单一法进行强化听觉训练，形成听觉概念；③在与聋儿进行言语交往时，仍需聋儿视觉、听觉的同时参与。

（2）发音训练：由于聋儿缺乏听觉反馈，对自己的错误发音不能及时、有效地纠正与调节，发音各部位运动不协调等原因导致发音不准、走调及不流畅等问题，因此需要科学的发音训练来帮助聋儿正确发音，提高清晰度和流畅度。

1）构音器官运动训练：进行口部和舌的训练，使发音器官灵活、协调地运动。①口部训练：可编排包括张口、闭口及双唇扁、圆、张开、闭合、前突、后缩、咬唇等动作的口部操。注意做口部训练时舌头平放，不能后缩或隆起，舌尖自然地贴在下牙齿龈。②舌的训练：可编排包括舌体顶、卷、伸及上、下、左、右运动等动作的舌操。③发音训练：做完口操、舌操后，马上训练发音动作，连续发“嗒、嗒、嗒”“啪、啪、啪”等音及[a]、[o]、[e]、[i]、[u]、[ü]等音。发音时舌头和双唇要有力度，读音响亮，口形准确。遵循先慢后快、循序渐进原则。

2）呼吸与控制气流训练：听力障碍儿童因为长期没有有声语言的刺激，吸气表浅，又不会控制气流，说话时声音存在无力的现象，必须进行呼吸训练。①深呼吸：深吸气、慢呼气。吸气要足，呼气要均匀。做到“吸气一大片，呼气一条线”。②声气结合训练：主要训练患儿说话用气和控制气流的能力。可进行数数练习，从 1、2、3、4……往下数，数到一口气用完。数数的速度先慢后快，这样既可练习呼吸也能练习口腔肌肉动作的敏捷性。③增加和控制呼气量训练：吹风车、吹气球、吹纸条、吹蜡烛等。

（3）言语训练：帮助学习、理解词语，掌握基本语法规则，培养语言表达运用的能力，达到听说交往的目的。

1）积累基本词汇：帮助聋儿理解、掌握基本词汇是言语训练的基础内容，也是最先进行的内容。为以后词汇的扩充、言语的发展奠定基础。

2）对话能力的培养：帮助聋儿逐步听懂、理解别人的提问，组织语言正确回答，逐步对自己感兴趣的事提出问题，听懂别人的解释，逐步学会与人进行交谈等。

3）阅读能力的培养：阅读训练是帮助聋儿学习语言的较好方法，并且培养阅读能力会为以后聋儿的继续学习打下良好的基础。

2. 配戴助听器后的康复训练　助听器是聋儿康复的基本条件，是老年性聋康复的主要工具。

（1）是否需要选配助听器：听力损失在 0~30dB 之间，听力属于大致正常，不需要配戴助听器。具体相关内容见表 8-5。

笔记

表 8-5 听力残疾与助听器

听力残疾	听力损失(dB)	是否配戴助听器	效果
四级	41~60dB	可配可不配	配戴对提高听力好处极大
三级	61~80dB	可配	效果好
二级	81~90dB	可配	效果好
一级	≥91dB	不需要	无效

(2) 助听器配戴的选择:即使仅一侧耳聋,只要达到配戴助听器的程度,也应该配戴。双侧耳聋且听力损失程度大致相同,只需选择一台助听器,两耳交替使用,以减少听觉疲劳。两耳损失听力不相等时最好两侧均配,或者根据具体情况而定,如:两耳听力损失>60dB,且一耳听力较好,则先配听力较好侧耳。两耳听力损失≤60dB,且一耳听力较好,则先配听力较差侧耳。

(3) 配戴助听器后的训练

1) 适应性训练:每天配戴助听器的时间逐渐延长,从十几分钟过渡到几个小时,一个月后可以整天配戴。训练时要先聆听简单的声音(钟表声、敲击物体的声音),然后再过渡到较为复杂的声音,如在各种背景音乐中辨识各种声音。

2) 听力训练:主要训练患者接受声音、注意声音、辨别声音方向、辨别声音种类并能明确声音代表的意思。不同的人群配戴助听器后听力训练的要求不同。①聋儿:聋儿配戴助听器后要尽快熟悉不同频率的纯音和啭音。助听器的音量由小到大,要认真观察聋儿配戴助听器的反应,出现不适反应及时反馈给专业人员。此过程一般需要在1~2 个月内完成。②老年性聋:老年人配戴助听器后听清每个字是困难的,只要能交流就可以,而不必达到 100%的言语识别率。宜采用近距离(1 米以内)低语声的交流方式,声音应慢而清晰,当听懂 80%交谈内容时,就可提高说话速度和增加到 4~5 人一起交谈,但切忌时间过长,防止疲劳。配戴助听器后早期不宜立即接触声音大的环境。

3) 言语训练:言语障碍的程度和听力障碍发病年龄密切相关,因此,不同人群配戴助听器后言语训练的侧重点也不同。①聋儿:聋儿的言语训练要从孤立的识别音素、音节和单词开始,利用残余听力、视觉、触觉等各种信息交流手段,使其获得并牢固掌握语言信息。训练中要时刻认识到听力障碍是核心。②老年性聋:老年性聋患者一般都具有正常的言语功能,要以日常生活用语和句子作为训练的基本内容,重点分辨易于混淆的音素、辨识日常用语、通过视听线索正确判断谈话的含义,从而达到全面提高交流能力的目的。

3. 中医药防治听力障碍　耳聋中医又称为暴聋、久聋、劳聋、虚聋等名称。中药治疗采用补肾益精、滋阴潜阳,健脾益气、升阳通窍等中药,针刺治疗常选用听宫、听会、耳门、翳风等穴位,取得了良好的临床疗效。

(二) 健康教育

1. 知识宣教　药物中毒、遗传、人体衰老过程、内耳听器官组织的退行性老化和中枢神经系统的退变及其他疾病是导致听力障碍的主要因素。我国从 2000 年起,设定每年 3 月 3 日为全国“爱耳日”。

笔记

2. 预防措施　目前，聋儿的防治重点在药物性聋和遗传性聋、噪声致聋等，其中小儿、孕期和哺乳期妇女等易感人群是药物性耳聋的防治重点。主要注意以下方面：重视婚检和孕期用药安全及合理营养；尽量避免使用庆大霉素、链霉素等耳毒性药物；预防中耳炎；避免接触强噪声，如鞭炮声、电影院看电影及歌厅唱歌等；培养良好的卫生习惯。

3. 社区教育　聋哑儿的社区教育是通过社区宣传教育知识，使年轻父母掌握知识，预防聋哑人出生，遵循“三早”原则，指导其进行相关治疗及康复训练，以最大限度地减少儿童听力障碍的发生率。

（三）康复管理

内容主要包括：①听力残疾筛查与诊断；②建立康复服务档案；③提供综合性康复服务，协助聋儿家长进行听力言语康复训练；④康复知识宣传和普及；⑤转介服务。

第四节　视力障碍的社区康复

一、概述

（一）定义

视力（visual acuity），即视觉分辨力，就是眼睛所能分辨的外界两个点间的最小距离的能力。分为中心视力与周边视力，周边视力又称视野。中心视力分为远视力与近视力。

各种原因导致的视力突然或逐渐下降，看远或看近不清楚，视物变形、变小、变色、夜盲，复视，视野缺损等均属于视力障碍（visual disorder）。视力残疾（visual disability），指由于各种原因导致双眼视力低下并且不能矫正或视野缩小，以致影响其日常生活和社会参与。盲（blindness），眼科学定义指视力完全丧失、无光感；从社会学角度定义是指双眼失去清晰识别周围环境的能力，不能胜任某些职业，甚至生活不能自理，又分为职业盲和生活盲。

（二）视力残疾的分类

根据视力障碍的程度，视力残疾分为盲及低视力。盲是根据远视力或视野范围而定的，优眼最佳矫正视力低于 0.05 或视野半径小于 10°的属于盲。低视力是指患眼的视觉功能减退，而且不能用手术、药物或常规的屈光矫正方法来改善者。优眼最佳矫正视力低于 0.3，高于或等于 0.05 的属于低视力。

（三）康复目标

主要通过视力障碍筛查、建立康复服务档案、视力障碍预防及健康教育、社区医疗康复、转介服务、精准康复服务等方式降低视力障碍的发生率、最大限度降低视力障碍程度、最大程度改善视力障碍患者的功能，防止进一步发展成为视力残疾，提高其生活质量，重返社会。

二、康复评定

（一）1973 年 WHO 盲与视力损伤分类标准

这一标准将视力损伤分为五级，见表 8-6。

表 8-6　视力损伤的分类

视力损伤		最好矫正视力	
类别	级别	较好眼	较差眼
低视力	1 级	<0.3	≥0.1
	2 级	<0.1	≥0.05(指数/3m)
盲	3 级	<0.05	≥0.02(指数/1m)
	4 级	<0.02	光感
	5 级	无光感	

（二）2009 年 WHO 新的盲和视力损伤分类标准

1973 年标准都是以最好矫正视力来衡量的，缺点是不容易发现大量的未矫正屈光不正患者，而未矫正屈光不正引起的视力损伤广泛存在。2009 年 WHO 认可了新的盲和视力损伤的分类标准(表 8-7)，将“日常生活视力”代替最好矫正视力作为评定视力损伤的依据。

表 8-7　新的视力损伤的分类

视力损伤		日常生活视力	
级别	类别	低于	等于或高于
0 级	轻度或无视力损伤		0.3
1 级	中度视力损伤	0.3	0.1
2 级	重度视力损伤	0.1	0.05
3 级	盲	0.05	0.02
4 级	盲	0.02	光感
5 级	盲	无光感	
6 级		不能确定或不能检查	

（三）我国视力残疾的分级

参照 2010 年国家标准《残疾人残疾分类和分级》，视力残疾分为四级，其中盲为视力残疾一级和二级，低视力为视力残疾三级和四级。

三、康复服务

（一）康复治疗

在康复治疗前要了解视力障碍患者视觉损害的时间、视力、视野缺损情况，在此基础上，针对患者的具体情况在社区提供合适的视功能和生活技能的康复训练。

1. 低视力的视功能训练　视功能是指视觉所能发挥的作用，又称有效视力。训练目的是帮助患者学会视觉操作，掌握视觉技能，提高使用剩余视力的能力。包括视觉基本能力训练和视觉基本技能训练。

(1) 视觉基本能力训练：包括视觉认识能力训练和视觉记忆能力训练。

笔记

1）视觉认识能力训练：视觉认识能力是视功能发展的基础。训练重点：①物体基本色彩及其深浅；②物体的大小、长短、曲直等；③物体的整体形状；④物体的整体与部分；⑤光线的明与暗。可利用颜色鲜明、反光良好的积木进行训练。

2）视觉记忆能力训练：视觉记忆能力是视功能发展的高级阶段。训练重点：①凭记忆说出出现过后被拿走的东西；②记忆看过的物品的颜色和形状；③按照原来看过的顺序排列图片；④认识部分与整体的关系，能根据记忆把缺损的部分补充完整。

（2）视觉基本技能训练：视觉基本技能有固定注视、视觉追踪、视觉搜寻等。低视力患者无法自然获得这些视觉技能。包括近距离功能性视力训练和远距离功能性视力训练。

1）近距离功能性视力训练：主要提高近距离阅看的能力。训练内容包括注视训练、视觉认识训练、视觉追踪训练等。

2）远距离功能性视力训练：主要训练个体远距离视物的能力。训练内容和原则与近距离功能性视力训练一样。另外，要注意两点：①由静而动，训练时可按人静物静、人静物动、人动物静顺序进行；②尽量使用低倍远用助视器，以便低视力者适应。

2. 低视力助视器的使用　配备合适的助视器后还要训练，以有效地使用助视器（尤其是光学助视器）、重新培养用眼的习惯，并学会理解通过助视器所接收到的视觉信号。

（1）助视器的特性：①放大率：放大率越大，工作距离越短。工作距离越短，书写就越困难。②工作距离：工作距离越短，观察的范围越大。但要确定让眼睛最舒服的透镜位置。③焦距：焦距越小，放大功能越强，使用难度越大。④助视器的重量：越重使用越不方便。⑤助视器的外观：尽量不使用易惹人注意的样式。

（2）助视器的分类：分为光学助视器、非光学助视器、电子助视器三大类。

1）光学助视器：种类很多，各有优缺点。远用的如眼镜式望远镜、单筒式望远镜；近用的如眼镜式助视器、手持式助视器、立式放大镜；要在照明条件下才能发挥作用的如手持式放大镜、眼镜、夹在眼镜上的高倍放大镜等。

2）非光学助视器：包括照明、阅读架、打字架、滤光器、颜色器、彩色大体印刷字等。其重要性常常因为他们的简单而被忽略。

3）电子助视器：也称闭路电视或闭路电视系统。它能帮助视力及视野严重受损者进行阅读、书写及从事其他需要眼手精确配合进行操作的工作或活动，也是儿童低视力教育康复的重要资源之一。

4）新型助视器：助视器在向美观、舒适、方便、小型化的方向发展，包括光导纤维阅读器、自动调节生物望远镜、多重视觉系统、植入型微型助视器等。

3. 视力障碍儿童的社区康复治疗

（1）听觉训练：主要包括听觉敏锐度、听觉分辨力、听觉记忆力等训练。因为盲童的听觉功能是正常的，所以要教他注意听并告诉和解释周围的不同声音。盲童可以通过听觉了解世界，获得知识和能力。

（2）触觉训练：主要包括触觉敏锐度、触觉分辨力、触觉记忆力等训练。训练者要反复通过玩具、游戏和日常活动等，让患儿触摸物体，并告诉他们物体的大小、形状、数量及名称。

（3）味觉和嗅觉训练：主要包括味觉和嗅觉敏锐度、味觉和嗅觉分辨力、味觉和嗅觉记忆力等训练。

笔记

（4）剩余视觉训练：视力障碍儿童包括部分盲童都会保留一部分视觉功能，应该充分利用和发挥剩余视觉能力，具体训练方法见视觉基本能力训练。

（5）运动治疗：①移动训练：首先要让患儿认识自己身体的部位、身体所处的姿势和空间概念。步行训练时，要告诉患儿地面的情况，如平滑、沙地、草地等，并让他用手或脚感受地面。②精细动作训练：精细动作和触觉的发展对视力残疾儿童特别重要，患儿依靠它获得各种信息。

（6）日常生活活动能力训练：①进食：进食同时告诉盲童正在吃的是什么食物，并让他嗅，以了解不同种类的食物及气味。②清洁：首先应告诉盲童保持清洁卫生和预防疾病的道理。教其每天刷牙、洗脸、梳头、洗澡、如厕及便后冲洗便池的方法等。③穿衣：教其根据衣服的标记分出上下装服式及其前后，并能正确穿着。④社交：训练盲童熟悉家庭和社区的路面、建筑等环境。训练盲童在嘈杂的地方辨别各种声音以及声源的方向，移动的方向，声源与他的距离。

4. 老年人低视力的康复训练　要充分利用残余视力和视觉记忆功能。

（1）日常生活活动能力训练：①使用触摸式电话等；②使用空白或印有横行格粗线条的纸或笔记本以及粗墨笔；③使用录音机、借用各种录音带及其他专用设备；④阅读印有大字的书刊、报纸等读物；⑤触摸辨认钱币面值大小。

（2）定向和活动训练：主要针对活动困难的低视力者，在复杂环境中能安全地独立行走或使用公共交通工具。

（3）其他训练：①使用长手杖；②学会保护身体：一手放于身体前下方以保护身体，另一手抬高到肩部以保护面部；③跟踪；④引路犬。

5. 盲人的康复训练

（1）盲人辅具用品使用训练：训练盲杖、盲人写字板、盲人温度计、盲人钟表、盲人打字机、盲人计算机等的使用。

（2）电子导盲辅助器使用训练：它是盲人行走的辅助器，能帮助盲人避开障碍物和辨别方向。常用的有激光导盲系统、超声导音器和超声波导盲系统。

（3）盲人定向行走训练：训练盲人依靠听力，借助盲杖、盲犬等辅助工具，利用周围环境的变化来判断自己所在位置并确定行走方向。主要通过机械记忆、动作模仿、建立条件反射、行为改变技术、行为塑造、操作学习、感觉运动学习等来完成。训练的主要内容和方法包括感觉训练、概念教学、行走前训练和行走技巧教学等：①通过感觉训练提高听觉、触觉、嗅觉、平衡觉、运动觉等；②通过概念教学掌握一些与定向行走相关的身体、动作、方位、距离等；③进行平衡能力、姿势、步态、应急与避险、心理素质等行走前训练；④通过随行技巧、独行技巧、盲杖技巧的学习，实现在熟悉和陌生的环境中都能安全地独立行走。

6. 中医药防治视力障碍　中医的黑睛疾病、黄仁疾病等多种疾病均可导致视力障碍。中医药在我国防盲致盲中发挥了重要作用且潜力巨大，中药对多种眼科疾病疗效良好，中药及针灸治疗眼底疾病疗效良好。另外，气功、按摩以及一些民间疗法对保护和改善视功能也有一定作用。

（二）健康教育

1. 知识宣教　我国导致单纯视力残疾的眼病依次是白内障、视网膜和葡萄膜疾病、角膜病、屈光不正、青光眼、视神经病变、遗传或先天疾病、眼外伤、弱视、沙眼。其

笔记

中白内障是我国的主要致盲原因，致盲人数达到了盲人总数的46.93%。我国从1996年起，设定每年6月6日为全国"爱眼日"。

2. 预防措施　除了许多疾病可以导致视力障碍外，学习和生活方式以及环境的变化不断增加人的视觉负荷，如电脑和手机的普及，光污染的日趋严重，人视觉空间的逐渐缩小等。我国一项针对视力低下中学生的调查表明：读写姿势不良、随意配戴眼镜、经常近距离看电视是导致视力低下的三大因素。WHO指出，通过眼保健教育和加强眼保健工作，全球80%的盲人是可以预防或可以治疗的，另外20%通过康复治疗也可以使他们得到不同程度的帮助，从而提高生活质量。

3. 社区教育　通过社区宣传教育相关知识，使父母掌握知识，早发现、早治疗患儿。对学龄前期的盲童，应鼓励帮助他们进入普通幼儿园或残疾儿童寄托所。学龄期盲童应进入盲校，学习知识、盲文及掌握一定的职业技能。

（三）康复管理

主要内容包括：①视力残疾的筛查和诊断；②建立视力残疾人康复档案；③为视力残疾人提供康复治疗和训练，组织社区内盲人开展定向行走训练；④视力残疾康复知识普及；⑤转介服务。

学习小结

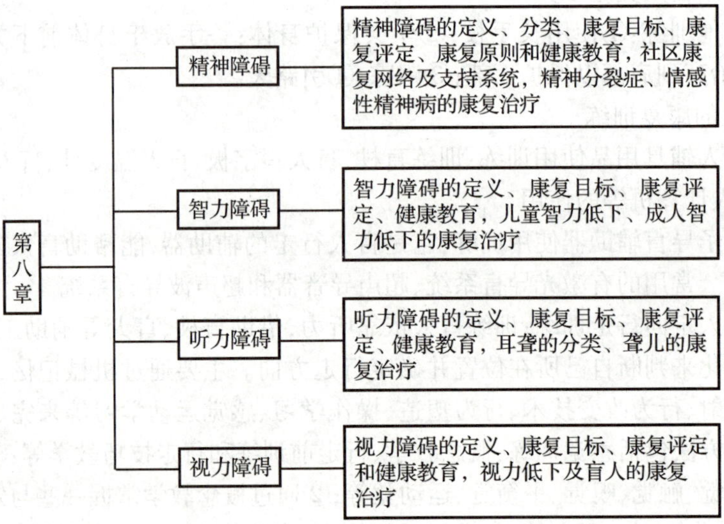

复习思考题

一、简答题

1. 如何构建精神残疾的社区康复网络？
2. 如何在社区预防智力低下的发生？
3. 聋儿社区康复应遵循什么原则及主要进行哪些康复治疗？
4. 世界卫生组织1973年和2009年两个版本视力损伤分类标准的区别？

二、病案分析

患者李某，男，42岁。2年前生意失败后一直在家无事可做。18个月前开始觉得街坊邻里常常“话里有话”，内容涉及患者的隐私，开始怀疑自己的房间被人录音、摄像。12个月前，患者听到脑子里有个自称“国家安全部少校”的人同自己讲话，声称他已经成为“全国一号嫌犯”。后又出现一个自称是“老书记”的女声为患者辩解，说患者是一个好同志。患者曾到医院就诊，但并未规律服药。目前患者适应行为轻度障碍；生活上基本自理，但自理能力比一般人差，有时会忽略个人卫生。能与人交往，能表达自己的情感，体会他人的情感能力较差，学习新事物的能力比一般人稍差。一般情况下生活不需要由他人照料。

问题：

1. 该患者的临床诊断和功能诊断。
2. 按照我国的标准，评定该患者的残疾分级。
3. 为该患者制定社区康复目标。
4. 为该患者制定社区康复服务方案。

（庞日朝）

笔记

第九章

特殊人群的社区康复

学习目的

通过学习焦虑、抑郁、强迫和恐惧等常见心理问题，不同年龄层残疾人（包括儿童、青少年和老年人）常见的心理问题及相应的心理康复治疗措施，社区老年人康复的意义，社区老年人常见的健康问题及其康复原则，巩固学习前面章节常见病症的社区康复治疗的方法。

学习要点

掌握儿童、青少年、老年人常见心理问题的康复方法及社区老年人常用的康复训练与服务方式；熟悉不同年龄层残疾人常见的心理问题及老年人常见的健康问题；了解社区老年人康复的意义，老年人的康复原则。

第一节　常见社区心理障碍康复

一、概述

心理问题指各种心理及行为异常的情形，心理的“正常”和“异常”之间并没有明确的和绝对的界限，一般认为，人的心理及行为是一个由“正常”逐渐向“异常”、由量变到质变，并且相互依存和转化的连续谱。通常根据心理问题的严重程度将其分为心理困扰、心理障碍和心理疾病。

1. 心理困扰　主要是指各种适应问题、应激问题和人际关系问题等。

2. 心理障碍　主要是指神经症、人格异常和性心理障碍等轻度心理失调。

3. 心理疾病　指人脑机能活动失调，丧失自知力，不能应付正常生活，不能与现实保持恰当接触的严重心理障碍。

二、常见心理障碍的社区康复

（一）常见的儿童心理问题与治疗

对于残疾儿童来说，病残本身就是应激源，防御机制也许伴随着他们的生长发育过程。而在这个生长发育过程中，除了正常的心理发展变化以外，还可能出现各类心理问题，这在康复治疗中必须要加以注意。

笔记

1. 残疾儿童常见的心理问题

(1) 自卑:表现为不能正视自己的生理残疾。认为自己总比健全儿童矮一截,遇事畏缩,缺乏竞争的勇气。由于升学、就业等的限制及社会传统的偏见,对未来丧失信心,有些残疾儿童则自暴自弃、不思进取。

(2) 孤僻:由于生理缺陷,而游离于普通儿童之外,喜欢独处,只与同类残疾儿童交往。

(3) 多疑:常常表现为对人际活动产生偏见和误解,仅依据感性认识和事物表象作出推断。当周围事物出现时,不管与自己有无联系都会表现出疑虑、反感等情绪,并通过面部表情、言语表情充分流露。

(4) 依赖:一些残疾儿童在家庭中受到过多的照顾,养成依赖的习性,其中盲童依赖性最强,即使是一些力所能及的事,也不愿做,自主、自立能力很差。

(5) 过度激动:在受到不公正的对待或曲解其原意时,极易激动,情绪不稳定,性情暴躁,一触即发,举止冲动,待人态度生硬,乱发脾气,不听劝告。

2. 心理康复的治疗方法

(1) 认知治疗:①让残疾儿童树立明确的"自我意识观念":自我意识观念是指一个人对自己生理、心理特征的判断与评价。一个心理健康的残疾儿童,能正视自己的生理残疾,对自己有比较全面的了解,而且清楚地知道自己的优缺点。②充分挖掘优点、闪光点、发展特长:心理健康的残疾儿童相信自己的存在是对社会和人民有价值、有意义的,能从自己的实际出发,确立远大理想,树立切实的生活目标,把自己锻炼成为对社会有用的人。充分挖掘他们的闪光点,让他们都感到自己的优势,从而对生活充满信心,并以此来提高和带动其他方面的发展。

(2) 行为治疗:①培养各项能力,扩大认知领域:心理健康的残疾儿童和普通儿童一样有强烈的求知欲望,能从自己实际情况出发,通过学习,努力掌握知识技能,不断追求新的目标。要培养他们全面发展,提高各方面的能力,不能让他们只局限于某一方面的竞争,缩小了他们的发展空间;②培养良好人际交往能力:心理健康的残疾儿童,尊重自己也尊重别人,不但爱与同类残疾人交往,也乐于同健全人交往,能与周围人保持良好的人际关系,对教师、长辈尊敬有礼貌,对比自己还困难的群体表现出同情、尊重、爱怜和热心帮助;③培养自制能力:心理健康的残疾儿童有道德和法制观念,遵守社会公德,遵守学校纪律,个人服从集体,能控制自己的行为,不断改正缺点,使自己的行为规范化、社会化。

(二) 常见的青少年心理问题与治疗

中国有近千万残疾青少年,他们因残疾而普遍存在与健全人不同的心理和社会问题,再加上处于心理特别敏感的过渡时期,所以心理问题表现得尤其突出。这对残疾青少年的成长造成较大的障碍,一定程度上也成为社会问题。

1. 残疾青少年的常见心理问题

(1) 自卑:残疾人由于自身的缺陷或存在的障碍,决定了他们不能正常参与家庭生活及社会生活,普遍有心理上的自卑感。这就造成残疾青少年在自身残疾痛苦之外,又有一种"劣势"感,反映在残疾人劣势的地位和被同情、被援助的弱小处境。因此,被认为是"同情、"可怜"的不幸者,再加上自身的肢体等局限,甚至有负罪感,是残疾青少年产生心理障碍的重要因素。

笔记

(2) 孤独感：对残疾人来说，不能适应周围的生活环境，又渴望身体残损得到补偿而产生很大的心理负担，其孤独感更为强烈，更为持久。过重的心理负担所产生的困扰，有时超过身体造成的障碍，使他们陷入异常悲观、自顾不暇的境地，很难有精力和情绪去留心外面的世界，甚至完全失去对他人和社会发生兴趣的情感。这种不适应、不了解外部世界的情况，使相当多的残疾青少年缺乏社会群体意识和社会交往、合作的能力，从而进一步导致孤僻性格的形成。

(3) 焦虑和抑郁：不管是先天还是后天致残的，他们一般很难接受残疾的现实，几乎都会产生不同程度的焦虑或抑郁情绪。往往表现为下列症状：①夜间睡眠不好；②常常要小便；③手脚经常湿冷；④不容易心平气和安静地坐着；⑤总觉得还会发生什么不幸；⑥手脚麻木和刺痛感；⑦因头痛、背痛、颈痛而苦恼；⑧觉得比其他人更容易紧张和着急；⑨感觉容易衰弱和疲倦；⑩呼吸异常困难。这些都是焦虑症的典型症状，对残疾人个体表现得尤为显著。

2. 心理康复的治疗方法

(1) 认知治疗

1) 克服自卑，树立信心：人的性格、气质一般较稳定，不容易改变，但自卑可以通过正确的认识和行为有意识注意而得到改善。可以从以下几个方面入手：①正确认识自己，提高自我评价：要改变残疾人的自卑，须从改变认识入手，引导残疾的青少年善于发现自己的长处，肯定自己的成绩。②改变认识问题的方法：引导残疾人不再把与他人相比作为衡量自信心的唯一标准，而是学会多与自己比较来获得自信心。③正确认识自卑：在实际学习及生活中，自卑者往往比较谦虚，善于体谅人，少与人争名夺利，安分，为人处世小心谨慎，稳妥细致，一般人都比较相信他们，乐于与之相处。认识到这些优点，有利于为消除自卑感奠定心理基础。④进行积极的自我暗示，自我鼓励：引导残疾青少年通过使用含蓄、间接的方法对自己的心理产生积极的自我刺激过程，要鼓励自己，增加信心，凡事不应当奢望过高。

2) 积极疏导，提高抗挫折能力：许多残疾青少年在失败和挫折面前感到无能为力和束手无策。他们有的大哭大闹，有的乱砸物品，有的自我惩罚，缺乏信心去努力克服困难和改变失败的处境。这就需要帮助残疾青少年增强对事物因果关系的认识，使他们认识到，困难和挫折是现实生活中客观存在的，遭受挫折和失败是很正常的现象，只要有克服困难的毅力和决心，任何难事都能解决。

(2) 行为治疗

1) 鼓励其与他人交往：长期的自闭会使青少年越来越不合群，孤独感的体验也就越来越深，这往往会形成恶性循环。应该鼓励残疾青少年积极与他人交往，能够感受他人的喜怒哀乐，融入社会之中。残疾青少年的交往有一定的障碍，积极的交往可以促进他们认识自己，但消极的交往也促使他们产生自卑，引导残疾青少年交往必须注意正面的、积极的宣传。

2) 开展活动，培养残疾青少年的毅力：要使残疾青少年在遭受挫折时以一种积极的态度去面对，采取合适的方法和顽强的毅力去克服，应当创设和安排适度的挫折情境，以培养残疾青少年抗挫的毅力。

(三) 常见的老年人心理问题与治疗

老年期是人生旅途的最后一段，也是人生的“丧失期”，例如“丧失”工作、权力和

笔记

地位及健康等。离开了长期紧张、有序的工作和生活状态，儿女分开居住，寡朋少友，缺少社交活动。终日无所事事，孤寂凄凉之情油然而生，很容易产生一种“被遗弃感”，加上生理机能不可抗拒的衰退，特别是脑功能的衰退，从而导致其机体调节功能减退继而产生焦虑、抑郁、恐惧、绝望等心理变化，尤其是发生病残身心遭受疾病的折磨，需要治疗和他人照料时，心理变化更为突出。因此要做好老年人的保健工作，心理治疗占很大的组成部分。

1. 老年人常见的心理问题

（1）猜疑恐惧：老年人患病时，精神十分紧张，对疾病的认识不充分，而产生震惊、恐惧、抑郁、焦虑等异常情绪，有的患者出现否认、淡漠、猜疑等异常表现。

（2）焦虑孤独：由于离开工作岗位，长期形成的生活规律受到改变，老人往往若有所失，感到生活单调、乏味、无聊，常有孤独、寂寞感，很希望享受儿孙绕膝之乐，尤其生病离开家庭住进医院时，喜欢亲人和朋友多来探望，但又对持续喧闹的环境感到心烦意乱等矛盾心理。

（3）自卑：特别是残疾老年人，因生病之后角色的变化，心理上出现一种无名的自卑，觉得自己老了，说话无人听，办事要求人，如果再有子女的埋怨、亲戚的疏远，一时难以适应，造成情绪低落，抑郁苦闷，失去对生活的乐趣与愿望，对一切心灰意冷，社交活动被迫停止，心中倍感孤独和寂寞。

（4）自尊心过强：老年人尤其是老年患者，常会有失落感，他们不愿别人说他们老，喜欢周围人能尊重、恭顺他们，稍微不如意就发脾气。住院期间还要求子女、儿孙百依百顺，以此来显示自己在社会和家庭中的地位，使自尊心理得到满足。

（5）过分依赖：老年患者，活动能力下降，自然会受到亲人更多的照顾、关心和帮助，因此他们事事想让别人帮助，即使自己能做的也不想去做，形成了对家庭成员的依赖性，这对康复十分不利。

2. 老年人心理问题的治疗方法

（1）认知治疗：认知治疗是指通过改变人的认知过程和观念来纠正患者已经适应的不良行为或情绪的方法。

1）宣泄疏导不良情绪：鼓励老年患者将自己心中的郁闷、苦恼和愤怒倾诉出来，释放紧张，解除压抑，减轻痛苦，使自己的心情好转。

2）保持年轻的心态：随着年龄的增长，衰老和死亡是必然的，这是不可抗拒的规律。要尽量使自己保持开朗乐观的情绪、饱满的精神状态和有序的生活，要善于修饰美化自己，不畏老、不服老、始终充满青春活力，保持心态年轻。

3）更新老年人的观念：老年人有着深刻而丰富的人生体验，形成了许多对人生、社会的看法，且有稳定、固执的特点。而社会、环境甚至文化的变化日新月异，对老年人长期以来形成的观念产生了冲击而使老年人经常处于矛盾之中，因此，老年人要学会接收新思想、新理念。

4）加强人际交流：要避免孤独，保持身心健康，老年人必须广交朋友，尤其要有几个知心朋友。通过交友，促膝谈心、交流思想、排忧解难，得到真正的友谊和真诚的关心，从而保持愉悦的心境，享受快乐。

（2）行为治疗：纠正不良行为是防治心身疾病的根本。许多老年疾病，包括心脑血管病、糖尿病、高血压等常见病、多发病都与不良的生活方式和行为习惯有关。因此

笔记

老年人应注意纠正不良的行为方式，培养良好的生活习惯。

（3）家庭支持：家庭是老年人活动的主要场所，是生活的安乐窝。因此，和睦的家庭气氛、良好的家庭关系是老年人拥有良好情绪的保证。

（4）社会支持：社区还可以针对老年人心理特点，积极开展各种丰富多彩的心理卫生宣传、教育活动，进行社区残疾老年人心理普查，开通心理热线，提供社区情感支持。

第二节　老年人的社区康复

一、概述

老年期是每一个人生命正常旅程的必经阶段。但是由于不可抗拒的自然规律，老年人中残、障、废的比例是比较高的。他们生活难以自理或不能自理，失去劳动、工作能力，不仅自己不能继续为社会作贡献，还要牵累家庭其他成员，造成许多社会问题。因此，在社区里对老年人实行康复训练和治疗，安排好他们晚年的生活，提供各种老年人需求的社会服务，使他们老而不残，残而不废，这不仅是一件利国利民的大事情，更是保持社会安定、和谐环境的重要因素。在我国现实情况下，如果能通过社区康复的各项工作，延迟老年人的老化进程，预防残疾发生或减轻残疾程度，减少残、障、废的发生，提高生命质量，延长每个人的有限工作时间，使众多的老年人能继续做些力所能及的工作，生活自理，晚年生活过得健康、充实、幸福，不给家庭和社会造成负担，其经济和社会效益是无法估量的。

（一）社区老年人常见的健康问题及功能障碍

1. 老年人常见的健康问题

（1）营养摄入不足：由于老年人的感觉功能、肢体运动功能、咀嚼能力、消化吸收、排泄功能、吞咽反射功能的下降，以及社会、心理等各方面因素的影响使食物摄取量减少，导致老年人的营养相对不足。

（2）跌倒：引起跌倒的危险因素中，2/3 为光线昏暗或过度刺眼、障碍物过多、地面不平或潮湿、楼梯和浴室缺少扶持物等环境因素，1/3 为内在因素，常见的有平衡调节功能减退、体位性低血压、身体虚弱、视力障碍、关节炎、眩晕、心悸等。

（3）疼痛：在老年人中最多见的疼痛为骨关节炎和风湿痛、骨质疏松，其次是肌筋膜炎和复杂性局限性疼痛综合征等。

（4）睡眠问题：老年人休息时间增多，睡眠时间相对减少，且睡眠时易受个人身体状况和周围环境的影响，容易出现入睡困难。呼吸暂停综合征被认为是高血压、冠心病、脑卒中的危险因素，且与夜间猝死密切相关，该病的病因主要是上呼吸道局部解剖异常，肥胖也是主要诱因，另外老年人中枢神经系统调节功能减退、呼吸肌群力量减弱及神经中枢对氧的敏感性降低等特点，增加呼吸暂停综合征的发生。

（5）二便障碍：由于老年人消化系统功能减退，导致咀嚼、胃肠蠕动减弱等生理性老化，使便秘的发生率远远高于其他人群。便秘时排便用力过度或蹲便时间过久、站起过猛，可导致血压突然升高、心肌耗氧量增加，易突发脑血管意外或心肌梗死。排尿问题困扰着许多老年人，尤其是尿失禁。尿失禁对大多数老年人的生命活动无直接影

笔记

响，但由此所致的身体异味、局部皮肤损伤、反复发作的尿路感染等问题，直接影响着老年人的生活质量。

(6) 皮肤瘙痒：由于老年人内分泌调节功能下降及个人卫生管理不周，常出现皮肤干燥、皮炎、皮疹、皮肤感染等问题，另外慢性肾功衰竭、肝胆疾病引起的胆汁淤积、缺铁性贫血、药物过敏、糖尿病等全身性疾病也容易导致皮肤瘙痒。

2. 老年人常见的功能障碍　大部分是由老年性疾病引起的，还有一部分是由于衰老引起的。主要表现为：

(1) 骨关节、肌肉和运动功能障碍：包括关节活动度受限、关节疼痛、肌力下降、肌耐力下降、肌张力异常等。如脑卒中的偏瘫和椎管狭窄时的脊髓损伤、退行性骨关节病、帕金森病、骨质疏松症和骨折等，会使得老年患者运动功能发生严重障碍。

(2) 感觉-运动障碍：包括感觉减退或缺失、感觉倒错及嗅觉、味觉、听觉、视力等下降。如老年白内障、青光眼、耳聋、偏瘫等。

(3) 语言交流障碍：语言障碍包括错语、乱语、口齿不清、词不达意、词汇量减少、命名困难、叠词、变换主题、甚至缄默等，主要包括失语症、构音障碍等。许多老年脑卒中患者最容易出现大脑语言皮质中枢的损害而导致失语，特别是语言的理解和表达能力的障碍。

(4) 精神障碍：随着年龄的增加，老年人不仅会有记忆、理解、计算、逻辑推理、抽象思维等方面功能的减退，而且会在人格、情感、情绪等精神方面存在功能障碍。老年性痴呆等疾患的精神障碍表现尤其明显。

(5) 心理障碍：心理变化与生理功能的衰老过程密切相关，是与生存条件、社会文化、生活方式、自我意识等多种因素交织在一起的，因此老年人易出现焦虑、抑郁、离退休综合征及空巢综合征等心理问题。

(6) 内脏功能障碍：心、肺功能障碍在老年疾病中十分常见。即使没有严重的心肺疾患，老年人随年龄的增加，心、肺功能的减退也非常明显。

(7) 活动能力障碍：主要表现为生活自理障碍、平衡障碍、骨质疏松、跌倒、骨折、吞咽障碍、二便控制障碍等。

(8) 社会参与能力受限：由于老年人自身角色的改变，不能像年轻人那样读书、学习或参与职业活动，但应当逐渐适应老年的社会活动范围与活动内容，积极参与家庭和社区的活动。部分老年人由于身体、性格、活动能力等原因，难以参与社会的一般性活动，而出现社会的参与障碍。

（二）老年人社区康复的原则

开展老年人社区康复要遵循"社会化、低成本、广覆盖、因地制宜、家庭参与"的基本原则。也必须掌握以下几点：

(1) 详细了解病史：当前患病的主要原因是什么？是残疾后发病，还是老年病后继发残疾？存在的其他老年性疾病或退变可能对残疾康复有何影响？

(2) 仔细评定功能障碍：无论是老年人内脏器官疾病、神经系统疾病，或是骨骼肌肉疾病均应做全面的检查和评定。评定分三方面：一是具体脏器、神经系统或骨骼肌肉系统患病后的功能状况；二是全身体力的评定；三是日常生活能力评定。还应1~3个月复查一次，以指导社区康复治疗。

(3) 实事求是制订康复目标：要征询老年患者本人及其家属的实际需求，同时根

笔记

据患者病理生理的状况和具体实施的可行性制订康复目标。对老年人残疾康复的目标不宜过高,以中、短期目标为主。老人最基本的社区康复目标以独立生活(或稍加帮助)为主,并能进行某些娱乐活动。

(4) 重视社区、家庭的参与:因为老化、老年疾病、老年残障的特点,决定了老年康复是一个长期、持久而广泛的问题,因此老年人康复有必要让社区和家庭参与,家属的支持与关心常可使康复治疗取得更好的效果。对老人还应注意的是:他们顺应性差,易发生疲劳;肌力弱,感觉不灵敏,反应较慢,很容易跌倒等,因此每次活动时间不宜过长,宜多给休息时间,多加保护;对老人应尊重,多点耐心和鼓励。

二、社区康复训练与服务

(一) 老年人常用的康复训练

1. 运动疗法　是老年人康复最常用的一种手段,可用于预防残障、改善机体功能障碍、提高患者生存能力以及锻炼身体、延缓衰老等。

(1) 增加关节活动范围的训练:可以采用关节松动术、牵伸技术等现代康复疗法配合针灸、推拿等传统治疗技术进行被动训练,也可以借助肩梯等现代康复器材进行主动训练。

(2) 增加肌力的训练:根据徒手肌力分级,先评定患者的肌力等级,再设计相应的肌力训练,如等长训练、等张训练、等速训练、悬吊训练、抗阻训练等。

(3) 转移训练:包括床上的翻身训练、轮椅与床之间的转移、坐—站转移等。

(4) 步行训练:包括平衡杠训练、室内活动训练、室外活动训练,依据患者的能力选择相应的训练场所。

(5) 呼吸训练:通过腹式呼吸、缩唇呼吸、深呼吸、局部扩张呼吸等方法纠正患者的异常呼吸模式,从而改善呼吸功能。

(6) 平衡训练:许多疾病都会导致平衡功能障碍,最常见的是中枢神经系统的疾病,如脑卒中、脑外伤、脊髓损伤、帕金森病等。除了针对病因进行手术或药物治疗外,最为直接有效的治疗就是进行平衡训练,包括静态平衡、自动态平衡、他动态平衡训练,可借助平衡垫、姿势的保持等方法,也可通过练习太极拳、舞蹈疗法等提高平衡功能。

(7) 协调训练:协调功能主要是协调各组肌群的收缩与放松,方法有:双侧上肢交替运动;双侧下肢交替运动;定位、方向性活动等,在进行协调训练时要注意,要遵循由易到难循序渐进的原则,对患者进行重复性、针对性、综合性的训练。

(8) 矫正训练:主要运用医疗体操,牵伸畸形缩短的肌肉、韧带,有选择的增强被拉长肌肉的力量。

(9) 有氧运动训练:步行、慢跑、游泳等有氧运动训练提高患者的心肺功能,调节代谢。

(10) 牵引治疗:通过手法、器械或电动装置产生的外力,作用于人体脊柱和四肢关节,使关节面发生一定的分离、关节周围软组织得到适当的牵伸而达到治疗目的,牵引疗法可以增大椎间隙、椎间孔和增加椎管容积,减轻对神经根的压迫;纠正椎间小关节的紊乱;解除肌肉痉挛,缓解疼痛等。

(11) 导引法:五禽戏有宁心神、增体力、调气血、通经络、活筋骨等作用;八段锦能

笔记

加强臂力和下肢肌力，发达胸部肌肉，防治脊柱后凸和圆背等不良姿势等；太极拳能使脊柱周围的软组织和韧带保持旺盛的血液循环，阻止退行性变化的发生。还可使机体的新陈代谢得到改善，提高消化功能，增强免疫能力，调节血压、血脂、血糖等。

2. 作业治疗及职能训练　对老年人进行穿衣、刷牙、洗脸、进食、上厕所、床上活动、家务等日常生活活动的必要动作训练，帮助老年人提高生活质量。根据老年人的性别、年龄、兴趣、职业等因素，选择适当的作业活动如编织、绘画、组装、缝纫、园艺等以及娱乐活动等。

3. 物理因子疗法　这种治疗方法简单、经济、奏效快、副作用小，易于被社区大多数老年人所接受。但是由于老年人感官功能的减退，所以在理疗时应注意使用的禁忌证，如防止热疗时因热感觉减退而发生烫伤。

4. 交流活动训练　使用电话、计算机、书信进行交流、通过阅读书报、收看电视、收听广播等接收新信息。

5. 轮椅、假肢、支具、辅助工具的配置和使用训练　根据老人情况适当的选择应用。

（二）社区老年康复服务

老年人的疾病问题可困扰老年人终身，以社区为范畴的康复服务可以极大地方便年老体弱、功能障碍的老年患者，使他们在家中或在离家不远的地方获得及时、全面的康复照顾。主要包括以下服务措施：

1. 建立老年康复档案　老年人康复档案是记录老年人康复过程的系统文件。通过康复档案可以全面了解老年人个案的家庭、社会背景，所患疾病，目前的功能障碍及康复治疗的过程等。老年康复档案资料也是实施有针对性的、系统的康复计划和措施的依据。

2. 提供实用简易的康复技术和器材　依靠社区的公共资源，以基层康复站和家庭为基地，采用简便易行的治疗和训练手段以及各种生活辅助用具，尤其是中国传统康复治疗技术，最大限度地恢复或改善老年人的生活自理能力。

3. 完善各种健康教育体系　组织老年人接受老年常见病的卫生宣教，如高血压病、糖尿病、骨质疏松症和老年性痴呆等相关教育、营养保健、科学运动和社区简易实用的物理治疗技术、作业治疗技术、家居环境改造知识等，为今后的生存及参与社会活动打下基础。

4. 开展社会康复　组织老年人及其家属参加文娱体育和社会活动，克服偏见和歧视，形成和谐的社会环境，帮助老年人重返社会。

学习小结

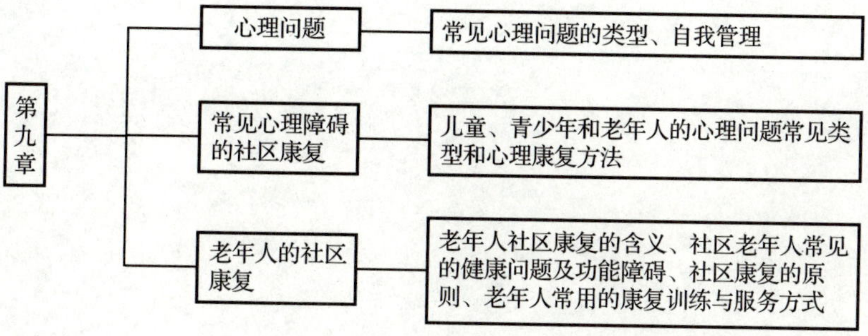

复习思考题

患者杨××，男性，70岁，1年前曾因“脑梗死”住院治疗，病情稳定后，进行相应的康复训练，功能改善后出院。遗留左侧肢体活动不利，可独立步行，轻度认知障碍，生活部分自理。患者常常感到生活单调、乏味、无聊，常有孤独、寂寞感，思念亲人，记忆力、计算力减退。近日患者肩关节时有疼痛，影响睡眠，为缓解疼痛及进一步康复治疗前来社区。试分析：

1. 患者存在哪些障碍（包括功能和能力障碍）？
2. 患者可以进行哪些社区康复训练？
3. 如何开展社区康复服务？

（张　立）

第十章

社区及家庭无障碍环境改造

学习目的

通过学习无障碍环境的概念、社区及家庭无障碍环境改造的标准，掌握如何对社区及家庭进行无障碍环境改造，学习设计无障碍环境改造方案。

学习要点

针对不同残疾人群及他们所处的不同环境进行无障碍环境改造；社区及家庭无障碍环境改造的标准；无障碍环境的概念及无障碍环境改造的目的。

第一节 概 述

一、概念

（一）环境

环境（environment）是指围绕着人类的生存空间，是人类赖以生存和发展的外部条件，是可以直接、间接影响人类生存和发展的各种自然因素和社会因素的总体。《关于功能、残疾和健康的国际分类》ICF 将环境因素定义为“构成个体生活背景的外部或外在世界的所有方面，并对个体的功能发生影响”。环境因素包括自然界、人造自然界、与个体有不同关系和作用的其他人员、态度和价值、社会体制和服务以及政策规律和法规。

ICF 中将环境分为物理环境（人造环境、自然环境、设备、技术）、社会环境（社会支持和社会态度）、文化、制度和经济环境等方面。并从：①用品和技术；②自然环境和对环境的人为改变；③支持和相互联系；④态度；⑤服务体制和政策等方面进行分别限定。人与环境的关系密不可分，人类所有活动发生在相应的环境之中，人们试图通过影响和改造环境，使之更适合人类的生存。另一方面，环境也在某种程度上支持和限制着人类的活动，使人类的活动符合相应的环境条件。

（二）无障碍环境

无障碍环境（accessibility）是相对有障碍环境而言，是指能够进去、可以接近、可以获得、易达到的环境。理想的无障碍环境是指为实现残疾人平等参与社会活动，使残疾人在任何环境下进行任何活动均无障碍。

笔记

二、无障碍环境改造的方法

无障碍环境改造是对影响残疾人回归社会的环境进行适当调整与改造，通过环境补偿的方式，使环境适应残疾人的实际能力，提升残疾人的活动表现和参与能力。无障碍环境改造可以起到以下作用：①补偿或替代因残疾带来的能力限制和障碍，增强参与能力；②提高参与工作、学习、休闲及社交的机会和信心；③增强功能独立性、便利性和舒适性；④增强移动能力、降低能量消耗，安全、有效率的完成活动；⑤增进照顾者的方便性及安全性；⑥预防残疾人受到伤害或发生意外。

无障碍环境改造后，环境对残疾人的要求应低于残疾人拥有的技巧和能力水平，以保证残疾人对自己的活动表现感到舒适和满意，增强参与活动的自信。以下是无障碍环境改造的具体方法：

1. 对环境和患者的功能状况进行详细的评估，了解患者的功能情况、需要进行的活动、环境情况、个人及家庭的要求等。

2. 分析活动受限的环境方面的因素，实施阶梯化的环境改造程序。

（1）首先考虑是否可以对活动进行调整，达到适应环境的目的。

（2）接着考虑是否可以通过调整物品的位置来解决。

（3）然后考虑是否可以通过使用辅助器具来解决活动问题。

（4）最后才考虑物理结构的改造。

3. 出具环境改造方案　确定了环境改造方法后，需出具具体的环境改造方案，如需进行物理结构的改造，还需出具图纸，对比改造前的图纸，详细标明需改造环境的位置、尺寸、具体要求等信息。

4. 实施环境改造　根据环境改造方案，进行活动调整、物品重新摆放或使用辅助器具。需要进行物理结构改造的，一般由患者家人自行施工或请工程队施工，施工过程按所确定的环境改造方案进行。

5. 再评估　改造完成后需进行再次评估，确保使用者可安全使用改造的环境，对需要训练者进行环境适应训练，患者或家属掌握方法后方可交付使用。

6. 随访　定期进行随访，了解使用者环境适应情况和独立生活情况。

第二节　无障碍环境改造的标准和常见方案

一、无障碍环境改造的标准

2012年9月1日正式实施的《无障碍设计规范 GB 50763—2012》是我国最新颁布的无障碍环境建设标准。社区康复无障碍环境改造，遵循该规范内容对社区和家居环境进行改造。

（一）社区无障碍设施标准

1. 无障碍道路设施　指城市主要道路、人行道、人行横道、人行天桥和人行地下通道等符合无障碍设计标准要求，具体标准见表10-1。

笔记

表 10-1　无障碍道路设施标准

设施		具体标准
盲道	行进盲道	宽度应为 250~500mm
	提示盲道	行进盲道在起点、终点、转弯处及其他有需要处应设提示盲道
人行道		人行道在各种路口、各种出入口位置必须设置缘石坡道 人行横道两端必须设置缘石坡道 城市主要商业街、步行街的人行道应设置盲道 人行道设置台阶处，应同时设置轮椅坡道
人行横道		人行横道宽度应满足轮椅通行需求 人行横道安全岛的形式应方便乘轮椅者使用 城市中心区及视觉障碍者集中区域的人行横道，应配置过街音响提示装置
无障碍出入口		出入口的地面应平整防滑 室外地面滤水箅子的孔洞宽度不应大于 15mm 除平坡出入口外，在门完全开启的状态下，建筑物无障碍出入口的平台的净深度不应小于 1.50m 建筑无障碍出入口的门厅、过厅如设置两道门，门扇同时开启时两道门的间距不应小于 1.50m 平坡出入口地面坡度不应大于 1 : 20，当场地条件比较好时，不宜大于 1 : 30
轮椅坡道		轮椅坡道设计成直线型、直角形或折返行形 轮椅坡道的净宽度不应小于 1.00m，无障碍出入口的轮椅坡道净宽度不应小于 1.20m 人行天桥及地道的轮椅坡道净宽度不应小于 2.00m；坡道的坡度不应大于 1 : 12 轮椅坡道的高度应超过 300mm 且坡度大于 1 : 20 时，应在两侧设置扶手，坡道与休息平台的扶手应保持连贯 轮椅坡道起点、终点和中间休息平台的水平长度不应小于 1.50m 轮椅坡道的坡面应平整、防滑、无反光
无障碍通道		室内走道不应小于 1.20m 室外通道不宜小于 1.50m 人流较多或较集中的大型公共建筑的室内走道宽度不宜小于 1.80m 检票口、结算口轮椅通道不应小于 900m
公交车站		站台有效通行宽度不应小于 1.50m 站台距路缘石 250~500mm 处应设置提示盲道，应设置盲文站牌或语音提示服务设施，盲文站牌的位置、高度、形式与内容应方便视觉障碍者的使用 在车道之间的分隔带设置公交车站时应方便乘轮椅者使用

笔记

2. 无障碍建筑　建筑的主要出入口应为无障碍出入口；主要出入口应设置坡度小于1∶30的平坡出入口，在台阶和斜坡两侧应安装扶手。设置电梯的居住建筑应至少设置一处无障碍出入口；设置电梯的居住建筑，每居住单元至少应设置一部能直达户门层的无障碍电梯，公共建筑内至少应设置一个无障碍厕所。当开设各种服务窗口、售票窗口、公共电话台、饮水器等服务设施时应设置低位服务设施。法庭、审判庭及为公众服务的会议及报告厅、体育场馆等应按比例设轮椅席位；停车场应设立残疾人车位。

3. 无障碍楼梯、台阶　公共建筑楼梯的踏步宽度不应小于280mm，踏步高度不应大于160mm；宜在两侧均做扶手。公共建筑的室内外台阶踏步宽度不宜小于300mm，踏步高度不宜大于150mm，并不应小于100mm；踏步应防滑；三级及三级以上的台阶应在两侧均设置扶手。

4. 升降平台　只适用于场地有限的改造工程；垂直升降平台的深度不应小于1.20m，宽度不应小于900mm，应设扶手、挡板及呼叫控制按钮；垂直升降平台的基坑应采用防止误入的安全防护措施；斜向升降平台宽度不应小于900mm，深度不应小于100m，应设扶手和挡板；垂直升降平台的传送装置应有可靠的安全防护装置。

5. 电梯　电梯的候梯厅深度不宜小于1.50m，公共建筑及设置病床梯的候梯厅深度不宜小于1.80m；呼叫按钮高度应为0.90～1.10m；电梯门洞的净宽度不宜小于900mm；电梯出入口处宜设置提示盲道；候梯厅应设电梯运行显示装置和抵达音响。

电梯的轿厢门开启的净宽度不应小于800mm；在轿箱的侧壁上应设高0.90～1.10m带盲文的选层按钮，盲文宜设置于按钮旁；轿厢的三面壁上应设高850～900mm扶手；轿厢内应设电梯运行显示装置和报层音响；轿厢正面高900mm处至顶部应安装镜子或采用有镜面效果的材料；轿厢的最小规格为深度不应小于1.40m，宽度不应小于1.10m，医疗建筑与老人建筑应选用病床专用电梯。

6. 无障碍机动车停车位　停车场应将通行方便、距离出入口路线最短的停车位安排为无障碍机动车停车位，如有可能宜将无障碍机动车停车位设置在出入口旁。停车位的一侧或与相邻车位之间并留有宽度1.20m以上的轮椅通道，相邻两个无障碍机动车停车位可共用一个轮椅通道。

7. 低位服务设施　低位服务设施上表面距地面高度宜为700～850mm，其下部至少留出宽750mm、高650mm、深450mm的空间供乘轮椅者膝部和足尖部的移动。低位服务设施应前有轮椅回转空间，回转直径不小于1.50m。挂式电话离地不应高于900mm。

8. 扶手　无障碍单层扶手的高度应为850～900mm，无障碍双层扶手的上层扶手高度应为850～900mm，下层扶手高度应为650～700mm。扶手应保持连贯，靠墙面的扶手的起点和终点处应水平延伸不小于300mm的长度。扶手末端应向内拐到墙面或向下延伸不小于100mm，栏杆式扶手应向下呈弧形或延伸到地面上固定。扶手内侧与墙面的距离不应小于40mm。扶手应安装坚固，形状易于抓握。圆形扶手的直径应为35～50mm，矩形扶手的截面尺寸应为35～50mm。

9. 门的无障碍设计　无障碍通道上的门扇应便于开关。自动门开启后通行净宽

笔记

度不应小于 1.00m，平开门、推拉门、折叠门的门扇应设距地 800mm 以上的把手，宜设视线观察玻璃，并宜在距地 350mm 范围内安装护门板；门槛的高度及门内外地面高差不应大于 15mm，并以斜面过渡。

10. 厕所　无障碍厕所的入口和通道应方便乘轮椅者进入和进行回转，回转直径不小于 1.50m；门的通行净宽度不应小于 800mm。无障碍厕位面积应达到 2.00m×1.50m，不应小于 1.80m×1.00m；无障碍厕位的门宜向外开启，平开门外侧应设高 900mm 的横扶把手，在关闭的门扇里侧设高 900mm 的关门拉手，并应采用门外可紧急开启的插销。如厕位的门向内开启，需在开启后厕位内留有直径不小于 1.50m 的轮椅回转空间。

厕位内坐便器高宜 450mm；坐便器旁的墙面应设高 400~500mm 的救助呼叫按钮；厕位两侧距地面 700mm 处应设长度不小于 700mm 的水平安全抓杆，另一侧应设高 1.40m 的垂直安全抓杆。无障碍小便器下口距地面高度不应大于 400mm，小便器两侧应在离墙面 250mm 处，设高度为 1.20m 的垂直安全抓杆，并在离墙面 550mm 处，设高度为 900mm 水平安全抓杆，与垂直安全抓杆连接，安全抓杆应安装牢固，直径应为 30~40mm，内侧距墙不应小于 40mm。

洗手盆的水嘴中心距侧墙应大于 550mm，其底部应留出宽 750mm，高 650mm，深 450mm 供乘轮椅者膝部和足尖部的移动空间，并在洗手盆上方安装镜子，出水龙头宜采用杠杆式水龙头或感应式自动出水方式。多功能台长度不宜小于 700mm，宽度不宜小于 400mm，高度宜为 600mm；挂衣钩距地高度不应大于 1.20m 取纸器应设在坐便器的侧前方，高度为 400~500mm。

（二）家居环境无障碍标准

1. 门　门开启后的通行净宽度不应小于 800mm，有条件时，不宜小于 900mm；在门扇内外应留有直径不小于 1.50m 的轮椅回转空间；室内门宜采用推拉门和折叠门；门把手高度应设距地 900mm；门槛高度及门内外地面高差不应大于 15mm，并以斜面过渡；供听力障碍者使用的住宅门应安装闪光提示门铃；居室和卫生间内应设求救呼叫按钮。

2. 通道　由室内往卧室、起居厅、厨房、卫生间储藏室及阳台的通道应为无障碍，宽度不应小于 1.20m；在一侧或两侧设置扶手。

3. 厨房　供乘轮椅者使用的厨房，操作台下方净宽和高度都不应小于 650mm，深度不应小于 250mm；吊柜距地高度不应大于 1.20m；深度不应大于 250mm；橱柜高度不应大于 1.20m，深度不应大于 400mm。炊具和电器控制开关的位置和高度应方便乘轮椅者靠近和使用；燃气灶及热水器方便轮椅靠近，阀门及观察孔的高度不应大于 1.10m，灶应设安全防火，自动灭火及燃气报警装置。

4. 洗手间　设坐便器、淋浴器两件卫生洁具的洗手间面积不应小于 3.00m^2；单独设坐便器的洗手间面积不应小于 1.80m×1.00m；门通行净宽不应小于 800mm，平台门外侧应设高 900mm 横扶把手，在关闭的门扇里侧设高 900mm 的关门拉手，并应采用门外可紧急开启的插销。门宜向外开启或采用推拉门，如向内开启，需在开启后厕位内留有直径不小于 1.50m 的轮椅回转空间；坐便器宜高 450mm，厕位两侧距地面 700mm 处应设长度不小于 700mm 的水平安全抓杆，另一侧应设高 1.40m 的垂直安全抓杆。

笔记

洗手盆的水嘴中心距侧墙应大于550mm，其底部应留出宽750mm，高650mm，深450mm的空间供乘轮椅者膝部和足尖部的移动，出水龙头宜采用杠杆式水龙头或感应式自动出水方式。取纸器应设在坐便器的侧前方，高度为400～500mm。

淋浴用坐台高度宜为450mm，深度不宜小于450mm；淋浴间应设距地面高700mm的水平抓杆和高1.40～1.60m的垂直抓杆；淋浴喷头的控制开关的高度距地面不应大于1.20m；毛巾架的高度不应大于1.20m。

5. 卧室 宜使用滑动门或折叠门以及带手柄式的门，保证轮椅的停留及回转空间；床的高度约为450mm；在床上时，手可以触及电灯开关；插座高度为400～500mm；衣柜挂衣杆高度不应大于1.40m，其深度不应大于600mm。

6. 起居室 门的通行净宽不应小于800mm，保证轮椅的停留及回转使用，餐桌的高度不小于750mm，台面下方净宽和高度都不应小于650mm；柜子和电视机的高度在0.90～1.20m之间；电器、天线和电话插座高度为400～500mm，开关高度不高于1.20m。

二、无障碍环境改造的常见方案

（一）社区环境物理结构改造方案

社区无障碍环境改造包含无障碍设施、无障碍信息交流和无障碍社区服务等内容。社区无障碍环境改造方案要从不同类别的残疾人的角度，全方位考虑各类残疾人的需求，同时需要注重实用性，以便能够有效的弥补环境的缺陷与不足。社区环境无障碍改造方案的实施，需要政府部门的政策、资金支持，行政部门和行业之间的协调配合，同时还需要社区多部门的合作。

（二）家居环境改造方案

家居环境改造，包括房屋物理结构改造与非房屋物理结构的改造两种。以下主要介绍不同残疾人群的家居环境改造方案。

1. 肢残人家庭无障碍环境改造方案 肢残人家庭无障碍改造方案，根据不同房屋建筑形式分为两A、B类。

（1）A类：多层和高层单元式建筑

①楼道首层出入口改造三级以下台阶改坡道；加装楼道扶手；地面平整硬化等。个别首层下面因有半地下室，台阶高差超过三级且具备改造条件时，根据难易程度和总造价确定。

②家庭对外户门无障碍设施改造通道地面硬化。每户原则上改造一个对外户门。家庭户门（如阳台门）具备直接对外的无障碍改造条件时，根据难易程度和总造价确定。户内实现无障碍通行，功能用房门应便于轮椅通行。

③卫生间安装升降晾衣架、抓杆、扶手和固定式可折叠浴椅；蹲便器改坐便器，并加装扶手、安装紧急呼叫装置；门宽度应适于轮椅通行。每户原则上改造一个卫生淋浴间，淋浴间内不具备安装折叠浴椅条件的可配活动浴凳。

④厨房：视建筑结构情况改造灶台、橱柜、洗碗池等，方便坐轮椅者使用。

⑤卧室：宜安装与改造为低电位电源开关，并在卧室门口和床头实施双控。

⑥其他适合肢体残疾人的无障碍项目。

以上改造项目具体要求参照无障碍环境改造标准。

笔记

（2）B类：二层以下院落式建筑（包含农村残疾人家庭院落）

①家庭对外户门无障碍安装与改造：家庭院内至户外通道地面硬化。每户原则上改造一个对外户门、起居室、卧室和主要功能用房通道，门宽度应适于轮椅通行。

②厕所、淋浴间：无障碍安装与改造根据难易程度和总造价确定。蹲便器改坐便器，加装扶手、固定式可折叠浴椅和安装紧急呼叫装置。每户原则上改造一个卫生沐浴间，淋浴间内不具备安装折叠浴椅条件的可配活动浴凳。

③厨房：视建筑结构情况安装改造灶台、橱柜、洗碗池等，方便坐轮椅者使用。

④卧室：宜安装与改造低电位电源开关，并在卧室门口和床头实施双控。

⑤其他适合肢体残疾人的无障碍项目。

农村残疾人家庭院落无障碍安装与改造可因地制宜，根据实际情况而定，卫生间可配置坐便器、扶手。院落对外户门可设置符合国家无障碍设施建设规范的、方便轮椅出行的坡道，以上改造项目具体要求参照无障碍环境改造标准。

2. 盲人家庭无障碍环境改造方案

①楼梯口、门口、院落铺设盲道或提示盲道。

②安装语音对讲门铃。

③有的电梯单元楼内电梯加装语音系统。

④其他适合盲人的无障碍项目。

3. 聋人家庭无障碍环境改造方案

①安装闪光门铃。

②配备无障碍闪光开水壶和振动闹钟等聋人无障碍新产品。

③其他适合聋人的无障碍设施。

4. 智力、精神残疾家庭无障碍环境改造方案

①整改电源及其线路、安装高位遥控开关。

②配置密码刀具箱。

③其他适合智力、精神残疾人的无障碍设施。

学习小结

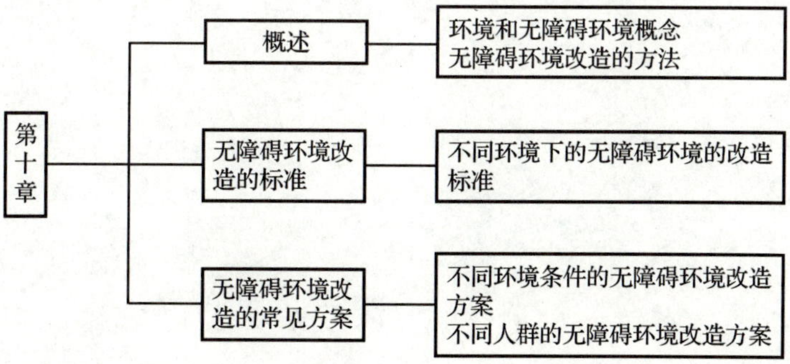

复习思考题

1. 无障碍环境改造的目的是什么？
2. 无障碍道路应该符合什么标准？
3. 如何设计盲人的无障碍环境改造方案？

（张　立）

附　　录

附录一　简式 Fugl-Meyer 上肢坐位运动功能评定法

项目	0分	1分	2分
1. 有无反射活动			
（1）肱二头肌	不能引起反射活动		能引起反射活动
（2）肱三头肌	同上		同上
2. 屈肌协同运动			
（3）肩上提	完全不能进行	部分完成	无停顿地充分完成
（4）肩后缩	同上	同上	同上
（5）肩外展≥90°	同上	同上	同上
（6）肩外旋	同上	同上	同上
（7）肘屈曲	同上	同上	同上
（8）前臂旋后	同上	同上	同上
3. 伸肌协同运动			
（9）肩内收、内旋	完全不能进行	部分完成	无停顿地充分完成
（10）肘伸展	同上	同上	同上
（11）前臂旋前	同上	同上	同上
4. 伴有协同运动的活动			
（12）手触腰椎	没有明显活动	手仅可越过髂前上棘	能顺利完成
（13）肩关节屈曲 90°，肘关节伸直	开始时手臂立即外展或肘关节屈曲	在接近规定位置时肩关节外展或肘关节屈曲	能顺利充分完成
（14）肩 0°，屈肘 90°前臂旋前、旋后	不能屈肘或前臂不能旋前	肩、肘位正确基本能旋前、旋后	顺利完成
5. 脱离协同运动的活动			
（15）肩关节外展 90°肘伸直，前臂旋前	开始时肘屈曲，前臂偏离方向不能旋前	部分完成动作或肘关节屈曲或前臂不能旋前	顺利完成

续表

项目	0分	1分	2分
(16) 肩关节前屈举臂过头，肘伸直，前臂中立位	开始时肘关节屈曲或肩关节外展	肩屈曲中途，肘关节屈曲，肩关节外展	顺利完成
(17) 肩屈曲30°~90°肘伸直，前臂旋前旋后	前臂旋前旋后完全不能或肩肘位不正确	肩肘位置正确基本能完成旋前旋后	顺利完成
6. 反射亢进			
(18) 检查肱二头肌、肱三头肌、指屈肌三种反射	至少2~3个反射明显亢进	1个反射明显亢进或至少2个反射活跃	活跃反射≤1个，且无反射亢进
7. 腕稳定性			
(19) 肩0°，肘屈90°腕背屈	不能背屈腕关节达15°	可完成腕背屈，但不能抗阻力	施加轻微阻力仍可保持腕背屈
(20) 肩0°，肘屈90°腕屈伸	不能在全关节外围内随意屈伸	不能随意停顿进行	能平滑不停顿主动活动腕关节
8. 肘伸直，肩前屈30°时			
(21) 腕背屈	不能背屈腕关节达15°	可完成腕背屈，但不能抗阻力	施加轻微阻力可保持腕背屈
(22) 腕屈伸	不能随意屈伸	不能在全关节范围内主动活动腕关节	能平滑不停顿的进行
(23) 腕环转运动	不能进行	活动费力或不完全	正常完成
9. 手指			
(24) 集团屈曲	不能屈曲	能屈曲但不充分	能完全主动屈曲
(25) 集团伸展	不能伸展	能放松主动屈曲的手指	能完全主动伸展
(26) 钩状抓握	不能保持要求位置	握力微弱	能抵抗相当大阻力
(27) 侧捏	不能进行	能用拇指捏住一张纸，但不能抵抗拉力	可牢牢捏住纸
(28) 对捏	完全不能	捏力微弱	能抵抗相当大阻力
(29) 圆柱状抓握	不能保持要求位置	握力微弱	能抵抗相当大阻力
(30) 球形抓握	不能保持要求位置	握力微弱	能抵抗相当大阻力
10. 协调能力与速度(手指指鼻试验连续5次)			
(31) 震颤	明显震颤	轻度震颤	无震颤
(32) 辨距障碍	明显或不规则	轻度或规则	无辨距障碍
(33) 速度	较健侧长6秒	较健侧长2~5秒	两侧差别<2秒

注：上肢运动功能评定总分66分

附录二　简式 Fugl-Meyer 下肢运动功能评定法

项目	0 分	1 分	2 分
1. 有无反射活动(仰卧位)			
(1) 跟腱反射	无反射活动	/	有反射活动
(2) 膝腱反射	同上	/	同上
2. 屈肌协同运动(仰卧位)			
(3) 髋关节屈曲	不能进行	部分进行	充分进行
(4) 膝关节屈曲	同上	同上	同上
(5) 踝关节屈曲	同上	同上	同上
3. 伸肌协同运动(仰卧位)			
(6) 髋关节伸展	没有运动	微弱运动	几乎与对侧相同
(7) 髋关节内收	同上	同上	同上
(8) 膝关节伸展	同上	同上	同上
(9) 踝关节跖屈	同上	同上	同上
4. 伴有协同运动的活动(坐位)			
(10) 膝关节屈曲	无主动运动	膝关节能从微伸位屈曲，但<90°	屈曲>90°
(11) 踝关节背屈	不能主动背屈	主动背屈不完全	正常背屈
5. 脱离协同运动的活动(站位)			
(12) 膝关节屈曲	在髋关节伸展位时不能屈膝	髋关节 0°时膝关节能屈曲但<90°，或进行髋屈曲	能自如运动
(13) 踝关节背屈	不能主动活动	能部分背屈	能充分背屈
6. 反射亢进(坐位)			
(14) 查跟、膝腱和膝屈肌三种反射	2~3 个反射明显亢进	1 个反射明显亢进或 2 个反射活跃	活跃反射≤1 个
7. 协调能力与速度(跟-膝-胫试验，快速连续作 5 次)(仰卧位)			
(15) 震颤	明显震颤	轻度震颤	无震颤
(16) 辨距障碍	明显或不规则	轻度或规则	无辨距障碍
(17) 速度	较健侧长 6 秒	较健侧长 2~5 秒	两侧差别<2 秒

注：下肢运动功能评定总分 34 分

附录三　简式 Fugl-Meyer 运动功能评分的临床意义

运动评分	分级	临床意义
<50 分	Ⅰ	严重运动障碍
50~84 分	Ⅱ	明显运动障碍
85~95 分	Ⅲ	中度运动障碍
96~100 分	Ⅳ	轻度运动障碍

注：

Fugl-Meyer 总积分 226 分

上肢运动功能评定总分:66 分;下肢运动功能评定总分:34 分

平衡功能评定总分:14 分;四肢感觉功能评定总分:24 分

关节活动度评定总分:88 分

（运动总积分:44 分;疼痛总积分:44 分）

主要参考书目

1. 励建安.康复医学[M].北京:人民卫生出版社,2014.
2. 南登崑.康复医学[M].5 版.北京:人民卫生出版社,2015.
3. 诸毅晖.康复评定学[M].上海:上海科技出版社,2008.
4. 王玉龙.康复功能评定学[M].2 版.北京:人民卫生出版社,2013.
5. 燕铁斌.康复护理学[M].3 版.北京:人民卫生出版社,2012.
6. 全国卫生专业技术资格考试专家委员会.康复医学与治疗技术[M].北京:人民卫生出版社,2010.
7. 南登崑.实用康复医学[M].北京:人民卫生出版社,2009.
8. 蔡广文,余海雄等.中风康复训练手册[M].北京:世界图书出版公司,2009.
9. 南登崑.康复医学[M].4 版.北京:人民卫生出版社,2008.
10. 马汴梁.中风后遗症自然疗法[M].郑州:河南科学技术出版社,2008.
11. 陆廷仁.骨科康复学[M].北京:人民卫生出版社,2007.
12. 于长隆.骨科康复学[M].北京:人民卫生出版社,2010.
13. 苏继承.骨伤科康复技术[M].北京:人民卫生出版社,2008.
14. 施杞,王和鸣.骨伤科学[M].北京:人民卫生出版社,2003.
15. 王刚.社区康复学[M].北京:人民卫生出版社,2013.
16. 陈锦秀.康复护理学[M].2 版.北京:人民卫生出版社,2016.
17. 王阶.中医诊疗常规[M].北京:中国中医药出版社,2008.
18. 刘昭纯,郭海英.中医康复学[M].北京:中国中医药出版社,2009.
19. 江开达.精神病学[M].3 版.北京:人民卫生出版社,2015.
20. 薛博瑜,吴伟. 中医内科学[M].3 版.北京:人民卫生出版社,2013.
21. 王庆松,谭庆荣.创伤后应激障碍[M]. 北京:人民卫生出版社,2015.
22. AAIDD. Intellectual Disability: Definition, Classification, and Systems of Supports (11th Edition)[EB/OL]. http://aaidd.org/publications/bookstore-home.
23. 马融,韩新民.中医儿科学[M].2 版.北京:人民卫生出版社,2015.
24. 全国残疾人康复工作办公室.社区康复"十二五"实施方案[EB/OL].2012. 2. http://www.cdpf.org.cn.
25. 中国残疾人联合会.残疾人康复服务"十三五"实施方案[EB/OL]. 2016. 10. http://www.cdpf.org.cn/zcwj/zxwj.
26. GB/T 26341—2010. 残疾人残疾分类和分级[S]. 北京:中国标准出版社,2011.
27. 软岩.中医耳鼻咽喉科学[M].北京:人民卫生出版社,2015.
28. 田勇泉.耳鼻咽喉头颈外科学[M].8 版.北京:人民卫生出版社,2013.
29. 葛坚,王宁利.眼科学[M].3 版.北京:人民卫生出版社,2015.
30. 赵堪兴,杨培增.眼科学[M].8 版.北京:人民卫生出版社,2013.
31. 段俊国.中西医结合眼科学[M].北京:中国中医药出版社,2016.

全国中医药高等教育教学辅导用书推荐书目

一、中医经典白话解系列

黄帝内经素问白话解（第2版）	王洪图　贺娟
黄帝内经灵枢白话解（第2版）	王洪图　贺娟
汤头歌诀白话解（第6版）	李庆业　高琳等
药性歌括四百味白话解（第7版）	高学敏等
药性赋白话解（第4版）	高学敏等
长沙方歌括白话解（第3版）	聂惠民　傅延龄等
医学三字经白话解（第4版）	高学敏等
濒湖脉学白话解（第5版）	刘文龙等
金匮方歌括白话解（第3版）	尉中民等
针灸经络腧穴歌诀白话解（第3版）	谷世喆等
温病条辨白话解	浙江中医药大学
医宗金鉴·外科心法要诀白话解	陈培丰
医宗金鉴·杂病心法要诀白话解	史亦谦
医宗金鉴·妇科心法要诀白话解	钱俊华
医宗金鉴·四诊心法要诀白话解	何任等
医宗金鉴·幼科心法要诀白话解	刘弼臣
医宗金鉴·伤寒心法要诀白话解	郝万山

二、中医基础临床学科图表解丛书

中医基础理论图表解（第3版）	周学胜
中医诊断学图表解（第2版）	陈家旭
中药学图表解（第2版）	钟赣生
方剂学图表解（第2版）	李庆业等
针灸学图表解（第2版）	赵吉平
伤寒论图表解（第2版）	李心机
温病学图表解（第2版）	杨进
内经选读图表解（第2版）	孙桐等
中医儿科学图表解	郁晓微
中医伤科学图表解	周临东
中医妇科学图表解	谈勇
中医内科学图表解	汪悦

三、中医名家名师讲稿系列

张伯讷中医学基础讲稿	李其忠
印会河中医学基础讲稿	印会河
李德新中医基础理论讲稿	李德新
程士德中医基础学讲稿	郭霞珍
刘燕池中医基础理论讲稿	刘燕池
任应秋《内经》研习拓导讲稿	任廷革
王洪图内经讲稿	王洪图
凌耀星内经讲稿	凌耀星
孟景春内经讲稿	吴颢昕
王庆其内经讲稿	王庆其
刘渡舟伤寒论讲稿	王庆国
陈亦人伤寒论讲稿	王兴华等
李培生伤寒论讲稿	李家庚
郝万山伤寒论讲稿	郝万山
张家礼金匮要略讲稿	张家礼
连建伟金匮要略方论讲稿	连建伟
李今庸金匮要略讲稿	李今庸
金寿山温病学讲稿	李其忠
孟澍江温病学讲稿	杨进
张之文温病学讲稿	张之文
王灿晖温病学讲稿	王灿晖
刘景源温病学讲稿	刘景源
颜正华中药学讲稿	颜正华　张济中
张廷模临床中药学讲稿	张廷模
常章富临床中药学讲稿	常章富
邓中甲方剂学讲稿	邓中甲
费兆馥中医诊断学讲稿	费兆馥
杨长森针灸学讲稿	杨长森
罗元恺妇科学讲稿	罗颂平
任应秋中医各家学说讲稿	任廷革

四、中医药学高级丛书

中医药学高级丛书——中药学（上下）（第2版）	高学敏　钟赣生
中医药学高级丛书——中医急诊学	姜良铎
中医药学高级丛书——金匮要略（第2版）	陈纪藩
中医药学高级丛书——医古文（第2版）	段逸山
中医药学高级丛书——针灸治疗学（第2版）	石学敏
中医药学高级丛书——温病学（第2版）	彭胜权等
中医药学高级丛书——中医妇产科学（上下）（第2版）	刘敏如等
中医药学高级丛书——伤寒论（第2版）	熊曼琪
中医药学高级丛书——针灸学（第2版）	孙国杰
中医药学高级丛书——中医外科学（第2版）	谭新华
中医药学高级丛书——内经（第2版）	王洪图
中医药学高级丛书——方剂学（上下）（第2版）	李飞
中医药学高级丛书——中医基础理论（第2版）	李德新　刘燕池
中医药学高级丛书——中医眼科学（第2版）	李传课
中医药学高级丛书——中医诊断学（第2版）	朱文锋等
中医药学高级丛书——中医儿科学（第2版）	汪受传
中医药学高级丛书——中药炮制学（第2版）	叶定江等
中医药学高级丛书——中药药理学（第2版）	沈映君
中医药学高级丛书——中医耳鼻咽喉口腔科学（第2版）	王永钦
中医药学高级丛书——中医内科学（第2版）	王永炎等